中医疫病经典选读

肖碧跃 黎鹏程 主编

中医古籍出版社
Publishing House of Ancient Chinese Medical Books

图书在版编目（CIP）数据

中医疫病经典选读 / 肖碧跃，黎鹏程主编. -- 北京 ： 中医古籍出版社，2024. 11. -- （中医疫病学系列丛书 / 何清湖，喻嵘总主编）. -- ISBN 978-7-5152-2921-8

Ⅰ. R254.3

中国国家版本馆CIP数据核字第2024251CV9号

中医疫病经典选读

中医疫病学系列丛书

肖碧跃　黎鹏程　主编

策划编辑	杜杰慧
责任编辑	于　佳
封面设计	蔡　慧
出版发行	中医古籍出版社
社　　址	北京市东城区东直门内南小街16号（100700）
电　　话	010-64089446（总编室）　010-64002949（发行部）
网　　址	www.zhongyiguji.com.cn
印　　刷	北京市泰锐印刷有限责任公司
开　　本	710mm × 1000mm　1/16
印　　张	15.75
字　　数	274千字
版　　次	2024年11月第1版　2024年11月第1次印刷
书　　号	ISBN 978-7-5152-2921-8
定　　价	65.00元

《中医疫病学系列丛书》

总编委会

《中医疫病经典选读》

编委会

主　　编　肖碧跃　黎鹏程

副 主 编　艾碧琛　易亚乔　苏联军　谢雪姣

编　　委（排名不分先后）

马鸿钧　毛　妍　朱红梅　刘　娟

吴丽林　吴若霞　何宜荣　邹旭峰

张钧棠　陈世豪　周蒙蒙　郜文辉

梅　明　曹　淼　睢世聪

学术秘书　睢世聪

前 言

疫病，是指有强烈传染性并能引起较大范围流行的一类疾病。如《说文解字》中言：“疫，民皆病也。”《素问·刺法论》：“五疫之至，皆相染易，无问大小，病状相似。”疫病，是中国古代对人民健康与生命摧残最严重的一类疾病，如汉代张仲景在其《伤寒杂病论》的序中言：“余宗族素多，向余二百。建安纪年以来，犹未十稔，其死亡者，三分有二，伤寒十居其七。”疫病对古代社会的影响可见一斑。疫病虽烈，但并未阻止中华民族的繁衍兴盛，其重要原因之一在于扎根于优秀中华文化，庇佑着中华民族的中医药一直在与疫病斗争。中医药在疫病的防治过程中，创立了独具特色和优势的中医疫病理论体系和诊疗方法，为中华民族的健康和昌盛做出了突出的贡献。

中医疫病学理论体系形成于战国时代至晋唐时期，初始时疫病理论较为笼统；宋代至元代，中医疫病学理论体系逐渐充实，如王履等提出“温病不得混称伤寒”的著名观点；明清，阐述中医疫病的温病学说已日趋成熟，对疫病的认识不断深入，理论更加完善，对疫病的形成、发展、传播等均有了较深刻的认识，并创立了一套比较完善的疫病辨证论治体系。如明末医家吴又可提出疫病的致病原因“非风、非寒、非暑、非湿，乃天地间有一种异气所感”，且不同疫病所感疫气各异，对疫病的病因学认识进一步深化；清代以卫气营血辨证、三焦辨证为核心的温病理论体系的确定标志着中医疫病在因机证治方面形成完整体系。历代均有医家致力于疫病的研究与防治，撰写了许多经典著作，创制了许多有效方剂，留下了许多治疫医案，他们应对不同疫病时不断创新的过程是一部生动的医学发展史。

随着工业革命的发生，人类生产力的发展，以及现代医学的出现，人类防治疫病的能力已大大提高，人们的健康水平和人均寿命也不断提升。但疫病对人类健康及生命威胁依然存在，疫病仍是危害人类健康的最大危险因素之一。如2003年春夏之时我国出现的SARS（严重急性呼吸综合征），2012年首次在沙特阿拉伯出现的中东呼吸综合征，2014年起在非洲爆发的埃博拉病毒等，尤其是2019年末出现的新型冠状病毒，导致全球蔓延的新型冠状病毒肺炎（新冠肺炎），截至2021年7月中旬，累计感染近两亿人，死亡人数超过四百万，给人类健康带来了极为严重的后果。中医有上千年的应对疫病的经验，近年来通过实践检验，人们越来越认识到中医应对疫病的价值。例如在此次新冠肺炎疫情中，国内医学界广泛运用中医药防治疫病，疗效显著，并取得一些重大的科技成果。国家卫生健康委员会和国家中医药管理局推荐的“清肺排毒汤”，就是由张仲景的麻杏石甘汤、小柴胡汤、射干麻黄汤、五苓散等4个原方联合组成，从“寒湿疫”论治新冠肺炎，临床上取得了较好的疗效。这些事例表明中医应对疫病是有效的，中医药的理论和经验仍然可持续指导疫病的防治。

为了进一步总结中医药防治疫病的理论和经验，加强中医药对防治疫病的指导作用，提高中医药防治疫病能力，我们特地组织专家、学者编纂了“中医疫病学系列”丛书。本套丛书共有5本，分别是《中医疫病经典选读》《中医疫病名医类案》《中医疫病名方类编》《中医疫病创新案例》和《现代中医疫病证治》，分别从中医药应对疫病的经典论述、名医治疫医案、历代治疫名方、疫病应对的创新案例和现代中医应对疫病的临床证治等5个方面进行了论述，形成了一套理论与实践论述完整，理法方药齐备的中医疫病丛书。期望本套丛书的出版可以促进中医疫病学的发展和完善，更好地指导现代中医防治疫病的临床实践，充分发挥中医药在防治疫病中的重要作用。

何清湖　喻　嵘

2024年2月9日

编写说明

数千年来，中医药在疫病的防治过程中，创立了独具特色和优势的中医疫病理论体系和诊疗方法，为中华民族的健康和昌盛做出了突出的贡献。中医疫病学理论体系形成于战国至晋唐时期，充实于宋元，成熟于明清，历代医家不断探索、总结，撰写了许多疫病的经典，这些经典承载的理论和经验是构成中医疫病理论体系的主要骨干。

由于疫病在我国部分地区仍不断流行，并出现新的疫病如SARS、新冠肺炎等，国内医学界广泛运用中医药防治疫病，疗效显著，并取得一些重大的科技成果。2020年新冠肺炎流行期间，国家卫生健康委员会和国家中医药管理局推荐的“清肺排毒汤”，由张仲景的麻杏石甘汤、小柴胡汤、射干麻黄汤、五苓散等4个原方联合组成，是从“寒湿疫”论治新冠肺炎，临床上取得了较好的疗效。为了进一步加强历代疫病经典文献对中医治疗疫病的指导作用，总结常用疫病的中医辨证规律与防治方法，有必要编纂《中医疫病经典选读》。《疫病经典选读》的编纂，旨在通过对古今中医疫病的文献进行系统搜集、整理和研究，总结中医疫病防治特别是因机证治规律，促进中医疫病学的发展和完善，更好地指导现代中医防治疫病的临床实践，充分发挥中医药在防治疫病中的重要作用。

《中医疫病经典选读》属于中医疫病学系列丛书，全书分上、下两篇。上篇为疫病总论，从病因、发病、常用诊法、常用治法、常见症状、常用辨证及预防护理等方面精选中医历代有关疫病的经典论述；下篇为疫病各论，从病因病机、证候、治则治法、名方节选等方面介绍各种常见疫病。本书编写体例：精选疫病经典原文，并从原文释义及名家解读来阐释；而名方节选则从方解及名家解读加以发挥。本书的编纂尽量做到：精选历代中医名家疫病经典原文，结合名家解读，突出疫病因机证治的中医特色；使疫病理论与临床实践紧密结合；疫病预防和治疗结合。

本书的“疫病病因发病经典选读”由肖碧跃、毛妍编写，“疫病常用诊法经典选读”由黎鹏程、周蒙蒙、卢丽丽编写，“疫病常用治法经典选读”由黎鹏程、马鸿钧、吴丽林编写，“疫病常见症状经典选读”由睢世聪、朱红梅编写，“疫病常用辨证经典选读”及“疫病预防护理经典选读”由谢雪姣编写，“温疫、黄疸”由邹旭峰编写，“疟疾、痢疾、霍乱”由苏联军编写，“阴阳毒、蛔虫病、鬼疰”由易亚乔编写，“时气温病、痧症、麻疹”由郜文辉编写，“水痘、痄腮、寒疫”由吴若霞编写，“风温、温毒、春温”由何宜荣编写，“暑温、湿温”由梅明、曹淼编写。

本书力求内容精炼，通俗易懂，简单易学，方便实用。旨在让中医临床医师读懂疫病经典，理解疫病经典，提高运用中医疫病经典理论治疗现代疫病的能力。本书可作为中医临床、教学、科研之参考用书，适合中医药院校在校学生和中医临床医师使用，该书既是学习疫病经典的实用读本，又是广大医务人员的临床参考书。

本书在编写过程中得到了许多专家的悉心指导及有关领导的大力支持，在此表示衷心的感谢！由于本书的编纂难度较大，加之作者学术水平有限，难免有不足之处，未能尽善尽美，衷心希望各位读者提出宝贵意见，敬请各位同仁指正。

肖碧跃　黎鹏程

2022 年 11 月 18 日

目 录

上篇　疫病总论

下篇　疫病各论

上篇

疫病总论

第一章
疫病病因发病经典选读

第一节 病　因

【原文 1】 凡时行者，春时应暖，而复大寒；夏时应大热，而反大凉；秋时应凉，而反大热；冬时应寒，而反大温。此非其时而有其气，是以一岁之中，长幼之病多相似者，此则时行之气也。（《伤寒例》）

释义

本条原文主要阐述时行病的原因与特点。所谓时行之气，就是指时令的反常气候，如春季天气应温暖却反而很冷，夏季天气应该炎热却反而很凉爽，秋季天气应该凉爽却反而酷热，冬季天气应该寒冷却反而温暖。人们如果感受了时行邪气，不论男女老幼，就会患相似的病症，这就是时行病。

时行病即疫病。是由四时气候反常，或者不足，或者太过所致。在同一个时令内，不论长幼，病症多相似，且具有一定的流行性。

名家解读

（1）成无己：四时气候不正为病，谓之时行之气。时气所行为病，非暴厉之气，感受必同，是以一岁之中，长幼之病多相似也。（《注解伤寒论》）

（2）吴又可：夫温疫之为病，非风、非寒、非暑、非湿，乃天地间别有一种异气所感，其传有九，自治疫紧要关节。（《温疫论》）

【原文 2】 太阳不迁正，即冬清反寒，易令于春，杀霜在前，寒冰于后，阳光复治，凛冽不作，雾云待时。民病温疠至，喉闭嗌干，烦躁而渴，喘息而有音也。寒化待燥，犹治天气，过失序，与民作灾。（《素问·本病论》）

释义

“太阳不迁正，即冬清反寒，易令于春，杀霜在前，寒冰于后，阳光复治，凛冽不作，雾云待时”，意谓辰戌年，若因上年阳明燥金不退位，则今岁太阳不得迁入正位，水气衰退以致冬时清肃寒冷的气候反见于春天，肃杀的霜露提前出现，寒冷坚冰凝结延迟，如果阳光重新行令，则凛冽的寒气不会发生，云雾待时而出现。“民病温疠至，喉闭嗌干，烦躁而渴，喘息而有音也”，辰戌太阳寒水不迁正，是因阳明燥金不退位，水亏金燥，人们就会发生温病疫疠，喉闭嗌干，烦躁而渴，喘息有声。“寒化待燥，犹治天气，过失序，与民作灾”，意谓辰戌岁太阳不迁正，寒化须待燥去。即太阳寒水，要待到燥金之气去，才能司其气化之令，若燥气过期不去，时序失常，就要发生灾害。

名家解读

吴又可：夫温者热之始，热者温之终，温热首尾一体，故又为热病即温病也。又名疫者，以其延门阖户，如徭役之役，众人均等之谓也。今省文作“殳”加“疒”为疫。又为时疫时气者，因其感时行戾气所发也，因其恶厉，又为之疫疠，终有得汗而解，故燕冀名为汗病。此外，又有风温、湿温，即温病夹外感之兼证，名各不同，究其病则一。然近世称疫者众，书以温疫者，弗遗其言也。后以伤寒例及诸家所议，凡有关于温疫，其中多有误者，恐致惑于来学，悉采以正焉。(《温疫论》)

【原文3】 厥阴不退位，即大风早举，时雨不降，湿令不化。民病温疫，疵废风生，皆支节痛，头目痛，伏热内烦，咽喉干引饮。(《素问·本病论》)

释义

“疵废”，张景岳注云：“疵，黑斑也。废，体偏废也。”“厥阴不退位，即大风早举，时雨不降，湿令不化”，意谓巳亥年为厥阴风木之年，天数为终，余气仍在，故于子午新岁，厥阴不退位，就会不时大风早起，木胜制土，风胜湿，应该下雨的时候不下雨，湿令不能施化。“民病温疫，疵废风生，皆肢节痛，头目痛，伏热内烦，咽喉干引饮”，意谓子午新岁，仍行旧岁厥阴风木之令，因风气有余，故有瘟疫、黑斑、肢体偏废等风病发生，一般多有肢节痛、头目痛、伏热内烦、咽喉发干、引饮。

名家解读

柳少逸：民病伏阳，而内生烦热，心神惊悸，寒热间作。日久成郁，而暴热乃至，赤风肿翳，化疫。温疠暖作，赤气彰而化火疫。皆烦躁渴，渴甚，治之以泄之可止。意谓此时人们多病阳气遏伏，内热烦闷，心神惊悸，寒热交作。日久成郁，易陡然转为暴热，风火之气聚积于上，容易化成疫疠。大凡温病疫疠，都是因暖而作，赤色之气显著，就化成火疫。病见心烦躁动口渴，口渴甚者，用清泄的方法治疗，则诸症可止。(《五运六气三十二讲》)

【原文4】 病疫之由，昔以为非其时有其气，春应温而反大寒，夏应热而反大凉，秋应凉而发大热，冬应寒而发大温，得非时之气，长幼之病相似以为疫。余论则不然。夫寒热温凉，乃四时之常，因风雨阴晴，稍为损益，假令秋热必多晴，春寒因多雨，较之亦天地之常事，未必多疫也。伤寒与中暑，感天地之常气，疫者感天地之疠气，在岁有多寡；在方隅有厚薄；在四时有盛衰。此气之来，无论老少强弱，触之者即病。(《温疫论·上卷·原病》)

释义

温疫病发生的原因，过去认为是由于气候的不正常：如春天应该温暖而发寒冷，夏天应该炎热而反凉爽，秋天应该凉爽而反炎热，冬天应该寒冷而反温暖。受到这种不正常气候的影响，不论年长年幼，发生症状相似的疾病，就认为是温疫病。我并不同意这样的说法。寒、热、温、凉，是四季气候变化的正常现象，即使刮风下雨、天阴天晴，而使气温有所升降，如秋晴多热，春雨多寒，也是气候变化所常见的，未必就会发生疫病。伤寒与中暑，是受气候影响而发生的，但疫病是感染了一种疠气而致病的，两者不可一概而论。这种疠气，虽在不同年份、不同地区、不同季节可有不同的变化，但是只要有这种疠气的存在，无论老少强弱，一经感染，即有发病的可能。

名家解读

(1) 浙江省中医研究所：吴氏根据自己的实践经验，明确指出温疫病的发病原因，是感受了自然界的一种“疠气”，而绝不是风、寒、暑、湿所伤。这种观点，较之前人，有很大的进步，是对传染病病原学发展的一个重大的贡献。(《〈温疫论〉评注》)

(2) 雷丰：温毒者，由于冬令过暖，人感乖戾之气，至春夏之交，更感温热，伏毒自内而出，表里皆热。又有风温、温病、冬温，误用辛温之剂，以火济火，亦能成是病也。(《时病论》)

第二节 发 病

【原文1】 黄帝曰：余闻五疫之至，皆相染易，无问大小，病状相似，不施救疗，如何可得不相染易者？岐伯曰：不相染者，正气存内，邪不可干，避其毒气。（《素问·刺法论》）

释义

本条原文主要阐述人体正气的强弱是疫病发病的决定性因素。人体的防御能力即正气的强弱，疫邪能否侵入人体发病，取决于人体正气的强弱及邪气的盛衰，即疫邪只有在人体正气不足，防御功能减弱，或疫邪的致病力超过了人体的防御能力的情况下，才有可能导致发病。若正气充足，抗病能力较强，即使吸进之空气或摄入的饮食中夹杂着致病的物质，也是可以消灭掉的；如果正气亏弱，抗病能力减低，疫邪乘虚而入，不免就要得病。

名家解读

（1）史菘：风雨寒热，不得虚，邪不能独伤人。卒然逢疾风暴雨而不病者，盖无虚，故邪不能独伤人。此必因虚邪之风，与其身形，两虚相得，乃客其形。（《灵枢经》）

（2）吴又可：凡人口鼻之气，通乎天气，本气充满，邪不易人，本气适逢亏欠，呼吸之间，外邪因而乘之。昔有三人，冒雾早行，空腹者死，饮酒者病，饱食者不病。疫邪所着，又何异耶？若其年气来之厉，不论强弱，正气稍衰者，触之即病，则又不拘于此矣。其感之深者，中而即发，感之浅者，邪不胜正，未能顿发，或遇饥饱劳碌，忧思气怒，正气被伤，邪气始得张溢，营卫运行之机，乃为之阻，吾身之阳气因而屈曲，故病热。（《温疫论》）

（3）汪机：瘟疫之病，乃天地不时之疫气，其形质虚弱之人感而受之，状若伤寒，始起于一人，续而传染，一方一邑皆患此症。但中有轻重之分，若体气壮盛之人感之浅者，轻而易疗，若元气虚败，感之深者，重而难愈。（《医学原理》）

【原文2】 太阴内伤，湿饮停聚，客邪再至，内外相引，故病湿热。此皆先有内伤，再感客邪，非由腑及脏之谓。若湿热之证，不挟内伤中气实者，其病必微，或有先因于湿，再因饥劳而病者，亦属内伤挟湿，标本同病。然劳倦伤脾为不足，湿饮停聚为有余，所以内伤外感孰多孰少，孰实孰虚，又在临证时权衡矣。（《湿热病篇》）

释义

本条原文说明了体质也是影响疫病发生的重要因素，素体脾虚湿盛体质，易于外感湿热之邪，发生湿温。薛氏认为湿热病是先由脾胃内伤而致内湿停聚，又感受外在湿热而发病，即湿热病有内外相引的发病特点。湿热病病位以中焦脾胃为病变中心。湿性属土，为湿土之脏，为水谷之海同气相求，内外相引，故湿热病邪易犯阳明、太阴。素体中阳偏盛者，病位多在胃，表现为热重于湿；素体中阳不足者，病位多在脾，表现为湿重于热。因此，内伤外感的多与少，实与虚，仍需要在临床上辨证权衡。

湿热病病机演变的一般规律是初期湿困太阴、阳明之表；继则邪传中焦，湿热困胃阻滞气机；亦可传入手少阳三焦或足少阳胆经，出现湿热困阻胆腑、三焦之候，导致干呕、耳聋等症；湿热交蒸于中焦脾胃可传入手足厥阴经，出现湿浊蒙蔽心包证、湿滞肝经动风证，导致发痉、发厥。

名家解读

邵新甫：冬伤于寒，春必病温者，重在冬不藏精也。素体阴精亏虚，易于感受温热病邪而发病。(《临证指南医案》)

【原文3】 此病皆因岁时不和，温凉失节，人感乖戾之气而生病，则病气转相染易，乃至灭门，延及外人，故须预服药及为法术以防之。(《诸病源候论·温病诸候·温病令人不相染易候》)

释义

本条原文主要阐述疫病的发病与外界环境中的自然因素关系密切，其中特别是气候的变化对疫病的发生有着重要的影响。就一年四季而言，时令气候的不同对温病病邪的形成、传播和机体的反应性及防御功能，都会产生不同的影响，从而可导致不同类型温病的发生。例如，在夏季气温偏高，雨多湿重的自然条件下，不仅湿热之邪易于形成，而且人体的脾胃运化功能亦易呆滞，所以易致暑湿或湿热为病。至于气候的异常变化，如暴寒暴暖、久旱淫雨等，更是导致温病发生和流行的一个重要因素。除气候外，现代越来越复杂的外环境，如各种辐射、特殊职业环境、地理环境等，也是影响疫病发生的重要因素。

名家解读

吴昆：冬时触冒寒气，即病者名曰伤寒，不即病者，寒毒藏于肌肤，至春变为温病，至夏变为热病，以其阳毒最深，名曰瘟疫。寒变为温为热，故病壮热，不恶风寒而渴也。(《医方考》)

【原文4】 邪从口鼻而入，则其所客，内不在脏腑，外不在经络，舍于夹脊之内，去表不远，附近于胃，乃表里之分界，是为半表半里，即

《针经》所谓横连膜原是也。邪之所着，有天受，有传染，所感虽殊，其病则一。凡入口鼻之气，通乎天气，本气充满，邪不易入，本气适逢亏欠，呼吸之间，外邪因而乘之。(《温疫论·上卷·原病》)

释义

本条原文主要阐述疫病发病的感邪途径，外界致病之邪易通过人的口鼻呼吸而侵入机体。由于鼻气通于肺，所以从呼吸经口鼻而侵入人体的病邪，其病位多在上焦手太阴肺，如风温、秋燥等初起都是以肺经为病变中心的疫病。疫邪侵入人体之初，既非在表，亦非在里，而是遏伏表里分界之膜原，影响气机之出入。

疫邪溃离膜原，因疫邪所伤轻重、体质强弱不同而病理演变有别。吴又可虽有九传之说，概而言之，不外出表、入里两端。所谓出表，系指轻浅之证，稍加治疗病邪即可外出，疾病向愈。而受邪深重，或元气不支者，病邪势必由膜原直走中道，内传入里，而犯及脾胃、大小肠、三焦等脏腑。溃离之邪内传脾胃，与积滞夹杂，无路而出，愈蒸愈闭，则胶闭大肠；损伤脾胃，波及大肠、小肠，导致清浊相干，升降失常而吐泻交作；疠气夹秽浊或夹冷气过重，郁闭中焦，气机窒塞而上下不通，病势深重；疠气化燥，可内传阳明，或邪结肠腑。阴津耗竭则有亡阴之变，津液耗竭严重者，筋脉失于濡养，可引起肢体拘急，均为险恶之证；病情不能控制，进而阴损及阳，阴竭阳脱，又有性命之虞。病久深入厥阴，主客浑受，络脉凝滞，正衰邪恋而为痼疾。诊治恰当，客邪早逐，未行化燥而转入恢复期，则与一般湿热类温病转归相近。如果化燥深入营血，却与暑热疫营血证病机相似。

名家解读

（1）汪蕴谷：疫病，是天地不正之异气，四时皆有，能传染于人，以气感召，从口鼻而入，不比风寒，乃天地之正气，从皮毛而入，不传染于人者也。(《杂症会心录》)

（2）缪希雍：伤寒、温疫，三阳证中，往往多带阳明者，以手阳明经属大肠，与肺为表里，同开窍于鼻，足阳明经属胃，与脾为表里，同开窍于口。凡邪气之入，必从口鼻，故兼阳明证者独多。(《神农本草经疏》)

（3）杨玉衡：人之鼻气通于天，如毒雾烟瘴，谓之清邪，是杂气之浮而上者，从鼻息而上入于阳。(《伤寒温疫条辨》)

（4）叶天士：温邪上受，首先犯肺，逆传心包。肺主气属卫，心主血属营，辨营卫气血虽与伤寒同，若论治法则与伤寒大异也。(《温热湿热集论》)

第二章 疫病常用诊法经典选读

第一节 辨 气

【原文1】 风寒，气从外收敛入内，病无臭气触人。间有作臭气者，必待数日转阳腑症之时，亦只作腐气，不作尸气。瘟疫，气从中蒸达于外，病即有臭气触人，轻则盈于床帐，重则蒸然一室。且专作尸气，不作腐气。以人身脏腑气血津液，得生气则香，得败气则臭。瘟疫，败气也。人受之，自脏腑蒸出于肌表，气血津液逢蒸而败，因败而溢，溢出有盛衰，充塞有远近也。(《瘟疫明辨·卷一·辨气》)

释义

本条原文阐释了辨气在瘟疫类疾病中的应用。风寒邪气伤人而为病，无臭气触人，如有也必待入阳明受热气熏蒸为腐气，而不是尸气。在瘟疫类疾病的发病之初，就会有明显的臭气，轻者弥漫于床间，重者充满整个房间。且气味是尸臭气，不是腐烂的气味。人体的脏腑、气血、津液，得到生气就可以存活，遇到败气则会腐败。瘟疫就是败气。人感染了瘟疫，自脏腑至肌表、气血津液就会腐败，进而产生尸气。依据疾病程度的不同产生不同程度的臭气。

名家解读

（1）肖相如：温疫初起，即有尸臭气，轻则盈帐，重则蒸散一室，其气味不同阳明腑实之腐气。病室有腐臭或尸臭气味的，多为脏腑败坏，病属危重。(《中华医学闻诊大全》)

（2）文彬：戴氏通过大量的临床实践，发现杂气（戾气）具有腐败人身气血津液之特性。“人身脏腑气血津液得生气则香，得败气则臭”，这是《广瘟疫论》辨气的主要依据。温疫乃感受天地杂气为病，故起病即作尸气，轻则盈于床帐，重则蒸然一室。这一临床特性，在诊断和鉴别诊断上有一定意义。当然，随着现代医护条件的改善，瘟疫患者不一定会出现戴氏所说的那样严重的臭气，我们应该历史地、辨证地看待问题。(《外感热病证妙谛》)

（3）张奇文：闻诊是诊法之一，它在温疫病诊断上的运用，《广瘟疫论》作者戴天章突出“辨气”，认为温疫病人有其特殊的气味，即“专作尸气，不作腐气”，因为杂气（戾气）具有腐败人身气血津液之特性。“人身脏腑气血津液得生气则香，得败气则臭”，温疫乃感受天地杂气为病，故起病即作尸气，“轻则盈于床帐，重则蒸然一室”，特别是在旧社会，由于护理条件甚差，温疫病的这一临床表现，尤为突出，无疑会有助于诊断。(《温热病证治精华》)

第二节　辨　色

【原文 1】 风寒主收敛，敛则急，面色多绷急而光洁。瘟疫主蒸散，散则缓，面色多松缓而垢晦。人受蒸气，则津液上溢于面，头目之间多垢滞，或如油腻，或如烟熏，望之可憎者，皆瘟疫之色也。一见此色，虽头痛发热，不宜轻用辛热发散。(《瘟疫明辨·卷一·辨色》)

释义

本条原文阐释了辨色在瘟疫类疾病中的应用。风寒主收敛，敛则急，面色多绷急而光洁，瘟疫主蒸散，散则缓，面色多松缓而垢晦。人之津液受瘟疫污秽之气的熏浊上溢于头面，头面皮肤多污垢之色，或如油腻，或如烟熏，是瘟疫特有的面色。遇到这种面色，虽然有头痛、发热之类的症状，但也不能轻易使用辛热发散类的药物。

名家解读

（1）文彬：察色是中医望诊的一大特点。戴氏发展吴又可的戾气学说，阐明这种戾气具有“蒸散”的特性，并将这一特性与临床表现联系起来，解释其病机。就患者色泽而言，他认为，伤寒与瘟疫表现有所不同。盖寒邪主收敛，故面色多绷急光洁；疫邪主蒸散，故面色多松缓而垢晦，此乃“人受蒸气则津液上溢于面”所致。证诸现代临床，不少急性传染病患者，其色泽可出现“头目之间多垢滞，或如油腻，或如烟熏”等现象，说明戴氏的经验，仍有一定的参考价值。(《外感热病证妙谛》)

（2）张奇文：察色是中医望诊的重要内容。戴氏认为温疫具有“蒸散”

的特性，反映在病人色泽上，往往面色垢晦，或如油腻，或如烟熏。证诸临床，不少急性传染病患者，常出现这种色泽，说明戴氏的观点有其实践依据，可资临证参考。(《温热病证治精华》)

第三节　辨　舌

【原文1】 风寒在表，舌多无苔，即有白苔，亦薄而滑。渐传入里，方由白而黄，由黄而燥，由燥而黑。瘟疫一见头痛发热，舌上即有白苔，且厚而不滑，或色兼淡黄，或粗如积粉。若传经入胃，则兼二三色。又有白苔即燥与至黑不燥者。大抵疫邪入胃，舌苔颇类风寒，以兼湿之故而不作燥耳，惟在表时舌苔白厚，异于伤寒。(《瘟疫明辨·卷一·辨舌》)

释义

本条原文阐释了辨舌在瘟疫类疾病中的应用。风寒所致的表证，舌苔开始多无明显的变化，即使有白苔，也是苔薄而滑，在风寒传入里的过程中，舌苔由白转黄，由黄而燥，由燥而黑。在瘟疫发病之初，就有头痛发热，舌上白苔，厚而不滑，或呈淡黄色，或粗糙如积粉样苔，若传入胃经，舌苔可呈白色或黄色或黄白色均可见，舌苔或白而干燥，或苔黑不燥。大概是因为疫邪入胃，因兼湿邪，舌苔类风寒而不燥，疫邪在表，舌苔白厚而燥，不类伤寒。

名家解读

(1) 文彬：瘟疫初起，其舌苔往往有特殊的变化，吴又可在《温疫论温疫初起》中谓“舌上苔如积粉”，这与伤寒初起舌苔薄白大相径庭，戴氏推阐吴氏之说，指出“瘟疫一见头痛发热，舌上即有白苔且厚而不滑，或色兼淡黄，或粗如积粉”，并强调“在表时舌苔白厚异于伤寒”，进一步阐述了瘟疫初起特征性的舌苔表现，对临床诊断很有帮助。(《外感热病证妙谛》)

(2) 张奇文：舌诊在疾病的诊断与辨证上有着独特的作用。由于温疫与伤寒病因不同，传变不一，故反映在舌苔变化上亦有一定差异，戴氏阐发吴又可《温疫论》的观点，并结合自己的临证经验，指出温疫初起“舌上即有白苔，且厚而滑，或色兼淡黄，或粗如积粉”，与伤寒初起苔多薄白大相径庭，认为这是辨别两者的关键，对临床诊断很有指导意义。(《温热病证治精华》)

【原文2】 邪在膜原，舌上白苔；邪在胃家，舌上黄苔，苔老变为沉香色也。白苔未可下，黄苔宜下。(《温疫论·下卷·应下诸证》)

释义

邪气侵袭膜原，舌苔多为白色；邪气传变到脾胃，舌苔多为黄色，病程长，黄苔不退，舌苔可渐变为沉香色。白苔不能用下法，黄苔应当用下法。

名家解读

孔毓礼：浮黄色浅不干者，不宜下。干黄色如沉香，方是下症。(《图解瘟疫论》)

【原文3】 邪毒在胃，熏腾于上，而生黑苔。有黄苔老而变焦色者，有津液润泽作软黑苔者，有舌上干燥作硬黑苔者，下后二三日，黑皮自脱。又有一种舌俱黑而无苔，此经气，非下证也，妊娠多见此证，阴证亦有此，并非下证。下后里证去，舌尚黑者，苔皮未脱也，不可再下，务在有下证方可下。舌上无苔，况无下证，误下舌反见黧黑色者危，急当补之。(《温疫论·下卷·应下诸证》)

释义

瘟疫邪气在胃，热毒熏蒸，可见黑苔，有黄苔不退久则发黑，有的黑苔舌面上津液较多，为软黑苔，舌苔干燥为硬黑苔，使用下法后两三天，黑苔的皮可自行脱落。另有一种舌体发黑而无苔的，这是患者的真阴外现，多属肾阴亏虚的证候，妊娠和阴寒之证可见到此黑苔，这都不可使用攻下法，必须有攻下的适应证才可使用下法。使用下法后，已无里证，舌头还是黑的，是黑苔的苔皮未脱，不能再用攻下。舌上无苔且没有攻下的适应证，误用攻下，舌苔反为黧黑色，提示病情危急，应立即使用补法。

名家解读

龚绍林：黑苔不论软硬润燥，必见其由白而黄，由黄而黑者，乃是下症。如无黄白苔底，似墨涂黑一般，则非下症。妊娠阴症，固多见此。余见素常饮烧酒之人，亦多见此，医者须知。(《图解瘟疫论》)

【原文4】 舌芒刺，热伤津液，此疫毒之最重者，急当下。老人微疫无下证，舌上干燥易生苔刺，用生脉散，生津润燥，芒刺自去。(《温疫论·下卷·应下诸证》)

释义

舌上生芒刺，提示邪热伤及津液，是疫毒伤人最重的情况，应当立即使用下法。老年人患疫病，病情不重且没有下法的适应证，舌上干燥容易生芒刺，予生脉散，益气养阴，生津润燥，芒刺可自行消去。

名家解读

曹东义：舌芒刺一证，自元代《敖氏伤寒金镜录》注重外感热病的辨舌验苔之后，逐渐引起人们的重视，清代温病学家尤其强调辨舌验齿，把舌苔与舌质变化看作邪热在表在里、津液存亡的主要指征。舌苔芒刺多数预示着病人里热亢盛、津液亏乏的危重病情，应当急下存阴。(《图解瘟疫论》)

【原文5】 白砂苔，舌上白苔，干硬如砂皮，一名水晶苔，乃自白苔之时，津液干燥，邪虽入胃，不能变黄，宜急下之。(《温疫论·下卷·应下诸证》)

释义

白砂苔，即舌上白苔，干燥坚硬如砂皮，又名水晶苔，是白苔因津液干燥转变而成，病邪虽已入胃，但苔仍不能变黄，宜急用攻下药。

名家解读

曹东义：叶天士《温热论》借鉴吴又可的有关论述，辨舌苔很详细，比如白色舌苔，主要看其是否有津液，以了解热势的盛衰。(《图解瘟疫论》)

【原文6】 舌短、舌硬、舌卷，皆邪气胜，真气亏，急下之，邪毒去，真气回，舌自舒。(《温疫论·下卷·应下诸证》)

释义

舌短缩、舌体僵硬转动不灵、舌卷曲，都是由于邪气亢盛，真气亏损，应立即使用攻下法，去除邪毒，正气得到恢复，舌头也就运动自如了。

名家解读

曹东义：舌卷囊缩，历来就是危重证候，多是外感热病后期，神志不清，或是肝风内动的先兆。(《图解瘟疫论》)

【原文7】 白苔润泽者，邪在膜原也，邪微苔也微，邪气盛，苔如积粉，满布其舌，犹未可下，久而苔色不变，别有下证，服三消饮，次早舌即变黄。(《温疫论·下卷·应下诸证》)

释义

舌上白苔且润泽，邪气在膜原，邪气不盛则苔薄，邪气亢盛，舌苔如积粉，满布其舌。这时还不能使用攻下法，病久而舌苔的颜色不变，已有攻下的适应证，服用三消饮，第二天早上舌苔就会变黄。

名家解读

曹东义：叶天士《温热论》借鉴吴又可的有关论述，辨舌苔很详细，比如白色舌苔，主要看其是否有津液，以了解热势的盛衰。(《图解瘟疫论》)

【原文 8】 暑温蔓延三焦，舌滑微黄，邪在气分者，三石汤主之；邪气久留，舌绛苔少，热搏血分者，加味清宫汤主之；神识不清，热闭内窍者，先与紫雪丹，再与清宫汤。(《温病条辨·中焦篇·暑温》)

释义

暑温之邪弥漫三焦，舌苔滑而微黄，邪在气分，予三石汤，暑温之邪在三焦久留，舌绛少苔，邪热与血分搏结，予加味清宫汤；神志不清楚，热闭内窍，先予紫雪丹，再予清宫汤。

名家解读

吴鞠通：暑温蔓延三焦，则邪不在一经一脏矣，故以急清三焦为主。然虽云三焦，以手太阴一经为要领。盖肺主一身之气，气化则暑湿俱化，且肺脏受生于阳明，肺之脏象属金色白，阳明之气运亦属金色白。故肺经之药多兼走阳明，阳明之药多兼走肺也。再肺经通调水道，下达膀胱，肺痹开则膀胱亦开，是虽以肺为要领，而胃与膀胱皆在治中，则三焦俱备矣，是邪在气分而主以三石汤之奥义也。若邪气久羁，必归血络，心主血脉，故以加味清宫汤主之。内窍欲闭，则热邪盛矣，紫雪丹开内窍而清热最速者也。(《温病条辨》)

【原文 9】 舌上珍珠，疫症舌上白点如珠，较之紫赤黄黑，古人谓之芒刺者更重。疫症初起，苔如腻粉，此火极水化。医者误认为寒，妄投温表，其病反剧，其苔愈厚，加以重剂，以致精液愈耗，水不上升，二火煎熬，变白为黑，其坚如铁，其厚如甲，敲之戛戛有声，言语不清，非舌卷也。治之得法，其甲整脱。疫症舌丁，或红或紫，大如马乳，小如樱桃，三、五不等，流脓出血，重清心火，舌上成坑，愈后自平。(《疫疹一得·卷上·舌上珍珠》)

释义

疫症患者，舌上白苔，呈点状分布，厚如珍珠，与舌紫赤苔黄黑相比，古人称舌上生芒刺病情最重。在疫症发病之初，舌苔如腻粉，此为真热假寒。医生误以为是寒症，错用温性药物，其病情加重，舌苔更厚，医生再用辛温重剂，导致津液消耗得更加严重，津液不能上承，疫病之邪热与辛温之药相煎熬，舌苔由白转黑，舌苔坚硬增厚，敲之有响声，言语不清，这不是由舌卷导致的。若采用有效的治法，舌上黑苔可整个脱落。疫症患者，舌上生肿物，或红或紫，大如马乳，小如樱桃，大概三到五天，肿物流脓出血，是心火亢盛，舌面有小坑，痊愈后舌面自然平整。

名家解读

盛增秀：察舌辨证，历为医家所重视，特别是温热学家，对舌诊尤为认真，多有发挥。上述各条，余氏从舌的形态、动作、色泽等方面的异常变化，一一做了辨证论治的重要论述，丰富了舌诊的内容，对温热病的临床诊断和治疗，颇有参考价值。(《温病名著精华》)

【原文 10】 再论其热传营，舌色必绛。绛，深红色也。初传，绛色中兼黄白色，此气分之邪未尽也，泄卫透营两和可也。纯绛鲜色者，包络受病（唐本作“邪”）也，宜犀角、鲜生地、连翘、郁金、石菖蒲等（唐本此下有“清泄之”三字）。延之数日，或平素心虚有痰，外热一陷，里络就（唐本作“即”）闭，非菖蒲、郁金等所能开，须用牛黄丸、至宝丹之类以开其闭，恐其昏厥为痉也。(《温热论·察舌》)

释义

本条原文主要阐述热传营分舌色转绛的部分论治。邪热传入营分，舌质的颜色必然是绛色。绛色，指的是深红色。刚传入营分的时候，舌苔带有黄白色，这是气分之邪还未完全消除的表现，清泄卫分的邪热、清透营分的邪热，两者一起应用就可以了。舌质纯绛鲜泽，是邪热伤及心包络，应当选用犀角、鲜生地黄、连翘、郁金、石菖蒲等药物（清泄病邪），过一段时间，或者平时心气虚兼有痰浊停留，邪热一旦内陷与痰浊相结，闭阻心包络，不是石菖蒲、郁金等药物所能开闭的，必须用牛黄丸、至宝丹之类的药物以开其闭，以免其昏厥发展为痉证也。

名家解读

（1）何报之：温热病一发，便壮热烦渴，舌心赤而有白苔者，虽滑仍当清里，切忌表药。(《民国名医著作精华——中西温热串解》)

（2）章虚谷：纯绛鲜泽者，言无苔色，则胃无浊垢，而邪已入，其热在心包也。若平素有痰，必有舌苔；其心虚血少者，舌色多不鲜赤，或淡晦无神，邪陷多危而难治。于此可卜吉凶也，宜牛黄丸。痰湿盛而有垢浊之苔者，宜至宝丹。(《民国名医著作精华——中西温热串解》)

（3）吴锡璜：邪陷心包，即西医所谓神经中枢被细菌侵害之症也。此症轻者头痛不安，意识混浊，重者或昏谵，或昏痉不知人。舌绛者，用牛黄丸、神犀丹多愈；舌淡晦者，虽神气半明半昧，每每变生不测，不可不知。(《民国名医著作精华——中西温热串解》)

【原文 11】 舌色绛而上有黏腻，似苔非苔者，中挟秽浊之气，急加芳香逐之。舌绛欲伸出口而抵齿难骤伸者，痰阻舌根，有内风也。舌绛而光亮，胃阴亡也，急用甘凉濡润之品。若舌绛而干燥者，火邪劫营，凉血清火为要。舌绛而有碎点白黄者，当生疳也。大红点者，热毒乘心也，用黄连、金汁。其有虽绛而不鲜，干枯而痿者，肾阴涸也。急以阿胶、鸡子黄、地黄、天冬等救之，缓则恐涸极而无救也。(《温热论·察舌》)

释义

本条原文阐述了绛舌的几种兼证，舌质色绛而上有黏腻，似苔非苔者，这是邪在营分而中焦兼挟秽浊之气，需立即加用性味芳香的药物逐中焦秽浊之气。舌质色绛，想要伸出口，而抵住牙齿，再难伸出的，是痰阻舌根，邪热引动内风。舌质绛而无苔，是胃阴耗竭的征象，需立即实用甘凉濡润的药物。若舌质绛而舌苔干燥，是火热伤及营阴，应当凉血清火。若舌质色绛而表面有白黄色碎点，是舌将生疳的征象。舌面有大红点，是热毒侵袭心经，用黄连、金汁。其有舌质虽绛而不鲜，干枯而痿者，肾阴涸也，立即用阿胶、鸡子黄、地黄、天冬等药物急救肾阴。如果肾阴枯竭就没有救了。

名家解读

（1）章虚谷：挟秽者，必加芳香以开降胃中浊气，而清营热矣。痰阻舌根，由内风之逆，则开降中又当加辛温咸润以息内风也。脾肾之脉皆连舌本，亦有脾肾气败而舌短不能伸者，其形貌面色亦必枯瘁，多为死症，不独风痰所阻之故也。其舌不鲜，干枯而萎，肾阴将竭，亦为危症，而黄连、金汁并可治疳也。(《民国名医著作精华——中西温热串解》)

（2）吴锡璜：舌短难骤伸，死症恒多，风痰所阻，特间有之耳。余曾诊两人，一绛干颤动而难伸，一舌萎缩，湿腻苔布满而难伸，均于诊后一二日死。(《民国名医著作精华——中西温热串解》)

（3）王孟英：光绛而胃阴亡者，炙甘草汤去姜、桂，加石斛，以蔗浆易饴糖。干绛而火邪劫营者，晋之犀角地黄汤加元参、花粉、紫草、银花、丹参、莲子心、竹叶之类。若尤氏所云不能饮冷者，乃胃中气液两亡，宜复脉原方。(《民国名医著作精华——中西温热串解》)

第四节　辨　神

【原文 1】 风寒之邪伤人，令人心知所苦而神自清。如头痛作寒热之类，皆自知之。至传里入胃，始神昏谵语。缘风寒为天地之正气，人气与之乖忤而后成邪，故其气不昏人神情也。瘟疫初起，令人神情异常，而不知所苦。大概烦躁者居多，或如痴如醉，扰乱惊悸，及问其何所苦，则不自知。即间有神清而能自主者，亦多梦寐不安，闭目即有所见，有所见即谵妄之根。缘瘟疫为天地邪气，中人人病，中物物伤，故其气专昏人神情也。(《瘟疫明辨·卷一·辨神》)

释义

风寒之邪伤人，患者会感到不适，但神志是清楚的。比如头痛、恶寒发热之类，患者自己都知道。等到风寒之邪向内传入脾胃，患者开始神昏谵语。是因为风寒为天地之正气，人体正气与风寒之气不协调，风寒之气才成病邪，所以风寒之邪不会使人神志昏蒙。瘟疫在发病之初，患者即会神志不清，不知道自己哪里不舒服。大概烦躁的患者占多数，有的患者如痴如醉，扰乱惊悸，问他哪里不舒服，他就不知道。即使有患病期间神志清楚的患者，也是夜间多梦不安，闭上眼睛就会做梦，做梦就是谵妄的原因。因为瘟疫是天地间的邪气，伤人则人生病，伤及动物则动物发病，所以瘟疫使患者神志不清。

名家解读

(1) 张奇文："专昏人神情"，这是温疫之邪的又一特点。一般说来，伤寒初起神识大多清楚（"直中"三阴者例外），而瘟疫初起，往往即出现神志异常的危候，诸如烦躁、谵妄、神昏等，说明温疫为病的危重性。现代临床实践表明，一些急性传染病，特别是烈性传染病，病原往往很快侵害中枢神经系统，从而出现意识障碍的危重症状。可见戴氏从实践中悟出的这一见解，对于温疫病的早期诊断很有帮助。(《温热病证治精华》)

(2) 文彬：至于辨神，戴氏发现瘟疫有"专昏人神情"的特点，不仅揭示了瘟疫病变的危重性，而且为早期诊断提供了宝贵的经验。我们在实践中也体会到，急性外感热病患者神志正常与否，确是区别病情轻重的重要标志之一，临床上能否审明精神状态变化的细微之间，无疑是辨治瘟疫的关键。(《外感热病证妙谛》)

【原文 2】 如或失治，变为神昏谵语，或笑或痉，是为邪逼心包，营分被扰，宜用祛热宣窍法，加羚羊、钩藤、元参、生地治之。如撮空理线，苔黄起刺，或转黑色，大便不通，此湿热化燥，闭结胃腑，宜用润下救津法，以生军易熟军，更加枳壳，庶几攻下有力耳。倘苔不起刺，不焦黄，此法不可乱投。湿温之病，变证最多，殊难罄述，宜临证时活法可也。(《时病论·卷六·湿温》)

释义

湿温如果失治误治，会有神昏谵语，或大笑，或痉挛抽搐等变证，是由于湿温之邪侵犯心包，扰动营分，应当使用祛热宣窍法，加用羚羊、钩藤、元参、生地黄等药物治疗。如出现撮空理线，苔黄起刺，或转黑色，大便不通等症状，是由于湿热化燥，闭结胃腑，应当使用润下救津法，把生大黄改为熟大黄，再加用枳壳，这样攻下更有效。如果舌苔不生芒刺，不焦黄，不可以用这个方法。湿温这个病，最容易产生变证，很难详细说明，应根据病情灵活治疗。

名家解读

（1）吴仕九：在治疗上要分病位之浅深，病情之轻重。邪在表用宣疏表湿法；邪在膜原用宣透膜原法；湿热化燥结于胃腑，用润下救津法；邪在心营，用清热宣窍法。法如证立，药据法投。雷氏与薛氏、吴氏同样对湿温论治颇为详尽。(《现代湿热病证理论与临床》)

（2）盛增秀：湿温禁润，并非戒律，关键在于既要正视湿邪阴腻的特性，不可妄投柔润以助邪；又要注意湿热化燥伤阴的变局，果断地应用滋阴养液以挽回生机。(《盛增秀医论选》)

第五节　辨　齿

【原文1】 齿衄，牙床属胃，齿统十二经。此阳明热传少阴，二经相并，故血出牙缝。(《疫疹一得·卷上·齿衄》)

释义

牙齿齿衄，牙床属胃经，牙齿统属十二经脉，这是由于阳明热传入少阴经，两经之热相合，所以牙缝出血。

名家解读

彭胜权：热疫齿缝流血，亦是毒火冲击阳明、少阴所致，治疗原则是清热凉血止血。(《温病学》)

【原文2】 齿者，骨之余。有以咬牙为血虚，谓杂证则然耳。疫疹咬牙，是肝经热极。肝为血海，被火煎熬，牙失其养，故频频而作。(《疫疹一得·卷上·咬牙》)

释义

齿者，骨之余。有些医生认为咬牙是血虚的表现，说杂症也是这样。疫痧患者咬牙，是肝经热极，肝为血海，血液被火煎熬，牙齿失于滋养，故患者频频咬牙。

名家解读

彭胜权：热疫出现牙齿上下紧咬，并相互磨切，属热毒犯肝，肝热动风之兆，与内伤杂病中血虚生风的病机迥异，治疗当从清解热毒，凉肝息风入手。(《温病学》)

【原文3】 齿若光燥如石者，胃热甚也。若无汗恶寒，卫偏胜也，辛凉泄卫，透汗为要。若如枯骨色者，肾液枯也，为难治。若上半截润，水不上承，心火上炎也。急急清心救水，俟枯处转润为妥。(《温热论·验齿》)

释义

本条原文阐释了牙齿的润燥与津液的盛衰之间的联系。牙齿如果像石头一样干燥而有光泽，是胃热炽盛伤及津液。如果牙齿光燥且兼无汗恶寒，是阳热内郁，卫气不宣，应当辛凉泄卫透汗。如果牙齿呈枯骨色，提示肾液枯竭，是难治的表现。如果牙齿上半截润，下半截干燥，提示津液不上承，心火上炎。应该立即清心救肾水，直至牙齿由枯处转润。

名家解读

（1）章虚谷：胃热甚而反恶寒者，阳内郁而表气不通，故无汗而为卫气偏胜，当泄卫以透发其汗，则内热即从表散矣。凡恶寒而汗出者，为表阳虚，腠理不固，虽有内热，亦非实火矣。齿燥有光者，胃津虽干，肾气未竭也；如枯骨者，肾亦败矣，故难治也。上半截润，胃津养之，下半截燥，由肾水不能上滋其根，而心火燔灼，故急当清心救火，仲景黄连阿胶汤主之。(《时尚历史温病求真——叶天士、吴鞠通温病学说研究》)

（2）陈光淞：按无汗恶寒，唇干齿燥，外感多有之，所谓卫气偏胜，邪热熏蒸肺胃所致，非胃津干也，故辛凉泄卫为治。若胃津干，又当甘寒濡润矣，宜辨之。(《时尚历史温病求真——叶天士、吴鞠通温病学说研究》)

（3）吴锡璜：按白如枯骨，大剂养肝肾之阴，亦有愈者。(《时尚历史温病求真——叶天士、吴鞠通温病学说研究》)

【原文4】 若咬牙啮齿者，湿热化风痉病。但咬牙者，胃热气走其络也。若咬牙而脉证皆衰者，胃虚无谷以内荣，亦咬牙也。何以故耶？虚则喜实也，舌本不缩而硬，而牙关咬定难开者，此非风痰阻络，即欲作痉证，用酸物擦之即开，木来泄土故也。(《温热论·验齿》)

释义

咬牙啮齿，是湿热化生内风，是痉病的表现。只有咬牙而无啮齿，是胃热之气走窜经络。如果咬牙且脉证皆衰，是胃气虚不能腐熟水谷，经脉失养，也会咬牙，为什么会这样？本虚则易出现标实。舌体不缩短而硬，兼有牙齿咬定难开，如果不是风痰阻络，就是痉证即将发作，用酸物摩擦牙龈，牙齿会打开，就是木来泄土的意思。

名家解读

（1）章虚谷：牙齿相啮者，以内风鼓动也；但咬不啮者，热气盛而络满，牙关紧急也。若脉证皆虚，胃无谷养，内风乘虚袭之入络而亦咬牙，虚而反现实象，是谓虚则喜实，当详辨也。又如风痰阻络为邪实，其热盛化风欲作痉者，或由伤阴而夹虚者，皆当辨也。(《温病学》)

（2）周学海：肝虚则喜实，然此证乃胃虚而肝实也。胃热津液不生，肝血因之而燥结，筋脉俱失所养矣。(《温病学》)

（3）陈光淞：按此证（指咬牙而脉证皆衰者）见于脉证皆衰，邪退正虚之候，不难辨也。所谓脉证皆衰者，衰指病势而言，非即指虚言。病势既退，脉证相符而见此象，则为胃虚；若证衰而脉不衰，如热退而脉犹有浮数之象，或见细数，不得谓之脉证皆衰，是非胃虚，当别寻其故而治之。虚则喜实，谓胃气空虚，欲得实来救之，非以咬牙为实象也。(《温病学》)

【原文5】 若齿垢如灰糕样者，胃气无权，津亡，湿浊用事，多死。而初病齿缝流清血痛者，胃火冲激也；不痛者，龙火内燔也。齿焦无垢者，死；齿焦有垢者，肾热胃劫也。当微下之，或玉女煎清胃救肾可也。(《温热论·验齿》)

释义

本条原文阐述了齿垢在温病中的临床意义。齿垢：齿上及齿与牙龈部结合部的污垢。如果齿垢像灰糕样，提示胃中津液亡失或者湿浊上泛，湿浊上泛提示预后不佳。疾病之初，齿缝流血，疼痛明显，是胃中实火冲激；齿缝流血且无明显疼痛，是肾中虚火上炎。牙齿干燥无齿垢，预后不佳；牙齿干燥有齿垢，是胃中实火伤及肾阴，应当清泄胃中实火急救肾阴，可选用玉女煎。

名家解读

章虚谷：齿垢由肾热蒸胃中浊气所结，其色如灰糕，则枯败而津气俱亡，肾胃两竭，惟有湿浊用事，故死。齿缝流清血，因胃火者出于龈，胃火冲激故痛；不痛者出于牙根，肾火上炎故也。齿焦者肾水枯，无垢则胃液竭，故死，有垢者火盛而气液未竭，故审其邪热甚者，以调胃承气微下其胃热。肾水亏者，玉女煎清胃滋肾可也。(《民国名医著作精华——中西温热串解》)

【原文6】 再温热之病，看舌之后，亦须验齿。齿为肾之余，龈为胃之络，热邪不燥胃津，必耗肾液，且二经之血，皆走其地，病深动血，结瓣于上。阳血者色必紫，紫如干漆；阴血者色必黄，黄如酱瓣。阳血若见，安胃为主；阴血若见，救肾为要。然豆瓣色者多险，若证还不逆者，尚可治，否则难治矣。何以故耶？盖阴下竭阳上厥也。(《温热论·验齿》)

释义

本条原文阐释了温病中验齿原理及相关治法。治疗温病，除了舌诊以外，验齿也很重要。齿为肾之余，龈为胃之络，热邪不伤及胃津就会耗伤肾液，胃肾两经的气血变化均会反映于齿上。观察牙齿和牙龈的色泽、形态、润燥及出血，就可以了解病体热邪的轻重、津液的存亡、气血的盛衰、病程的长短。热邪伤及血分，热盛动血，血自齿龈或齿缝外溢，形成豆瓣状物，即为结瓣。结瓣色紫为阳证、实证，结瓣色黄为阴证、虚证。如见阳证，则要安胃（清泄胃经实热），如见阴证，则应救肾（滋养肾中阴液）。如果结瓣为豆瓣色，则提示病情危险，若还未出现逆证，尚可以治愈，否则病情难治。这是因为温热之邪耗伤肾阴，阴竭于下，阳厥于上，阴阳离决，病情危重。

名家解读

（1）章虚谷：肾主骨，齿为骨之余，故齿浮龈不肿者，为肾火水亏也。胃脉络于上龈，大肠脉络于下龈，皆属阳明，故牙龈肿痛，为阳明之火。若湿入胃，则必连及大肠，血循经络而行，邪热动血而上结于龈，紫者为阳明之血，可清可泻，黄者为少阴之血，少阴血伤为下竭，其阳邪上亢而气厥逆，故为难治也。(《叶氏〈温热论〉的临床应用》)

（2）陈光凇：按阳上厥，厥，尽也。盖言阴下竭，孤阳上尽，故难治；岂因阳邪上亢而成厥逆耶？（《叶氏〈温热论〉的临床应用》）

（3）宋佑甫：安胃为主，鲜地、霍斛、石膏，知母之类；救肾为要，生地、阿胶之类。(《叶氏〈温热论〉的临床应用》)

（4）金寿山：认为齿龈结瓣是指齿龈根结着血瓣。(《叶氏〈温热论〉的临床应用》)

第六节　辨　脉

【原文1】 瘟疫之脉，传变后与风寒颇同，初起时与风寒迥别。风寒从皮毛而入，一二日脉多浮，或兼紧、兼缓、兼洪而皆浮，迨传入于里始不见浮脉，其至数亦清楚而不模糊。瘟疫从中道而变，自里出表，一二日脉多沉，迨自里出表，脉始不沉，乃不浮不沉而数，或兼弦兼大而皆不浮，其至数则模糊不清楚。其初起脉沉迟，勿作阴寒断。沉者邪在里也，迟者邪在阴分也，脉象同于阴寒，而气色、舌苔、神情，依前法辨之。(《瘟疫明辨·卷一·辨脉》)

释义

本节阐述了瘟疫与风寒在初起时脉象的不同。风寒与瘟疫之辨脉象法：瘟疫与风寒在发生传变，入里化热后，脉象十分相似，在瘟疫起病之初，脉象与风寒类疾病迥然有别。风寒类疾病从皮毛侵犯人体，初起时，脉象多是浮脉，或者脉浮兼紧、兼缓、兼洪，风寒之邪化热入里才不见浮脉，其脉象节律整齐不紊乱。瘟疫多属里热内发，邪势郁伏，初起时脉象多沉，待里热得以透达于表，其脉不沉，多呈不浮不沉而数，或者兼弦兼大，甚至节律不齐。瘟疫初起可见脉沉迟，不能诊断为阴寒证。沉脉是由于邪在里，迟脉是由于邪在阴分。脉象与阴寒证相似，但要结合气色、舌苔、神情辨证。

名家解读

（1）张如青：本书脉论处，散见各段，故原文此节不甚详明。不过论温热之脉与风寒脉异同之点，不足当脉法专篇。其实，脉法之于温热病亦甚简单，不必多费词，徒乱人意。病在初期，脉数兼见浮虚沉实等，各合证象，以定汗、清、下之治固不难，也有当注意者。汗出不解脉盛者，身有热而脉涩微者，皆凶候；脉虚身热不休者，汗出而脉躁疾者，皆死。于此等处，要当注意。(《近代国医名家珍藏传薪讲稿——温病类》)

（2）文彬：脉象的变化，在急性外感热病过程中，虽然没有舌苔那样明显，但也不能忽视。瘟疫与伤寒虽同为外感，但由于病因病机不同，故脉象不一，不可不辨。瘟疫自口鼻而入，由膜原中道而分传表里，故初起一二日脉多沉，继则不浮不沉而数，这与伤寒初起之浮脉有着重要的鉴别意义。戴氏从瘟疫的传变形式推导出脉象变化之所以然，很具说服力。此外，戴氏还强调指出，瘟疫初起若见沉迟之脉，切不可作阴寒论治，并对其机制做了分析，联系《伤寒论》阳明病脉迟的原理，不难理解其实际意义。(《外感热病证妙谛》)

（3）张奇文：温疫与伤寒脉象的区别，主要在于初起阶段。盖伤寒自表入里，故初起多见浮脉，且至数清楚而不模糊；温疫邪从膜原（半表半里）而发，故现不浮不沉而数的脉象，且至数模糊而不清楚，以此为辨，方可得其要领。此外，戴氏还告诫，若温疫初起而见沉迟之脉，“勿作阴寒断”，并对其机理作了分析，还强调要合气色舌苔神情辨之，自不为假象所惑。这种入微入细地辨别疑似，抓住本质，对临床诊断颇具指导义。（《温热病证治精华》）

【原文2】 疫疹之脉，未有不数者。有浮大而数者，有沉细而数者，有不浮不沉而数者，有按之若隐若现者，此《灵枢》所谓阳毒伏匿之象也。诊其脉，即知其病之吉凶。浮大而数者，其毒发扬，一经表热，病自霍然；沉细而数者，其毒已深，大剂清解，犹易扑灭；至于若隐若现，或全伏者，其毒重矣，其症险矣。此脉得于初起者间有。得于七八日者颇多，何也？医者初认为寒，重用发表，先亏其阳；表则不散，继之以下，又亏其阴。殊不知伤寒五六日不解，法在当下，尤必审其脉之有力者宜之。疫症者，四时不正之疠气。夫疠气，乃无形之毒，胃虚者感而受之，病形颇似大实，而脉象细数无力。若以无形之疠气，而当硝黄之猛烈，邪毒焉有不乘虚而入耶？弱怯之人，不为阳脱，即为阴脱；气血稍能驾御者，必至脉转沉伏，变症蜂起，或四肢逆冷，或神昏谵语，或郁冒直视，或遗尿旁流，甚至舌卷囊缩，循衣摸床，种种恶症，颇类伤寒。医者不悟引邪入内，阳极似阴而曰变成阴症，妄投参桂，死如服毒，遍身青紫，鼻口流血。如未服热药者，即用大剂败毒饮，重加石膏，或可挽回。（《疫疹一得·卷上·论疫疹之脉不宜表下》）

释义

疫疹患者的脉象，没有不数的。有浮大而数的，有沉细而数的，有不浮不沉而数的，有按之若隐若现的，这是《灵枢》中讲的疫毒伏匿之象。诊患者的脉，可以知其病之吉凶。脉浮大而数的，邪毒在表，其病轻，一经凉散，迅速可愈；若病初起见“脉沉细而数”，邪毒在里，其病重，予大剂量清解的药物，尤可治愈，若病初起见“伏脉”即隐约可见或全伏不见者，多为热毒内闭太甚不得外达，病情危重。这种脉象在疫疹刚发病时少见，在病程七八日时多见，为何？医生以为是寒证，误用辛温发表伤阳，表邪不解，苦寒攻寒伤阴。误治的医生不知道，伤寒五六日表邪不解，在患者脉象有力时才能使用下法。疫症患者，是感受了四时不正之疠气。疠气，是无形之毒，胃虚的人更易受邪，症状类似实证，但脉象是细数无力的。若以芒硝、大黄等药性峻猛之品去治疗无形的疠气，邪毒怎么会不乘患者胃虚侵袭人体。身体虚弱的患者，不是阳气虚脱，便是阴精耗竭，身体尚可的患者，脉象必然变为沉、伏脉，并出现许多类似伤寒的变证，比如四肢逆冷、神昏谵语、郁冒直视、遗尿、热结旁流，甚至舌卷囊缩、循衣摸床。医生误治引邪入内，阳极似阴，而曰变成阴症，误用参桂等回阳之品，患者全身青紫，口鼻流血，必死无疑。如果患者未服用热药，使用大剂量清瘟败毒饮，重用石膏，或可挽救患者。

名家解读

（1）胡熙明：热疫乃阳热毒邪为病，初起即见里热炽盛，故热疫主见数脉为其特点。正如余师愚说："疫疹之脉，未有不数者。"但热疫之为病，病位有浅深，病势有轻重，正邪有盛衰，故热疫见数脉又有多种不同情况。如病初起多见"浮大而数"的脉象。说明人体正气盛，有驱邪外出之势，邪浅病轻，治宜辛凉透发，使在里之热毒得以外达而解；若病初起见"脉沉细而数"，多是邪热闭伏于内不得外达，是里热炽盛，津液耗伤，病深而重。治宜大剂辛透清解以消在里之热毒；若病初起见"伏脉"即隐约可见或全伏不见者，多为热毒内闭太甚不得外达，只要体壮而无败证，尚无足怪，依证而辛透清解。若误治而先表散，后攻下，造成伤其阳损其阴者，邪毒内留而正气衰败，正气不能驱邪外出，则多属险恶之候。(《中医学问答题库——温病学分册》)

（2）吴锡璜：误下热邪内陷，于种种恶候之外，尚有下利血水者，多成危症。此节所云变证蜂起者，与病久热深诸危象，大略相同。不因误下，固有是证。而因误下变成是证者，益属危机。病至此，内肾、脑髓，均被牵累而及，用大清大解，仍宜兼理神经商之。(《民国名医著作精华——中西温热串解》)

【原文3】 里证下后，脉浮而微数，身微热，神思或不爽。此邪热浮于肌表，里无壅滞也，虽无汗，宜白虎汤，邪从汗解。若大下后或数下后，脉空浮而数，按之豁然如无，宜白虎汤加人参，覆杯则汗解。下后脉浮而数，原当汗解，迁延五六日脉证不改，仍不得汗者，以其人或自利经久，或素有他病先亏，或本病日久不痊，或反覆数下，以致周身血液枯涸，故不得汗，白虎辛凉除肌表散漫之热邪，加人参以助周身之血液，于是经络润泽，元气鼓舞，腠理开发，故得汗解。(《温疫论·上卷·下后脉浮》)

释义

温疫病中里证使用下法后，脉浮而微数，身微热，或神志不清楚，这是邪热浮于肌表，无里证壅滞，虽然没有汗出，应使用白虎汤，发汗透邪。若使用强有力的攻下剂或多次使用攻下剂，脉空浮而数，按之豁然如无，宜白虎汤加人参，服后就可以出汗而缓解。使用下法后脉浮而数，本应当发汗透邪的，过了五六日，脉证不变，仍没有汗出的患者，是因为患者腹泻已久，或者向来有其他疾病而体质先虚，或者温疫日久不愈，或者反复使用下法，以致全身血液枯涸，所以没有汗出，以白虎汤辛凉之剂以除在肌表的热邪，加人参以补养血液，润泽经络，鼓舞元气，开发腠理，就能邪从汗解。

名家解读

浙江省中医研究所：吴氏根据自己的实践经验，明确指出浮脉主表，数为有热，身热未退净，说明部分邪热尚羁留在肌表，这时治疗上应因势利导，使邪热从汗而解。但采取什么方法使其出汗以除余邪呢？这就需要根据邪正双方的情况。治疗上应有所抉择，不能贸然用发散解表的方法强发其汗。我们从本篇所述的症状来看，其病变的原因在于“体虚”和“邪热未清”两个方面，下后体液丢失或他病日久，造成气阴耗损，元气不能振奋，这是不出汗的根本原因。而下后肠胃的实热虽去，但浮越于肌表的邪热尚未清除，这是矛盾的另一方面，所以用白虎汤清除肌表散漫的热邪，加人参鼓舞元气，获得了汗解的功效，达到不求汗而汗自出的目的。（《〈温疫论〉评注》）

【原文4】 温疫下后脉沉，下证未除，再下之。下后脉浮者，法当汗解。三五日不得汗者，其人预亡津液也。（《温疫论·上卷·夺液无汗》）

释义

温疫病使用下法后脉沉，这是因为下法的适应证还未消失，应再次使用下法。再次使用下法后脉浮的患者，应当发汗解表，三到五天没有汗出的患者，是津液消亡的征象。

名家解读

浙江省中医研究所：津液是指体内的一切正常水液。在疾病、特别是急性传染病过程中，由于高热、久热、大汗、吐泻失血，或错误地、过量地使用发汗、利尿、泻下等方法，都能耗伤津液。中医认为，汗为津液所化，津液不足，则汗源就相应减少，以致难以出汗。这种现象，吴氏称之为“夺液无汗”。（《〈温疫论〉评注》）

【原文5】 表证脉不浮者，可汗而解，以邪气微，不能牵引正气，故脉不应。里证脉不沉者，可下而解，以邪气微，不能抑郁正气，故脉不应。阳证见阴脉，有可生者，神色不败，言动自如，乃禀赋脉也。再问前日无此脉，乃脉厥也。下后脉实，亦有病愈者，但得证减，复有实脉，乃天年脉也。夫脉不可一途而取，须以神气形色病证相参，以决安危为善。（《温疫论·上卷·脉证不应》）

释义

有表证而脉不浮的患者，可发汗解表邪，是因为邪气微弱，还没有牵连人体正气，故脉象不呈浮脉。有里证脉不沉的患者，可使用攻下法解里邪，因为邪气微弱不能压制正气，故脉象没有相应的变化。阳证见阴脉，有治愈机会的患者，神色不会衰败，言语活动自如，是禀赋脉（天生的脉象）。如果平时没有这样的脉象，是脉厥。使用攻下法后脉实，也有痊愈的患者，一旦病情缓解，再次出现实脉，是天年脉也。临床不能只看脉象，必须结合精神、气色、形态、症状，以考虑病情的预后。

名家解读

浙江省中医研究所：临床遇到脉证不应（即脉证不符）的情况，应该舍证从脉，还是舍脉从证？这是十分重要的问题，必须要知常识变，分别对待，不可被某些现象所迷惑，犯“虚虚实实”之误，更不能按一般的说法，就认为是“难治之症”。因为引起脉证不符的原因是多方面的，固然有些是属于正虚邪实的危候，但也可能是由于正胜邪微，或个体特异性等所造成的。（《〈温疫论〉评注》）

【原文6】 霍乱，脉大可治，微细不可治。霍乱吐下，脉微迟，气息劣，口不欲言者，不可治。（《诸病源候论·卷二十二·霍乱病诸候》）

释义

霍乱患者，脉大可以治愈，脉微细不能治愈。霍乱患者，呕吐泄泻，脉象微迟，气息差，不能言语，不能治愈。

名家解读

王孟英：吐泻，脉代，乃是顺候，气口脉弦滑，乃膈间有宿食，虽吐，犹当以盐汤鹅翎探之。吐尽，用和中药。凡吐泻脉见结、促、代，或隐伏，或洪大，皆不可断以为死。果脉来微细欲绝，少气不语，舌卷囊缩，方为不治。（《王孟英医学全书》）

【原文7】 凡温病切忌辛温发汗，汗之则狂言脉躁，不可治也。然大热无汗则死；得汗后而反热，脉躁盛者亦死；又有大热，脉反细小，手足逆冷者亦死；或见痉搐昏乱，脉来促结沉代者皆死。医者不可不知。（《时病论·卷一·温病》）

释义

治疗温病切忌使用辛温发汗之法，过度发汗会使患者神志狂躁，言语混乱，脉象散乱，不能治愈。然而，高热而不汗出，患者可能会死亡；发汗后体温反而上升，脉象躁盛的患者也可能会死亡；还有高热；脉搏反而细小，手足逆冷的患者也可能会死亡；或者肢体强直抽搐意识混乱，脉搏促结沉代的患者都会死亡。医生不能不知道这些情况。

名家解读

（1）刘松峰：《云笈七签》中，引作“冬伤于汗”甚妙。盖言冬时过暖，以致汗出，则来年必病温，余屡验之良然。冬日严寒，来春并无温病，以其应寒而寒，得时令之正故耳。且人伤于寒，岂可稽留在身，俟逾年而后发耶？（《时病论》）

（2）雷丰：“冬伤于汗”，汗字欠妥，松峰反赞其妙。既谓冬伤于汗，试问春夏秋三时，所伤为何物耶？又谓冬时过暖，来年病温，此说是有伏气，又谓人伤于寒，岂可稽留，此说又无伏气。片幅之中，如此矛盾，诚为智者一失耳。（《时病论》）

第七节 辨 唇

【原文1】 唇燥裂、唇焦色、唇口皮起、口臭、鼻孔如烟煤，胃家热，多有此证，固当下。唇口皮起，仍用别证互较。鼻孔煤黑，疫毒在胃，下之无辞。（《温疫论·下卷·应下诸证》）

释义

嘴唇干燥开裂，口唇干焦变色、起皮，口气臭秽，鼻孔发黑像煤烟熏过，胃中邪热亢盛的患者多有这些表现，应当使用攻下法。嘴唇干燥起皮，仍需要结合别的症状才能确定是否需要用攻下法。鼻孔发黑像煤烟熏过，是疫毒在胃，使用下法是正确的。

名家解读

吴又可：唇焦舌裂口干鼻燥出现在外感热病的极期，都是邪热炽盛的征兆，单纯养阴往往远水不解近渴，只有急下存阴才是釜底抽薪之举。（《图解瘟疫论》）

【原文2】 嘴唇掀肿，唇者脾之华，以饮食出入之门，呼吸相关之地，掀肿不能自如，脾热可知。（《疫疹一得·卷上·嘴唇掀肿》）

释义

嘴唇焮热红肿，唇为脾之华，是饮食出入之门，与呼吸也密切相关，嘴唇红肿不能自如，可知脾热亢盛。

名家解读

（1）彭胜权：热疫脾为热灼，火邪上炎，可致唇肿灼热，色焦红，治当用本方加石膏、川连、连翘、天花粉，清泄脾热，解毒坚阴。(《温病学》)

（2）盛增秀：咽与喉是胃与肺之门户，唇者脾经主之，热毒熏蒸，肿且痛，热性病每多见之，疫症当为火毒犯上，故均取清热解毒为治。(《温病名著精华》)

第三章 疫病常用治法经典选读

第一节 汗 法

【原文 1】 时疫贵解其邪热，而邪热必有着落。方着落在肌表时，非汗则邪无出路，故汗法为治时疫之一大法也。但风寒汗不厌早，时疫汗不厌迟；风寒发汗，必兼辛温、辛热以宣阳，时疫发汗，必兼辛凉、辛寒以救阴；风寒发汗，治表不犯里，时疫发汗，治表必通里。其不同有如此，故方疫邪传变出表时，轻者亦可得表药而汗散，若重者，虽大剂麻黄、羌、葛亦无汗也，以伏邪发而未尽之故。亦有不用表药而自汗淋漓，邪终不解者。盖此汗缘里热郁蒸而出，乃邪汗，非正汗也，必待伏邪尽发，表里全彻，然后或战汗、或狂汗而解，所谓汗不厌迟者，此也。辛凉发汗则人参败毒散、荆防败毒散之类是；辛寒发汗则大青龙、九味羌活、大羌活之类是；发表兼通里则吴氏三消饮、六神通解散、防风通圣散之类是。（《广瘟疫论·卷四·汗法》）

释义

温疫的治疗重在疏通郁闭邪热，而邪热必有其侵袭的部位。温疫邪气郁肌表，欲祛除肌表之邪，当使用汗法，使邪随汗出，从表而解，所以汗法为治疗温疫病的法则之一。治疗风寒在表必须尽早投用发汗之品，治疗温疫可在后期再使用发汗之品。风寒在表，所用解表药物当选辛温或辛热，以宣通阳气，发汗散邪；温疫之表邪属温热性质，故当用辛凉或辛寒之品，以透表清热，救阴护液；风寒初犯，病邪在表，未化热内传则里无邪气，故治疗只须祛除表邪，一般不必兼治其里；温疫之表证多由里热郁于表而成，故在解表同时必须兼通其在里之郁热。这是温疫与伤寒在用汗法治疗上的区别，当温疫邪气由里出表，病情轻者可用解表药汗出而解，有里证者，虽然使用大剂量麻黄、羌活、葛根之类药物仍不解，是郁闭之邪热未尽的缘故。也有不用发表药物而自汗淋漓，但邪气不得祛除。因为此汗是由于里热郁蒸而出，乃病汗，非药物祛邪外出所发的正汗。待郁闭邪热尽除，里外俱清，通过战汗、狂汗而解，这就是温疫使用汗法不厌迟的缘故。辛凉发汗可选用人参败毒散、荆防败毒散等方；辛寒发汗可选用大青龙汤、九味羌活汤、大羌活汤等方；若兼肠腑实热，发表通里兼施，可用吴氏三消饮、六神通解散、防风通圣散等方。

名家解读

（1）吴又可：凡疫邪游溢诸经，当随经引用，以助升泄……间有感之轻者，舌上白苔亦薄，热亦不甚，而无数脉，其不传里者，一二剂自解，稍重者，必从汗解，如不能汗，乃邪气盘踞于膜原，内外隔绝，表气不能通于内，里气不能达于外，不可强汗。或者见加发散之药，便欲求汗，误用衣被壅遏，或将汤火熨蒸，甚非法也。(《温病名著精华》)

（2）戴天章：时疫必得汗下而后解。脾虚者表不能作汗，里不任攻下，或得汗矣，而气随汗脱；得下矣，而气随下脱。治此等证汗勿强汗，发表必兼养正，人参败毒散是也；下勿轻下，攻里必兼固气生津液，黄龙汤是也。(《中医名言大辞典》)

（3）吴鞠通：温病最忌辛温，暑病不忌者，以暑必兼湿，湿为阴邪，非温不解……下文湿温论中，不唯不忌辛温，且用辛热也。(《中医四大经典》)

（4）何廉臣：温热发汗，虽宜辛凉开达，而初起欲其发越，必须注重辛散、佐以轻清，庶免凉遏之弊。(《现代中医疫病理论与实践》)

第二节　下　法

【原文1】 时疫下法与伤寒不同：伤寒下不厌迟，时疫下不厌早；伤寒在下其燥结，时疫在下其郁热；伤寒里证当下，必待表证全罢；时疫不论表邪罢与不罢，但兼里证即下；伤寒上焦有邪不可下，必待结在中、下二焦，方可下；时疫上焦有邪亦可下，若必待结至中、下二焦始下，则有下之不通而死者；伤寒一下即已，仲景承气诸方多不过三剂；时疫用下药至少三剂，多则有一二十剂者。(《广瘟疫论·卷四·下法》)

释义

温疫与伤寒在下法运用上有所区别：伤寒初起，运用下法不可过早，温疫病邪，应尽早运用下法。伤寒攻下之目的在于下其燥屎，温疫则主要通过攻下以祛除其郁热。伤寒用下法一般应待表证全罢，温疫只要见到郁热里证，攻下则不论表证之有无均可投之。伤寒邪在上焦时不可攻下，否则引邪深入，必待邪结于中、下焦时才能使用攻下。温疫则上焦有邪时即可及早攻下，若待邪结中、下焦时，热毒痼结，往往下之不通而死。伤寒阳明腑实证攻下，使用承气汤往往一剂则燥屎得下，承气汤类方剂用药不过三剂则病情即可向愈。温疫用下法则每须反复投用承气汤类方剂，少则三剂，多则一二十剂。

名家解读

（1）吴又可：若邪传里之中者，心腹胀满，不呕不吐，或大便燥，或热结旁流，或协热下利，或大肠胶闭，并宜承气辈导去其邪，邪减病减，邪尽病已。上中下皆病者，不可吐，吐之为逆，但宜承气导之，则在上之邪，顺流而下，呕吐立止，胀满渐除矣。(《温病名著精华》)

（2）王永炎：伤寒的下法，中病即止。瘟疫病的下法，不嫌多，可一而再，再而三，都还可以下，甚至于在临床上下一二十次的时候也有，只要体内排除的粪便还是热证的表现，就要继续用下法。这一点也与伤寒大不一样。由此可以看出一个问题，伤寒病、外感风寒等，毕竟感受的是清邪，瘟疫邪气毕竟是浊邪，浊邪性黏滞。(《任应秋医学全集·卷七》)

【原文2】 时疫下法有六：结邪在胸上，贝母下之，贝母本非下药，用至两许即解；结邪在胸及心下，小陷胸下之；结邪在胸胁连心下，大柴胡汤下之；结邪在脐上，小承气汤下之；结邪在当脐及脐下，调胃承气汤下之；痞满燥实，三焦俱结，大承气汤下之。此外又有本质素虚，或老人，久病，或屡汗、屡下后，下证虽具而不任峻攻者，则麻仁丸、蜜煎导法、猪胆导法为妙。(《广瘟疫论·卷四·下法》)

释义

温疫在以下情况采用攻下法：若结邪在胸上，可用大剂量贝母清肺化痰散结；结邪在胸及心下，用小陷胸汤清热化痰开结；结邪在胸胁连心下，可用大柴胡汤和解少阳，内泻热结；若结邪在脐上，用小承气汤轻下热结；结邪在脐及脐下，可用调胃承气汤缓下热结；痞满燥实，三焦俱结，而见大便不通，矢气频频，脘腹痞满，腹痛拒按，按之则硬，日晡潮热，神昏谵语，舌苔黄燥起刺或焦黑燥裂，脉沉实，可用大承气汤峻下热结；对于患者体质素虚，或老人，久病，或屡汗、屡下后，可下而不任峻攻者，用麻仁丸、蜜煎导法、猪胆导法，此实为滋阴润肠、增水行舟之法。

名家解读

（1）吴谦：疫气从鼻而入，一受其邪，脏腑皆病，若不急逐病出，则多速死，急逐之法非汗即下，故古人治疫之方，以下为主，以汗次之，是为病寻出路也。（《医宗金鉴》）

（2）孙德润：疫邪为病……有热邪入里，胃气壅郁，必用攻下，乃得战汗而解者。（《中医名言大辞典》）

【原文3】 温疫可下者，约三十余证，不必悉具，但见舌黄，心腹痞满，便于达原饮加大黄下之。设邪在膜原者，已有行动之机，欲离未离之际，得大黄促之而下，实为开门祛贼之法，即使未愈，邪亦不能久羁。（《温疫论·卷上·注意逐邪勿拘结粪》）

释义

温疫病可以用攻下法治疗的情况大约有三十余种，在具体运用时不需要完全具备，只要见到舌苔黄、脘腹胀满，就可以在达原饮中加入大黄攻下。假如病邪尚在膜原，处于将要传变而还未离开膜原之际，可用大黄以攻下邪热，其实这也是一种开门祛贼邪的方法，即使攻下以后病情没有痊愈，但病邪也不会长久停留。

名家解读

（1）吴又可：若先表而后里者，始则但有表证而无里证，宜达原饮。有经证者，当用三阳加法。经证不显，但发热者不用加法。继而脉洪大兼数，自汗而渴，邪离膜原未能出表耳，宜白虎汤辛凉解散，邪从汗解，脉静身凉而愈。愈后二三日或四五日，依前发热，宜达原饮。至后反加胸满腹胀、不思谷食、烦渴、舌上苔刺等证，加大黄微利之。久而不去，在上者宜瓜蒂散吐之，如在下者，宜承气汤导之。（《温病名著精华》）

（2）李天池：次见大热不退、谵言乱语、喉干口苦、舌苔黄黑、大便闭结、小便刺痛、下痢胶毒、大渴茶水、脉沉而数、脉洪而实等瘟疫应泻症，见二三症即用洗肠涤胃五根饮（生芦根、生茅根、干葛根、大蓟根、茜根、人中黄、独活、枳实、玄明粉、生锦军）。（《五运六气珍本集成》）

【原文4】 瘟疫下后二三日，或一二日，舌上复生胎刺，邪未尽也。再下之，苔刺虽未去，已无锋芒而软，然热渴未除。更下之，热渴减，苔刺脱。日后更复热，又生苔刺，更宜下之。（《温疫论·卷上·因证数攻》）

释义

温疫病用攻下法之后二三日，或者一两日，患者舌苔上又出现芒刺，是病邪未除尽之故，可以再次用攻下法。经攻下后，苔刺虽然尚未完全退尽，但刺已经变软，若患者仍发热，口渴如故，仍可用攻下法。如攻下发热、口渴现象减退，舌上芒刺消退，但过后患者又出现发热现象，舌上芒刺又出现，还是适宜用攻下的方法。

名家解读

（1）龚绍林：旨哉是言，真得用药治病之关窍也。凡药原以治病，不独攻药为然，即补剂，亦必有虚症者，而后受之有益。吾见今之病家医家，不辨脉症虚实，往往喜补而恶攻，虽愈实愈危，恬不为怪。至于应攻之症，遇明师对病下药，其病获愈，人亦不称其工稳，反多訾其猛浪。不知大黄本逐邪之上品，人生宇内，无邪不病，无病不虚，必邪去而病自除，病除而虚自复，所以古人有用大黄而治虚劳者，岂古人而不及于今人耶？奈何今之庸医，不知取法于古人也。细玩此一条，实开千古之聋聩，但非有本事者，不能用此法也。下本不以数计，亦不论大便结与不结，无下证者，虽结亦不可下。有下证者，不结亦宜急下。下症不一，总以右关数实为准，舌苔色黄为验，脉平黄去，则不可下矣。然亦有夹气虚者，宜加党参于承气汤中；又有夹血虚者，宜用承气养荣汤；或气血两虚，则宜陶氏黄龙汤。是在临时体认，照依脉症而用之也。（《温疫论译注》）

（2）年希尧：病家以症加重而咎医，医家未经深识，辄换汤头，由此而误者实繁。故医治别病要活法，治瘟疫认定表里。依法二三剂，病虽不解，其症仍在者，不妨再服，自然着效矣。（《温疫论译注》）

第三节　清　法

【原文 1】 时疫为热证，未有不当清者也。其在表宜汗，使热从汗泄，汗法亦清法也；在里宜下，使热从下泄，下法亦清法也。若在表已得汗而热不退，在里已下而热不解，或本来有热无结，则惟以寒凉直折以清其热而已，故清法可济汗、下之不逮，三者之用，可合而亦可分。时疫当清者十之六、七，则清法不可不细讲也。（《广瘟疫论·卷四·清法》）

释义

温疫的性质属热，因而以清法泄其邪热是治疫的基本大法。若疫邪在表，通过发汗解表，使热从汗泄，故汗法可归入广义清法的范畴；疫邪入里，与肠腑积滞相结，通过清热攻下，使热从下泄，故下法亦可归入广义的范畴。若邪热郁于表，发汗而热不退，郁于里攻下而热不得解，或里热炽盛，尚未里结成实者，则运用寒凉清热之药清泄无形邪热，此属于狭义的清法。狭义的清法与汗、下诸法一样，均为温疫祛邪的重要治法，并可补汗、下二法之不逮。不能将狭义的清法而与汗、下之法混为一谈。

名家解读

李天池：疫病初起，先以五花傩疫饮（凌霄花、川朴花、土银花、黄槐花、野菊花、生栀子、人中黄、牛蒡子、条黄芩、牡丹皮）清疫之邪火，用五种花药随兼症加减，见头痛加三阳引经药。(《五运六气珍本集成》)

【原文2】 凡清热之要，在视热邪之浅、深。热之浅者在营卫，以石膏、黄芩为主，柴胡、葛根为辅；热之深者，在胸膈，花粉、知母、蒌仁、栀子、豆豉为主。热在肠胃者，当用下法，不用清法，或下而兼清亦可。热入心包者，黄连、犀角、羚羊角为主。热直入心脏，则难救矣，用牛黄犹可十中救一，须用至钱许，少则无济，非若小儿惊风诸方，每用分许即可有效。(《广瘟疫论·卷四·清法》)

释义

温疫运用清法的关键在于辨别邪热之浅深而选用不同的清热方法。热邪较浅，热在营卫证，当以石膏、黄芩等清泄邪热，并配伍柴胡、葛根等疏透之品，以助表浅之热邪外达。热邪较深，热在胸膈，治疗可用天花粉、知母、瓜蒌仁、栀子、豆豉等清宣胸膈郁热。热在肠胃者，当用攻下之法祛其有形之邪，则非清法所适宜，若兼无形邪热炽盛者，亦可清下二法共施。热在心包者，当用黄连、犀角、羚羊角、牛黄等清心凉营、化痰开窍之品治疗。热直入心者难以救治，用牛黄等可达到十中救一的效果，必须用量至数钱，剂量不足则无用，不同于小儿惊风中牛黄用量，剂量往往只需数分即能获效。

名家解读

宋乃光：清气解毒法是以寒凉之方药以清除气分无形邪热的一类治法。属于八法中“清法”的范围。本法的主要作用是清泄气分邪热，具体地说，清气法通过清热泄火、宣畅气机以祛除热邪，起到清热、除烦、生津、止渴的治疗作用。清气法主治气分无形邪热之证。即适用于疫病气分里热虽已亢盛，但尚未与燥屎、食滞、痰湿瘀血等有形实邪相互搏结的病证，多由表邪入里，里热外发，湿热化燥所致。(《中医疫病学》)

【原文3】太阴温病，血从上溢者，犀角地黄汤合银翘散主之。有中焦病者，以中焦法治之。若吐粉红血水者，死不治；血从上溢，脉七、八至以上，面反黑者，死不治，可用清络育阴法。(《温病条辨·卷一·上焦篇·风温、温热、温疫、温毒、冬温》)

释义

温病始于上焦手太阴，血从面部口、鼻、齿龈等各窍溢出，乃温邪入于血分，迫血伤络、逼血上循清道所致。病在手太阴肺络，故以银翘散清散肺中热毒，合犀角地黄汤凉血散血；病在中焦者按中焦的病症治疗，如白虎汤、承气汤等；若出现吐粉红色血水或血从上溢，脉七八至以上，面反黑晦暗无泽，均为死不治。血从上溢，脉七、八至以上，面反黑为下焦阴液亏极，不能上济心火，即"火极而似水"，心火热盛，上灼肺阴，化源告竭，病情凶险，预后甚危，可采用凉血安络、甘寒养阴的法则，方可选用黄连阿胶汤合犀角地黄汤加减。

名家解读

叶霖：温邪衄血吐血，犀角地黄汤，原属常用之方。然既曰太阴温病，而载诸上焦篇中，又不言舌绛脉数，营热形证，自是风温暑热，气分中怫郁，而迫血上溢，行清道则衄，行浊道则吐。治衄宜辛凉清润，治吐宜甘凉肃降。何得以清心营之法，而治肺卫乎，于营卫气血，全不细辨，却界限三焦，不知人身之经络通贯，岂容胶柱鼓瑟，致有顾此失彼之诮。(《中国医学大成　4　温病分册》)

第四节　和　法

【原文1】寒热并用之谓和，补泻合剂之谓和，表里双解之谓和，平其亢厉之谓和。所谓寒热并用者，因时疫之热夹有他邪之寒，故用此法以和之也。凡方中有黄连与生姜同用，黄芩与半夏同用，石膏与苍术同用，知母与草果同用者皆是。所谓补泻合用者，因时疫之邪气实，人之正气虚，故用此法以和之。凡方中有参、芪、归、芍与硝、黄、枳、朴同用者是。所谓表里双解者，因疫邪既有表证，复有里证，故用此法以和之。凡方中有麻、葛、羌、防、柴、前与硝、黄、栀、芩、苓、泽、枳、朴合用者是。所谓平其亢厉者，因时疫之大势已去，而余邪未解，故用此法以和之，或用下法而小其剂料，缓其时日；或用清法而变其汤剂，易为丸散者

皆是。凡此和法，虽名为和，实寓有汗、下、清、补之意。疫邪尤有宜和者。(《广瘟疫论·卷四·和法》)

释义

凡寒热并用、补泻合用、表里双解、平其亢厉者皆归属于和法。寒热并用共治，是因温疫之邪热兼有寒邪，需采用和法治疗。如苦寒清热的黄连、黄芩与辛散温通的生姜、半夏同用，石膏与苍术同用、知母与草果并施等治疗均属寒热并用之例。对于温疫邪盛里实，而正气已伤者，治当补泻合用，以致平和。只要方中用大黄、芒硝、枳实、厚朴苦寒攻下，同时用人参、黄芪、当归、白芍益气养阴者，皆属补泻合用之例。对于温疫表里同病者，治当表里双解。只要方中用麻黄、葛根、羌活、防风、柴胡、前胡解表散邪，与芒硝、大黄、山栀、黄芩、茯苓、泽泻、枳实、厚朴等清热、攻下、化湿药物同用者，当属表里双解之法。对于温疫后期余邪为患，以小剂缓投之法攻下清解余邪，用清法时将汤剂改为丸散剂型，都属于平其亢厉之法。虽然名为和法，但是实则包含了汗、下、清、补之意，而有利于祛除邪热。

名家解读

（1）程国彭：有清而和者，有温而和者，有消而和者，有补而和者，有燥而和者，有润而和者，有兼表而和者，有兼攻而和者。和之义则一，而和之法变化无穷焉。(《温病学》)

（2）戴天章：凡热之所附丽，非痰即滞，非滞即血，径清其热，不去其物，未能有效。必视其附丽何物，于清热诸方加入何药，效始能捷。此和法之精微神变者也。(《温病学》)

【原文2】 温疫初起，先憎寒而后发热，日后但热而无憎寒也。初得之二三日，其脉不浮不沉而数，昼夜发热，日晡益甚，头疼身痛。其时邪在伏脊之前，肠胃之后。虽有头疼身痛，此邪热浮越于经，不可认为伤寒表证，辄用麻黄、桂枝之类强发其汗。此邪不在经，汗之徒伤表气，热亦不减。又不可下，此邪不在里，下之徒伤胃气，其渴愈甚。宜达原饮。(《温疫论·卷上·温疫初起》)

释义

温疫病初起阶段，首先见到恶寒，然后出现发热，再发展则只发热而没有恶寒现象。在初发病的两三天内，患者脉象不浮也不沉而数，昼夜之间均见到发热，尤其在日晡之时更为严重，并伴见头身疼痛，此时病邪侵犯的部位在夹脊之前，肠胃之后。此时虽然有头身疼痛的现象，是因为邪热侵犯到经络的表现，切不可误以为是伤寒的表证，而妄用麻黄汤、桂枝汤一类的解表药物，强求病邪从发汗的方式而祛除。因为此时病邪并非在浅表经络部位，如果一味发汗只会损伤人的正气，而邪热依然不见减退；同时，此期的温疫病也不能用攻下的方法，邪热尚未深入于里，如果应用攻下法以求祛除邪热，只会损伤脾胃之气，病邪依然伏藏于人体，口渴现象也会更加明显。对于此期温疫病的治疗，适宜于选用达原饮以开达膜原。

名家解读

（1）吴又可：若表里分传者，始则邪气伏于膜原者，膜原者，即半表半里也。此传法以邪气平分，半入于里，则现里证，半出于表，则现表证，此疫病之常事。然表里俱病，内外壅闭，既不得汗，而复不得下，此不可汗，强求其汗，必不得汗……（《温病名著精华》）

（2）盛增秀：达原饮直达膜原，以溃散疫邪，疫邪一离膜原，易为机体抗邪之力驱逐。（《温病名著精华》）

（3）刘平：根据现代报道方中黄芩、厚朴等药均具有较强的抗菌作用。实践证明，达原饮在辨证的基础上治疗某些急性传染病如伤寒、副伤寒、疟疾、流行性感冒等，确有较好的疗效。因此，达原饮的临床价值，值得重视。（《中医必读百部名著　温病卷》）

【原文3】 再论气病有不传血分，而邪留三焦，亦如伤寒中少阳病也。彼则和解表里之半，此则分消上下之势，随证变法，如近时杏、朴、苓等类，或如温胆汤之走泄。（《温热论·邪留三焦》）

释义

本条原文主要论述采用分消走泄法治疗湿温病。对于邪留气分而不传至血分，留滞于三焦的疾病，就像《伤寒论》中的少阳病。少阳病应采用和解半表半里的治法，而湿温病邪气留滞于三焦时，应采用分消走泄法治疗，临证根据辨证的不同采用相应的治法，比如用苦杏仁、厚朴、茯苓等之类苦辛宣降，以宣上通下，或用温胆汤类分而消之，走而泄之。分消走泄法属于和法的一种，是以苦辛宣降之品宣展气机，开郁行滞，疏通三焦，使水、气运行之路通畅，便邪外出，以治疗湿热阻遏阳气，弥漫三焦的病证。

名家解读

陈光淞：所以肺受温邪，不传心包，未归阳明，必留三焦，以三焦之经，循胸腋手太阴之分而出行，复大会于手太阴也。三焦为手之少阳，凡升降之气，莫不由此出入，为上下之枢机，亦犹足少阳胆经，为三阳三阴表里之枢纽也。故云彼则和解表里，此则分消上下。而中焦为营气所主，在胃中脘之分，主泌水谷之糟粕，蒸化精液，上注于肺。下焦当胃之下口，别回肠，化糟粕，济泌别汁，渗入膀胱，故宜用杏仁之解肺郁、利小便，茯苓之渗湿行水，厚朴之行气散满，及如温胆汤之走泄。温胆汤方，用半夏、陈皮、茯苓、甘草、竹茹、枳实。半夏能化痰行水，发表开郁；陈皮能理气燥湿，导滞消痰，为宣通气分之药；茯苓渗湿；甘草入凉剂能泻邪热；竹茹除上焦烦热；枳实破气行痰，止喘消痞。均属宣导之品，所以谓之走泄也。(《温热论笺正》)

第五节　补　法

【原文 1】 时疫坐卧不安，手足不定，卧未稳则起坐，才着坐即乱走，才抽身又欲卧，无有宁刻。或循衣摸床，撮空拈指，师至诊脉，将手缩去，六脉不甚显，尺脉不至，此平时斫丧，根源亏损，因不胜其邪，元气不能主持，故烦躁不宁，固非狂证，其危有甚于狂也，法当大补。然有急下者，或下后厥回，尺脉至，烦躁少定，此因邪气少退，正气暂复，微阳少伸也。不二时，邪气复聚，前证复起，忽以前下得效，今再下之速死，急宜峻补，补不及者死。此证表里无大热，下证不备者，庶几可生，譬如城郭空虚，虽残寇而能直入，战不可，其危可知。(《温疫论·卷上·虚烦似狂》)

释义

患时行疫气的患者坐卧不安，手脚不定，卧未稳则起坐，才着坐即乱走，才抽身又欲卧，没有宁静的时刻，或者循衣摸床，撮空捻指，医师诊其脉却将手缩回，两手寸关尺六部脉不显露，尺脉触摸不及，此为患者平素房劳太过，肾精亏损，肾中元气严重亏虚，弱不胜邪，故烦躁不宁，似狂非狂，此“因虚之烦躁”，相比“热盛之极之狂”更严重，法当大补。若因急下或下后四肢发凉阳气郁遏之“厥逆”回温，尺脉因阳气布散显现，烦躁减轻，此种情形为邪退正复，阳气伸展而已；若短时间内，邪气又聚，四肢厥逆之证复发，前面使用下法得效，再次使用会促使患者死亡。促使患者病危，即当峻补；虚烦似狂之证，表里无大热，也无应用下法的依据，尚可存活，就像防卫空虚的城池，残兵游寇可长驱直入，不可战，其危险程度可想而知。

名家解读

(1) 中华中医药学会：本篇指出元气大虚，正不胜邪而发生虚烦似狂的症状，是温疫疾病病程中的一种危重表现，应该引起重视。虚烦一证，一般是指热病后期或经汗、吐、下之后，余热郁于心中而虚烦不得眠、心中懊恼、郁郁不舒等症状，即《伤寒论》中所说的栀子豉汤证。但本篇所述的“虚烦似狂”与此迥别，它所表现的坐卧不安、手足不宁、循衣摸床、撮空捻指、四肢厥冷、六脉不显、尺脉不至等症状，显系虚甚将脱之象，此时“正虚”在疾病发展过程中，已成为主要矛盾，所以吴氏主张用大补峻补，这是符合“本急于标，先治其本”的治疗法则的。(《中医必读百部名著　温病卷》)

(2) 孔毓礼：虚邪盛，变成寻衣撮空，脉见微小，此与脉厥不同，彼纯实，以虚中夹实。大抵邪盛者，宜先治邪，以人参佐大黄通之，邪不盛者，先补之，后则兼清其邪。(《温疫论译注》)

【原文2】 时疫下后，气血俱虚，神思不清，惟向里床睡，似寐非寐，似寤非寤，呼之不应，此气夺，与其服药不当，莫如静守，虚回而神思自清，语言渐朗。若攻之，脉必发数，四肢渐厥，此虚虚之祸，危在旦夕。凡见此证，表里无大热者，宜人参养荣汤补之。能食者，自然虚回，而前证自除；设不食者，正气愈夺，虚证转加，法当峻补。(《温疫论·上卷·夺气不语》)

释义

患时行疫病的患者下法过后，气血大伤，神识昏蒙，精神萎靡，睡觉时向里睡，似睡未睡，似醒未醒，实为正气极度虚衰，此时相比用药不当，莫如静守病人，待其元气渐复后神思自清、语言渐朗。若采用攻法脉必变数，四肢渐冷，乃“虚虚”之诫，患者病情凶险，见表里无大热者宜人参养荣汤补之。能进食者，正气自复，前证自除；假设不进食，正气进一步虚损，虚证进一步加重，法当峻补。

名家解读

(1) 浙江省中医研究所：瘟疫病经攻下后，表里已无大热，惟“向里床睡，似寐非寐，似寤非寤，呼之不应”，这些症状，为病后大虚，精神极为萎顿的表现，故吴氏称为“夺气不语”。此时，“正虚”已上升为主要矛盾，当以补养为治，若误认为实热未清而再投攻下，势必使虚者更虚，病情加剧，这就叫作“虚虚”之祸。此等虚实辨别，临床务必充分注意。(《〈温疫论〉评注》)

(2) 龚绍林：下后夺气不语，服药不当，诚如静养，然亦有初病而即不语者，邪火壅闭气道故也。有下症下脉，兼有外症者，用三消饮治之。如无是三者，用达原饮治之，即言如故。此与下后夺气不语者，不同一治。学者知

之。(《温疫论译注》)

【原文3】 病有先虚后实者，宜先补而后泻；先实而后虚者，宜先泻而后补。假令先虚后实者，或因他病先亏，或因年高血弱，或因先有劳倦之极，或因新产下血过多，或旧有吐血及崩漏之证，时疫将发，即触动旧病，或吐血，或崩漏，以致亡血过多，然后疫气渐渐加重，以上并宜先补而后泻。泻者谓疏导之剂，并承气下药，概而言之也。凡遇先虚后实者，此万不得已而投补剂一二帖后，虚证少退，便宜治疫。若补剂连进，必助疫邪，祸害随至。假令先实而后虚者，疫邪应下失下，血液为热抟尽，原邪尚在，宜急下之，邪退六七，急宜补之，虚回五六，慎勿再补，多服则前邪复起。下后必竟加添虚证者方补，若以意揣度其虚，不加虚证，误用补剂，贻害不浅。(《温疫论·上卷·前后虚实》)

释义

病有先属于虚证而后出现实证的，采用先补后泻；先为实证后为虚证，宜先泻后补。假设因患生他病造成机体正气亏虚，或年高体弱，或先有内伤劳倦，或新产下血过多或旧有吐血及崩漏等疾病，感染时疫引发旧疾，或吐血，或崩漏，以致亡血过多，身体亏虚，疫病逐渐加重，以上先补而后泻，应用如承气汤等疏导之剂。凡遇先虚后实者，万不得已而投补剂一两帖，虚证稍退，便宜治疫。若连进补剂，必助疫邪，祸害随至。假设为先实后虚之症，当用下法而不用，邪热耗伤阴血，邪气仍在，当急下之，下后邪退六七分，当用补法，正气回复五六分，慎勿再补，多补则邪气卷土重来；下后虚证确实加重，可酌情使用补法，如果主观臆断，下后不应补，否则造成严重的后果。

名家解读

孔毓礼：先虚者，其人素虚，而疫邪未亢也。后实者，疫邪炽盛也。宜乘邪热未亢之时，急补之。补牢生根之说，乃野俗之言，不足信也。迨脉症变阳，转用治疫之法。邪去六七，兼以大辅元气。凡攻泻之剂，皆佐人参。至于防疫之法，虚弱之人，但当上培元气，下固本根。若无邪妄散，无热妄清，是先坏其垣墙，而招寇盗之入也。先实后虚者，因攻下过度或失下，攻下过度者补之，失下者正被邪伤也，宜用转正祛邪之法。更有前实中虚后又实者，是先治邪气，邪尚未退，而中途馁怯，现种种虚脱之状。此时不投补剂，是犹驱饥卒以战，自取败亡。但使元气一根，脉由阴转阳，再用攻法。(《温疫论译注》)

【原文4】 向谓伤寒无补法，盖伤寒时疫，均是客邪，然伤于寒者，不过风寒，乃天地之正气，尚嫌其填实而不可补。今感疫气者，乃天地之毒气，补之则壅裹其毒，邪火愈炽。是以误补之为害，尤甚于伤寒，此言其常也。及言其变，则又有应补者，或日久失下，形神几脱，或久病先亏，或先受大劳，或老人枯竭，皆当补泻兼施。设既下而增虚证者，宜急峻补……补之虚证少退，切忌再补。补后虚证不退，及加变证者危。(《温疫论·下卷·应补诸证》)

释义

向来说伤寒不用补法，因为伤寒时疫均为外感，然而伤寒为感受寒邪，为风寒，其为自然界正常气候变化，机体所感后属实邪不用补法。现感疫气，是自然界天地之疫毒之气，采用补法则壅裹其毒，邪火愈炽，如误用补法，比伤寒危害更大，此为常见情况。讲其异常之处，又有当用补法者，如日久失下，见形体消瘦、精神萎靡等，或久病先亏、劳损、年老体弱，此皆补泻兼施；若有因攻下虚证加重，急当峻补……虚证稍退即勿补，进补后虚证不退而变生他证为危象。

名家解读

龚绍林：不论伤寒时疫，有虚症虚脉者，既宜各随其虚而补之，有虚有实者，即宜照症依脉，补泻兼施，方为尽善。切不可妄拟漫投，以致杀人。审之慎之。本日不见佳，固非应补之症。本日稍愈，次日再投而病如初，或转加重者，亦非应补之症。即用攻药亦然，医者悟此，即不善脉，亦无虚虚实实之误。(《温疫论译注》)

【原文5】 再有一种白痦，小粒如水晶色者，此湿热伤肺，邪虽出而气液枯也，必得甘药补之。或未至久延，伤及气液，乃湿郁卫分，汗出不彻之故，当理气分之邪。或白如枯骨者多凶，为气液竭也。(《温热论·论白痦》)

释义

白痦形成多因气分病变，湿热郁蒸肌肤，汗出不畅，治法当为清泄气分湿热；白痦反复发出随汗而泄，邪气得以外解的同时气液耗伤。因此，湿热之邪透解后，须用甘补之剂清养气液，白痦初起气液得伤，为湿郁卫分，应清透卫气分之邪；若气液耗伤过甚，白痦空壳无浆，色如枯骨无光泽，为正虚已极的危重证候，预后不良。

名家解读

王孟英：湿热之邪，郁于气分，失于轻清开泄，幸不传及他经，而从卫分发白痦者，治当清其气分之余邪。邪若久郁，虽化白痦，而气液随之以泄，

故宜甘濡以补之。苟色白如枯骨者，虽补以甘药，亦恐不及也。(《温热经纬》)

【原文6】 湿热证，曾开泄下夺者，恶候皆平，独神思不清，倦语，不思食，溺数，唇齿干，胃气不输，肺气不布，元神大亏。宜人参、麦冬、川斛、木瓜、甘草、生谷芽、鲜莲子等味。(《湿热论》)

释义

湿热病证经用开窍泄邪或攻下夺邪后，虽然诸症消除，转危为安，但元气律液大亏，邪去正气大虚，见精神不振、懒言少语；由于津液不足、肺胃气液两虚、胃气不输、肺气不布出现溺数、唇齿干、不思食等症，应治以人参、麦冬、石斛、木瓜、生甘草、生谷芽、莲子等清补元气之剂。

名家解读

(1)王孟英：此肺胃气液两虚之证，故宜清补，不但阴腻不可用，且与脾虚之宜于守补温运者亦异。(《温热经纬》)

(2)郭谦亨：在湿热病的病变各期，经过宣开气机，化浊泄热，又经过利湿导滞逐邪下出之后，邪气已去，恶候也平。独正气大亏，肺胃液伤，以致胃乏津输，肺少津布而唇齿干燥，小便短数。还因胃津亏而气难运转，所以不思饮食。至于"神思不清"，不是"昏愦"，而是精神处于疲惫的一种状态。因此，神乏体倦而不想说话。由于这种肺胃气液两亏，既不同于肝肾阴虚之治宜阴柔滋腻；也不同于脾虚之治宜补中温运，而是要以清补肺胃津气为主。文中所列各药，是恰合法度的。(《温病述评》)

第六节　温　法

【原文1】 暑兼湿热，偏于暑之热者为暑温，多手太阴证而宜清；偏于暑之湿者为湿温，多足太阴证而宜温；湿热平等者两解之。各宜分晓，不可混也。(《温病条辨·上焦篇·伏暑》)

释义

暑兼湿热，偏于暑热者为暑温，多见手太阴肺证，以清热祛暑为治，湿重者为湿温，多见于足太阴脾之病变，法取温燥祛湿；湿热并重者宜清热化湿并用两解。

名家解读

叶霖：所谓中暑者，指乘凉饮冷，伤其阳气，脉必迟濡，治宜理中四逆者是也。所谓中热者，指奔走劳役，触冒天日之阳热，脉必洪大而数，治宜白虎竹叶者是也。但暑之为病，不仅乎此。夫邪由口鼻吸受，入包络则先烦闷，后身热；入心包则神昏卒倒；入肝则眩晕顽麻；入脾则昏睡不觉；入肺则喘咳痿躄；入肾则消渴；入肠胃则腹痛恶心呕泻；入肌肉则烦躁，或如针刺，或有赤肿；入皮肤则肢体潮热烦渴。是医家皆宜详辨者也，岂止热中有阴，暑中有阳而已。(《中国医学大成　4　温病分册》)

【原文2】 若舌黑而滑者，水来克火，为阴证，当温之。若见短缩，此肾气竭也，为难治。欲救之，加人参、五味子，勉希万一。(《温热论·察舌》)

释义

舌苔黑且润滑者属阴寒内盛，为“水来克火”，可有四肢寒冷、脉微细无力、下利清谷等症，治法应取温阳祛寒。若见舌体短缩，此为肾气耗竭，病情凶险难治，可于用药中加用人参、五味子敛补元气。

名家解读

（1）何报之：暑热证夹血，多有中心黑润者，勿误作阴证治之。(《中西温热串解》)

（2）章虚谷：黑苔而虚寒者，非桂附不可治，佐以调补气血，随宜而施。若黑燥无苔，胃无浊邪。(《中西温热串解》)

（3）周澄之：阴虚舌黑者，苔不甚燥，口不甚渴，其舌甚赤。或舌心虽黑，无甚苔垢，舌本枯而不甚赤，症虽烦渴、便秘，腹无满痛，神不甚昏，俱宜壮水滋阴，不可以为阴证也。若黑苔望之，虽燥而生刺，但渴不多饮，或不渴，其边或有白苔，舌本淡而润者，亦属假热，治宜温补。若舌心并无黑苔，舌根有黑苔而燥者，宜下之。以热在下焦也。若舌本无苔，惟尖黑燥，为心火自焚，不治。按此死血攻心也。此段论黑苔，为叶氏所未及，故附录之。(《中西温热串解》)

【原文3】 太阴脾疟，脉弦而缓，寒战甚则呕吐噫气，腹鸣溏泄，苦辛寒法不中与也；苦辛温法，加味露姜饮主之。(《温病条辨·中焦篇·湿温》)

释义

脾经疟疾，症见脉象弦而缓，怕冷寒战，严重者见呕吐噫气，肠鸣腹泻，不适宜用苦寒辛法，当温补太阴，方用加味露姜饮。

名家解读

（1）郭谦亨：疟发太阴，脉弦是疟疾应有之象，缓是脾的本脏脉。弦缓并见，既说明病在太阴，也是脾虚而邪气相侮的反应。症见寒战而剧烈时腹中肠鸣，大便溏泄，是脾气虚寒，不能抗邪外出而反下泄的象征。脾与胃相表里，脾虚胃寒，停食不运，加之肝胆之气相逼上逆，轻则嗳气，重则呕吐……吴氏认为对此治疗，苦辛寒法已不能用，应改用苦辛温法，在露姜饮中加入半夏、草果、广皮等温燥药品，以温脾和胃，调气止呕。(《〈温病条辨〉评释》)

（2）浙江中医学院：足太阴脾经的疟疾，脉象弦缓，怕冷发抖，比较重的可伴有呕吐噫气，腹中肠鸣，大便或溏薄或泄泻。这不仅是脾土虚寒，同时邪气也盛；且脉有弦象，是中土已受肝气的影响，苦辛寒的方法已不适用，须以苦辛温法的加味露姜饮，温补太阴，且泄木邪。(《〈温病条辨〉白话解》)

【原文4】 自利腹满，小便清长，脉濡而小，病在太阴，法当温脏，勿事通腑，加减附子理中汤主之。(《温病条辨·中焦篇·湿温》)

释义

寒湿困于足太阴脾经，见大便泄泻、脘腹痞满、脉濡而小等症，法取温脾化湿，切勿攻下以除腹满，通腑药因其苦寒更伤脾阳，方选加减附子理中汤。

名家解读

（1）郭谦亨：病大便稀溏而腹部痞满（必喜按、喜温而濡软），大便清长，脉见小而柔细的“濡”象，这是“寒湿”证，不是“湿热”证。其中区别的关键是：“小便清长”，因为“湿热证”小便必然黄浊。所以，从其“小便清长”，就可知它是寒湿困于足太阴脾所致。因此，当用温热药以温运脾阳，不能因腹满而用苦寒药以通胃腑。方用加减附子理中汤进行治疗。(《温病述评》)

（2）刘景源：本条是讲湿困太阴，脾阳郁遏而致下利的证治。条文中以“自利，腹满”作为主症，并未涉及有无腹痛，里急后重，可见其是以“下利”为统称，既包括泄泻，又包括痢疾。再结合“小便清长，脉濡而小，病在太阴”来看，本证是湿邪困阻足太阴脾，以致脾阳郁遏不伸，水湿内停不运的证候，所以吴鞠通在分注中说它是“此偏于湿合脏阴无热之证”。“脏阴”，是指脾阳被阴邪湿浊所困，阳郁不伸，阴寒内盛，所以其治疗“法当温脏，勿事通腑”，如果误用苦寒攻下以通腑，则更伤脾阳而成洞泄寒中。(《〈温病条辨〉通俗讲话》)

第七节　消　法

【原文 1】 湿热证：七八日，口不渴，声不出，与饮食亦不却，默默不语，神识昏迷，进辛香凉泄、芳香逐秽俱不效者，邪入厥阴，主客浑受，宜仿吴又可三甲散：醉地鳖虫、醋炒鳖甲、土炒穿山甲、生天虫、柴胡、桃仁泥等味。(《湿热论》)

自注：暑湿先伤阳分，然病久不解，必及于阴，阴阳两困，气钝血滞而暑湿不得外泄。遂深入厥阴，络脉凝瘀，使一阳不能萌动，生气有降无升，心主阻遏，灵气不通，所以神不清而昏迷默默也。破滞通瘀，斯络脉通而邪得解矣。

释义

湿热证病变后期见神志异常表现，“口不渴”与“与饮食亦不却”并见，采用辛开凉泄、芳香逐秽法等方法无效，可知与痰浊内闭神窍及邪热内陷神昏不同。此为病久精血正气亏耗衰微，湿热由气分入血分，气血凝滞邪不能外泄，深入厥阴淤滞气血，胶固难解，成络脉凝瘀之疾，法当活血通络、破滞通瘀。宜仿三甲散，用土鳖虫破瘀通滞，鳖甲破积消瘀，僵蚕、山甲搜风通络等味化裁。

名家解读

（1）许益斋：此条即伤寒门百合病之类。赵以德、张路玉、陶厚望以为心病，徐忠可以为肺病，本论又出厥阴治法。良以百脉一宗，悉致其病，元气不布，邪气淹留。乃祖仲景法，用异类灵动之物：鳖甲入厥阴，用柴胡引之，俾阴中之邪尽达于表；䗪虫入血，用桃仁引之，俾血分之邪尽泄于下；山甲入络，用僵蚕引之，俾络中之邪亦经风化而散。缘病久气钝血滞，非拘于恒法所能愈也。(《温热经纬》)

（2）吴锡璜：湿热证误治变为此候者颇多。叶氏认为湿邪蒙蔽故神呆，用温运开湿之法，此节主行瘀通络，以治神识昏迷，乃为病久气血浑乱者而设。不知与饮食不却，别神机犹在若明若昧之间，不必湿邪，虚证亦有之。余曾遇此证，诊其脉甚虚，舌淡红而无苔，投以养营汤而愈。乃知治病未可拘执一法也。(《中西温热串解》)

【原文 2】 少腹坚满，小便自利，夜热昼凉，大便闭，脉沉实者，蓄血也，桃仁承气汤主之，甚则抵当汤。(《温病条辨·下焦篇·风温、温热、瘟疫、温毒、冬温》)

释义

少腹坚满，小便自利，为下焦温病合并瘀血，血蓄下焦之机，夜热昼凉为邪气隐伏阴分，大便闭结，多日不行，血分结也，用桃仁承气通血分闭结，闭结太甚选用抵当汤。

名家解读

盛增秀：蓄血证《伤寒论》论之甚详。温病过程中，亦可出现蓄血的病理现象，其证其治，与伤寒之蓄血相仿。本条之桃仁承气扬，师法仲景桃核承气汤，去桂枝之辛温，加归、芍、丹皮凉血行瘀，更适合温病之蓄血证。若症重势急，恐桃仁承气力所不逮，故以抵当汤峻下瘀血。(《温病名著精华》)

【原文3】 且吾吴湿邪害人最广，如面色白者，须要顾其阳气，湿胜则阳微也。法应清凉，然到十分之六七，即不可过于寒凉。恐成功反弃，何以故耶？湿热一去，阳亦衰微也。面色苍者，须要顾其津液，清凉到十分之六七，往往热减身寒者，不可就云虚寒，而投补剂，恐炉烟虽息，灰中有火也。须细察精详，方少少与之，慎不可直率而往也。又有酒客，里湿素盛，外邪入里，里湿为合。在阳旺之躯，胃湿恒多；在阴盛之体，脾湿亦不少，然其化热则一。热病救阴犹易，通阳最难，救阴不在血，而在津与汗；通阳不在温，而在利小便。然较之杂证，则有不同也。(《温热论·论湿邪》)

释义

本条阐述了湿邪治病的几个特点，一是具有明显的地域性，二是内湿与外湿相合为病伤人，三是不同体质感受湿邪从化结果不同。面色白、阳气虚者应顾护阳气，使用清凉之法，用之十分六七，切勿过剂，恐清凉太过阳气更微也。面色青苍形瘦之人，多为阴虚火旺之体，应顾其津液，清凉治法用之十分之六七，常见热减身寒，不可认为虚寒之象而投温补之剂，以防余邪未尽以致“炉灰复燃”，此因“炉烟虽熄，灰中有火”，应当详察深思，不可盲目行之。又酒客之体内有湿热，又外感湿热，内外相合，素体阳旺，湿从热化，易化燥伤阴，病多归于阳明胃；素体阴盛者，湿邪留恋太阴脾，多湿重热轻，病情缠绵日久，两者随病症相异，最终都要化热。温热病性质属阳，常用清热滋阴等法救护已伤津液，其治不难，若湿热性质温病重，湿热邪气阻遏阳气，采用通阳之法，通阳药物其性多温，用之不当助热伤津，湿热更黏滞难解，故云难在通阳；不同于其他杂病中使用滋补阴血治疗阴虚、血虚，此类疾病更重滋阴生津及防止汗出过多损耗阴液，通阳法也并非温补宣通，而在化气利湿通利小便，渗湿于下，湿邪随小便而去。

名家解读

（1）章虚谷：六气之邪，有阴阳不同，其伤人也，又随人身之阴阳强弱变化而为病。面白阳虚之人，其体丰者，本多痰湿，若受寒湿之邪，非姜、附、参、苓不能去；若湿热亦必黏滞难解，须通阳气以化湿；若过凉则湿闭而阳更困矣。面苍阴虚之人，其形瘦者，内火易动，湿从热化，反伤津液，与阳虚者治法正相反也。胃湿、脾湿虽化热则一，而治法有阴阳不同。如仲景云身黄如橘子色而鲜明者，此阳黄胃湿，用茵陈蒿汤；其云色如熏黄而沉晦者，此阴黄脾湿，用栀子柏皮汤，或后世之二妙散亦可。（《叶天士温热论集注新解》）

（2）陈光淞：湿胜则阳微，王孟英引茅雨人之说，谓阳微故致湿胜。按此渭面色白者，其阳气素属不足，今为湿邪所困，湿胜则阳微矣，并非因阳微而致湿胜。若湿盛必因阳微，则面色苍者当无湿病矣！茅氏之说亦欠圆足。盖叶氏此论，实专为湿温而发，故自此以下，皆言湿温……救阴不在血，而在津与汗……吴氏《温病条辨》增液、养阴等法深得秘旨。通阳不在温，而在利小便，章虚谷、王孟英之说均无分晓。盖此语专属湿温。热处湿中，湿蕴热外，湿热交混，遂成蒙蔽。斯时不开，则热无由达，开之以温，则又助其热。然通阳之药不远于温，今温药既不可用，故曰“通阳最难”。惟有用河间分消宣化之法，通利小便，使三焦弥漫之湿，得达膀胱以去，而阴霾湿浊之气既消，则热邪自透，阳气得通矣。较之杂证则有不同者，言杂证以补血为养阴，温为通阳，与此不同。又恐人误以利小便为通阳一定不易之法，误治寒湿火衰之证，则反损其肾气而阳愈微，此所以为叮咛也。右第六节（指本节）盖专为湿温而发。夫温邪为病，不外夹风夹湿两途。然风温热变虽速，但能辛凉透解，清热养阴，不失卫气营血先后之序，便无他误。至于湿温，则所感之气最杂，湿多热多，治法迥异；化热化燥，传变无定。清热太过，留湿致困，养阴不当，反成蒙蔽，见证施治，用药最难。故于此特揭其旨，以示学者，能即此而求之，则虽病情万变，治法不离其宗，于治湿温之术，思过半矣。（《温热论笺正》）

【原文4】 滞下，湿热内蕴，中焦痞结，神识昏乱，泻心汤主之。（《温病条辨·中焦篇·湿温》）

释义

湿热邪气阻滞于下，湿热壅遏于内，气机痞塞不通，中焦痞结见胸脘满闷等症，湿热上蒙心包见神识昏乱等，方选泻心汤开痞散结、辛开散结。

名家解读

刘景源：本条是讲痢疾与中焦痞结并见的证治。条文中“滞下”二字，指明了痢疾诸症俱在，“湿热内蕴，中焦痞结”，是讲病因病机。痢疾的病因是湿热邪气，病机是湿热邪气阻滞于肠间，气机不通。由于气滞不通，三焦痞塞，所以出现“中焦痞结”的病变而见胸脘痞闷，恶心呕吐等症状。可见本证的特点是胃与大肠同病，由条文中的“温热内蕴”及所用的方剂来看，本证湿邪与热邪的比重相等，属湿热并重。湿热蕴蒸，蒙扰心包，则可见“神识昏乱”。本证属湿热并重，所以治疗应当用辛开苦降法清热燥湿，开痞散结。湿热去除，痞结得解，气机通达，则中焦胃脘之痞与大肠之滞可一并而解，也就是吴鞠通在分注中所说的“滞下由于湿热内蕴以致中痞，但以泻心治痞结之所由来而滞自止矣”……方中以半夏、生姜与黄连、黄芩配伍，寒温并用，升降相因，再加枳实行气降浊，共奏燥湿清热、开痞散结之功。(《〈温病条辨〉通俗讲话》)

第八节　吐　法

【原文 1】 温疫胸膈满闷，心烦喜呕，欲吐不吐，虽吐而不得大吐，腹不满，欲饮不能饮，欲食不能食，此疫邪留于胸膈，宜瓜蒂散吐之。(《温疫论·上卷·邪在胸膈》)

释义

疫病患者胸膈痞满懑闷，心烦喜呕，想吐又不吐，虽吐却不能大吐，腹不胀满，欲饮不能饮，欲食不能食，此为疫邪留于胸膈，当用瓜蒂散。

名家解读

刘松峰：吴又可止言邪在胸膈，欲吐不吐者方用此方，而抑知瘟疫不论日数，忽得大吐，甚是吉兆，将欲汗解也……盖吐中即有发散之意，彼触动沉疴而吐者，尚能发瘟疫之汗，则涌吐之功又安可没也耶！仙传吐法治一切瘟疫、伤寒、伤风、伤酒、伤食，饮百沸汤半碗，以手揉肚，再饮再揉，直至腹无所容，用鸡翎探吐，吐后煎葱汤饮之，覆衣取汗，甚捷。初得病用之更宜。(《松峰说疫》)

【原文 2】 太阴病得之二三日，心烦不安，痰涎壅盛，胸中痞塞欲呕者，无中焦证，瓜蒂散主之。虚者，加参芦。(《温病条辨·上焦篇·风温、温热、瘟疫、温毒、冬温》)

释义

太阴病二三日后，见心烦不安，此为痰涎留滞胸膈，胸中闷窒不舒，无中焦证者，在上者因而越之，体虚者可加参芦以顾护正气。

名家解读

（1）郭谦亨：所谓“太阴病，得之二三日”，即指具有太阴温病的身热自汗，咳嗽，脉浮数、滑动或两寸独大等脉象、症状而说，在出现这些脉症的两三天后，更突出的是咳嗽时痰涎壅盛，胸膈之间感到痞闷塞滞而想呕吐，这是由于无形热邪和有形痰浊留滞胸膈，以致气机失宣的一种现象。像这样痰热留滞胸膈的证候，它往往是夹有湿邪，或素有宿饮与热邪相搏而致。其临床表现也随着痰热的程度而有轻、有重。轻的为“痰热互结”，叫作“痞”。重的为“痰热凝聚”，叫作“结胸”。那么，本条证究属于哪一种呢？从证而论，“痞”和“结胸”，多半兼有里实的证，而后者较前者为重。本条既谓“无中焦证”，就说明只是痰热留滞，尚未互结，更未涉及中焦胃、肠，当是属于“痞”证而较轻，病在上焦而有上越之势，方用瓜蒂散，吐胸膈热痰。免得痰热内陷心包而阻络闭窍，转为痉厥等逆证，也免得痰热凝聚成为“结胸”的实证。但吐法易伤胃气，体弱的人，可加入参芦，以兼顾正气。参芦不仅能扶正，也能取吐，虚人独用最好…本条用瓜蒂散，重在涌吐热痰。痰热滞膈，吐法本是一个简捷治法，用之得当，力专效速。（《温病述评》）

（2）严冰：本条系上条无形之热加有形之痰痞阻胸膈，上焦气机不宣之症。用瓜蒂散方吐出膈上痰热，则病可愈，此在治疗上又示人一法。（《〈温病条辨〉析评》）

第九节　开　窍

【原文 1】 盖伤寒之邪，留恋在表，然后化热入里，温邪则热变最速，未传心包，邪尚在肺。肺主气，其合皮毛，故云在表。在表初用辛凉轻剂，挟风则加入薄荷、牛蒡之属；挟湿，加芦根、滑石之流。或透风于热外，或渗湿于热下，不与热相搏，势必孤矣。不尔，风挟温热而燥生，清窍必干，谓水主之气，不能上荣，两阳相劫也。湿与温合，蒸郁而蒙蔽于上，清窍为之壅塞，浊邪害清也。（《温热论·温邪感受》）

释义

寒为阴邪，初期邪恋在表，阻遏阳气，郁而化热方内传入里，温邪其性属热，为阳邪，初犯肺卫即有表热，未传心包，病在肺卫属表，若逆传入里则邪陷心包、营血，故温病初期宜辛凉解表。温邪致病易兼夹风、湿邪，夹风则加薄荷、牛蒡等轻清疏散之品；夹湿则用芦根、滑石等甘淡渗湿之品。若治法失当，风与温热两阳相合，必耗劫阴液导致口鼻等头面清窍失润而干；湿邪重浊黏滞，湿与热合，热蒸湿动，蒙蔽于上则出现耳聋、鼻塞甚至神识昏蒙等症。

名家解读

章虚谷：胃中水谷，由阳气化生津液，故阳虚而寒者，无津液上升，停饮于胃，遏其阳气，亦无津液上升，而皆燥渴，仲景已备论之，此言风热两阳邪劫其津液而成燥渴，其因各不同，则治法迥异也。至风雨雾露之邪，受于上焦，与温邪蒸郁，上蒙清窍，如仲景所云“头中寒湿”，头痛鼻塞，纳药鼻中一条，虽与温邪蒙蔽相同，又有寒热不同也。(《温热经纬》)

【原文2】 再论其热传营，舌色必绛。绛，深红色也。初传，绛色中兼黄白色，此气分之邪未尽也，泄卫透营两和可也。纯绛鲜色者，包络受病也，宜犀角、鲜生地、连翘、郁金、石菖蒲等。延之数日，或平素心虚有痰，外热一陷，里络就闭，非菖蒲、郁金所能开，须用牛黄丸、至宝丹之类以开其闭，恐其昏厥为痉也。(《温热论·察舌》)

释义

邪热传入营分，舌色变深红色；初入营分时舌色绛色可见黄白苔，为气分邪热未解，邪留气营，此时清营药物加以清泄气分之药“泄卫透营”则邪热可解，若舌纯绛且艳，为包络受邪，宜犀角、鲜生地黄、连翘、郁金、石菖蒲等清心开透药物；若误延日久，或患者素心虚内有痰湿，邪热内陷，痰热交阻蒙蔽心包，则出现神昏谵语、昏聩等严重神志症状，非石菖蒲、郁金等此类药物可治，须用牛黄丸、至宝丹类清心祛痰开窍以避免出现患者昏厥等危重情形。

名家解读

赵绍琴：从舌诊辨卫气营血的基本原则是：舌苔一般反映卫气的病变；舌质一般反映营血的病变。如只有舌苔的变化，病邪必然是在卫分或气分；如只有舌质的变化，没有舌苔，病邪必然是在营分或血分。如既有舌苔的变化，又有舌质的变化，多为卫营交炽或气血两燔。叶氏说：温热邪气传入于营，舌质必然见红绛。因此说，红绛舌没有苔是营分的特点。若病初入营而见黄白苔，红绛舌，此为气分之邪未罢，营分之热已起，气营同病，治疗当以清营解毒之中，佐以清气透泄之品，如金银花、连翘、竹叶之类。若舌苔薄白而舌质红绛是卫分之邪未解，而初传入营分，属卫营合邪，治疗要辛凉清解，佐以清营，如银翘散加生地黄、牡丹皮、赤芍、大青叶之类。若舌质红绛鲜泽，苔黄燥，则是温热之邪灼液成痰，或邪热与宿痰相合，逆陷心包之故，治疗就要清心豁痰开窍，如清宫汤送服安宫牛黄丸、至宝丹、紫雪丹，以防其出现痉厥的险证。(《温病纵横》)

【原文 3】 手厥阴暑温，身热不恶寒，神情不了了，时时谵语者，安宫牛黄丸主之，紫雪丹亦主之。

自注：身热不恶寒，已无手太阴证，神气欲昏，而又时时谵语……时有谵语，谨防内闭，故以芳香开窍、苦寒清热为急。(《温病条辨·上焦篇·暑温》)

释义

手厥阴暑温，症见身热而不恶寒、神志不清、时时谵语的患者，谨防邪热内闭，可用安宫牛黄丸或紫雪丹清热开窍。

名家解读

盛增秀：暑温入心，心神受扰，故以牛黄丸、紫雪丹清心开窍、醒神定志。临床经验，以清营汤送服之，较为合适。(《温病名著精华》)

【原文 4】 暑温蔓延三焦，舌滑微黄，邪在气分者，三石汤主之；邪气久留，舌绛苔少，热搏血分者，加味清宫汤主之；神识不清，热闭内窍者，先与紫雪丹，再与清宫汤。

自注：蔓延三焦，则邪不在一经一脏矣，故以急清三焦为主。然虽云三焦，以手太阴一经为要领。盖肺主一身之气，气化则暑温俱化，且肺脏受生于阳明，肺之脏象属金色白，阳明之气运亦属金色白，故肺经之药多兼走阳明，阳明之药多兼走肺也。再肺经通调水道，下达膀胱，肺开则膀胱亦开，是虽以肺为要领，而胃与膀胱皆在治中，则三焦俱备矣，是邪在气分而主以三石汤之奥义也。若邪气久羁，必归血络，心主血脉，故以加味清宫汤主之。内窍欲闭，则热邪盛矣，紫雪丹开内窍而清热最速者也。(《温病条辨·中焦篇·暑温》)

释义

暑热湿邪蔓延三焦，上焦肺气不化，中焦热盛阳明，下焦膀胱不利，可见身热、脘腹痞满、小便短涩等症，病机为湿暑之邪盛于气分，拟以三石汤清热化湿，邪气久留不解而见舌绛苔少者，暑湿化燥内搏心包络血分，治以加味清宫汤清心凉血、泄热解毒。若见神识昏迷不清，热邪内闭清窍，治当先予紫雪丹清心开窍，促使神志苏醒，而后再进清宫汤清心泄热。

名家解读

（1）盛增秀：此论暑温蔓延上中下三焦，暑湿夹杂而以暑为主者。舌滑微黄，邪在气分可知，三焦受邪，治以上焦为要领，方用三石汤清热宣肺而利膀胱，源清流自洁矣。暑湿久留，舌绛苔少，乃邪搏血分之象，于清宫汤内加知母、银花、竹沥之辈以涤暑清络。热闭神昏者，清宫汤又当与紫雪等“三宝”配伍而用，以增强疗效。（《温病名著精华》）

（2）赵绍琴：“舌滑微黄”，是湿热在气分之兆，故以三石汤清化气分湿热。若“邪气久留”，湿从热化，则可逐渐转化为痰热蒙蔽心包之温热病。“舌绛苔少”即是深入营分而蒙蔽心包之征。用加味清宫汤，以清心热，护心阴。因其证乃气分发展而来，故加知母以清气分热邪。加银花之芳香透泄，冀其透热转气。加竹沥则取其清热豁痰之功。诸药相配，共成清心护阴、透热涤痰之剂。若更见“神识不清，热闭内窍”，是邪重之象，先与紫雪丹清热开窍，再服清宫汤以善其后。

综上所述，热陷心包之证或由卫分陷入；或由气分酿成；或从湿热化燥而成。其证属痰热蒙蔽，神昏窍阻，故治当清心育阴、豁痰开窍。清宫汤送服安宫牛黄丸或至宝丹、紫雪丹是其主方。若有兼证，可随证化裁。（《温病纵横》）

【原文5】 吸受秽湿，三焦分布，热蒸头胀，身痛呕逆，小便不通，神识昏迷，舌白，渴不多饮，先宜芳香通神利窍，安宫牛黄丸；继用淡渗分消浊湿，茯苓皮汤。（《温病条辨·中焦篇·湿温》）

释义

湿热邪秽浊从口鼻而入，分布三焦，郁蒸上焦则见热蒸头胀，蒙蔽心包清窍则神识昏迷，壅遏经络则身痛；郁滞中焦，脾胃气机升降失司则有呕恶、渴不多饮、舌白等，治法宜芳香通神利窍，选用安宫牛黄丸，再用茯苓皮汤淡渗利尿。

名家解读

盛增秀：本条所述为暑湿秽浊之邪，蔓延上下，内蒙心神，外阻经络，乃上中下表里俱病。吴氏自注云：“按此证表里经络脏腑三焦，俱为湿热所困，最畏内闭外脱，故急以牛黄丸，宣窍清热而护神明。但牛黄丸不能利湿分消，故继以茯苓皮汤。”先标后本，先急后缓，次序井然。（《温病名著精华》）

第四章
疫病常见症状经典选读

第一节　发　热

【原文 1】 其感之深者，中而即发；感之浅者，邪不胜正，未能顿发，或遇饥饱劳碌，忧思气怒，正气被伤，邪气始得张溢，营卫运行之机，乃为之阻，一身之阳气，因而屈曲，故为病热。其始也，格阳于内，不及于表，故先凛凛恶寒，甚则四肢厥逆。阳气渐积，郁极而通，则厥回而中外皆热。至是但热而不恶寒者，因其阳气之通也。此际应有汗，或反无汗者，存乎邪结之轻重也。即便有汗，乃肌表之汗。若外感在经之邪，一汗而解。(《温疫论·上卷·原病》)

释义

本条讲述了疫病发病的特点和发热的原因。疫病从感染到发病的时间，又有缓急之不同，感受重的，很快就发病；受邪轻的，因邪气暂时不能战胜正气，未必马上发病，待遇到其他的一些诱因时，如饥饱不节、精神刺激，使正气受损，病邪才会嚣张，以致气血运行受到阻碍，体内的阳气，因而郁积，就会引起发热。当其发病初期，阳气被遏于内，不能透达到肌表，所以先有凛凛恶寒的表现，甚至还出现四肢冰冷的症状。等到阳气逐渐郁积到极度，反能通达肌表，这时，四肢也渐渐温暖起来，整个身体都是呈现发热的现象，不再觉得恶寒了。此时，可有汗，或者无汗，这与邪气郁积程度的轻重有关。即使有汗，也仅是因邪热郁蒸，从肌表蒸发出来的汗，所以不能使邪随汗解，这与一般外感表证，可以一汗而解不同。

名家解读

（1）韩祗和：内伏之阳，被寒毒所折，深夹于骨髓之间，应时不得宣畅，所感寒气浅者，至春之时，伏阳早得发泄，则其病轻，名曰温病；感寒气重者，至夏至之后，真阴渐发，其伏阳不得停留，或遇风寒，或因饮食、沐浴所伤，其骨髓间郁结者，阳气为外邪所引，方得发泄，伏阳既出肌肤，而遇天气炎热，两热相干，即病证多变，名曰热病。(《伤寒微旨论》)

（2）庞安时：触犯寒毒之后，其不实时成病，则寒毒藏于肌肤之间，至春夏阳气发生，则寒毒与阳气相搏于荣卫之间，其患与冬时即病候无异。因春温气而变，名曰温病也。因夏暑气而变，名曰热病也。(《宋代疫病病因病机认识浅探》)

（3）夏心旻等人：伤寒初起，当觉肌肉粟起，既而四肢拘急，恶风恶寒，然后头痛身痛，发热恶寒，脉浮而数；时疫一般不由普通感冒因素所引起，而忽然间感觉身体发冷，之后就只发热而不恶寒。(《〈温疫论〉学术思想及应用研究》)

【原文2】 伏邪未退，所有之汗，止得卫气渐通，热亦暂减，逾时复热。午后潮热者，至是郁甚，阳气与时消息也，自后加热而不恶寒者，阳气之积也。其恶寒或微或甚，因其人之阳气盛衰也；其发热或久或不久，或昼夜纯热，或黎明稍减，因其感邪之轻重也。(《温疫论·上卷·原病》)

释义

本条论述疫病之伏邪会导致发热反复的特点。如果伏邪没有消退，即使汗出，这只是卫气暂时得通，发热暂时减轻，过一会儿，体温仍会升高。至于午后潮热，是因为邪热郁甚，人身的阳气，随着时辰的转移，有所消长，以致热势也随之起伏。再后来体温逐渐升高，而不恶寒，这是由于阳气郁积炽盛的关系。恶寒程度的轻重是同人体阳气盛衰有关，发热的时间或长或短，甚至日夜持续发热，或在黎明热势稍退，是由于感邪有轻重之别。

名家解读

（1）杨栗山：时疫发热与风寒杂证同，其发热时，气、色、神、脉、舌苔则不同。辨得为时疫发热，又当知有浅、深、表、里之异，不辨无以施治。发热表证居多，亦有里证发热，半表半里发热，余邪不尽复出于表发热，邪退正虚发热。(《〈伤寒瘟疫条辨〉校注》)

（2）戴天章：时疫发热时，用药最要清楚，此处头绪不差，后传变多危，救援亦易，不然难于收拾矣。凡见发热，即当辨其气、色、神、脉、舌苔。系

时疫，又当辨在表、在里、在半表半里。然时疫见证，纯表纯里者少，表里夹杂者多。(《广瘟疫论》)

【原文3】 面目俱赤，语声重浊，呼吸俱粗，大便闭，小便涩，舌苔老黄，甚则黑有芒刺，但恶热，不恶寒，日晡益甚者，传至中焦，阳明温病也。脉浮洪躁甚者，白虎汤主之；脉沉数有力，甚则脉体反小而实者，大承气汤主之。暑温、湿温、温疟，不在此例。(《温病条辨》)

释义

本条原文论述阳明温病的证治大纲，主要论及白虎汤和大承气汤证。温热之邪传入阳明气分，必然出现阳明里热亢盛见症。主要表现有面及眼部发红，语音重浊不清，呼气与吸气俱粗大，大便闭结，小便短赤不畅，舌苔色老黄、甚则黑有芒刺，但恶热不恶寒，热势日晡尤甚等。但其中又有经证和腑证的不同，其区别的主要依据是原文中所提出的脉的不同。阳明经证系阳明无形邪热亢盛，充斥表里，故其脉形浮洪躁甚，治疗当用白虎汤清之；阳明腑实证系热邪与燥屎结于肠腑，故其脉形沉数有力，甚则小而实，治疗当用大承气汤下之。

名家解读

（1）温病学家柳宝诒：温热病绝大部分会逐渐发展为阳明腑实证，故而在温热病中下法运用较多，也显得颇为重要。并提出该法不是专门为积滞而设，同时还具有解毒、泄热、化痰等诸多功效，从而延伸出温病下法并非局限于对肠道中积滞燥屎的清理。(《论叶天士及〈温病条辨〉对乌梅丸方的发挥》)

（2）闫彦峰等人：温病本身就以“邪为本，热为标，结粪又其标”为主要特征，为此，在下法治疗中去除热邪是最主要的目的。(《温病下法的研究进展》)

【原文4】 脉洪滑，面赤身热头晕，不恶寒，但恶热，舌上黄滑苔，渴欲凉饮，饮不解渴，得水则呕，按之胸下痛，小便短，大便闭者，阳明暑温，水结在胸也，小陷胸汤加枳实主之。(《温病条辨》)

释义

本条论述阳明暑温水结在胸的证治。温病患者出现脉象洪滑，发热，面赤，头晕，不恶寒但恶热，舌苔色黄而滑润，口渴欲饮凉水，但饮水后并不能解渴，反而水入立即吐出，按压胸部下方有疼痛的感觉，小便短少，大便秘结。这些症状是阳明暑温的表现，属于水与暑热之邪互结于胃脘的病证，可用小陷胸汤加枳实治疗。方中黄连、瓜蒌清化中焦的热邪和痰湿，半夏祛除水湿痰饮而降逆和胃，再加入枳实苦辛通降、疏通幽门，以达到引水下行的目的。

名家解读

（1）吴鞠通：暑温是感受暑热病邪而引起的一种急性热病。其发病急骤，传变迅速，最易伤津耗气，且多闭窍动风之变，常见挟湿之证。（《吴鞠通暑温辨治规律研究》）

（2）叶天士："夏暑发自阳明"，此语说明了暑温的发病处所，既阐述了暑邪为病的病因机制，亦明确指导了临床治疗的路径和意义。（《三时伏气外感篇》）

（3）谢氏：暑温多由暴感而病，一般由鼻直入阳明胃，所以病变以胃为中心传变。阳明气热，损伤津气，以致津气欲脱，进而暑伤心肾。（《温病辨证施治浅析》）

【原文5】 温疫发热一二日，舌上白苔如积粉，早服达原饮一剂，午前舌变黄色，随现胸膈满痛，大渴烦躁，此伏邪即溃，邪毒传胃也，前方加大黄下之，烦渴少减，热去六七，午后复加烦躁发热，遇舌变黑生刺，鼻如烟煤，此邪毒最重，复瘀到胃，急投大承气汤。傍晚大下，至夜半热退，次早鼻黑苔刺如失。（《温疫论·上卷·急证急攻》）

释义

本条原文叙述温疫病"急证"的临床表现和治疗。所谓"急证"，是指温疫病中起病急骤，变化迅速，症情凶险的如类型。温疫病发热一两天，患者的舌苔，像白粉堆积一样，早晨曾服过达原饮一剂，到了午前，舌苔变为黄色，同时，还伴随着胸膈满痛，大渴烦躁，这是伏在膜原的邪气，传变到胃肠的表现。可再用达原饮加大黄泻之，服后，烦躁和口渴稍减，体温有所下降，但到午后，烦躁发热，仍有加重，并且舌苔变为黑色而起芒刺，鼻孔呈现灰黑色，如烟煤熏过一样，这是邪毒炽盛，又瘀积到胃而引起的，要立即用大承气汤急下之，以逐邪毒。服药后，傍晚出现大泻，至半夜，体热解退，第二天早晨，鼻孔的灰黑色和舌上的黑刺苔，都已消退，病情减轻。

名家解读

（1）中医疫病诊法：疫病急证表现于舌苔，一日之间有三变，即从舌上白苔如积粉，变为黄色，再变为舌全黑生刺，提示邪毒来势凶猛且传变极快。对此，急证当急攻之，根据舌象变化，从达原饮"透邪外达"到大承气汤"攻下邪毒"，体现了苔色的变化在疫病传变过程中对指导辨证用药的重要意义。（《浅谈〈温疫论〉治疫诊治特色》）

（2）程杏轩：伤寒汗解在前；瘟疫汗解在后。伤寒发斑，则病笃；瘟疫发斑，则病衰；伤寒不传染；瘟疫传染。各自不同。（《医述16卷》）

【原文6】 应下之证，下后当脉静身凉，今反发热者，此内结开，正气通，郁阳暴伸也。即如炉中伏火，拨开虽焰，不久自息，此与下后脉反数义同。若温疫将发，原当日渐加热，胃本无邪，误用承气，更加发热。（《温疫论·上卷·下后身反热》）

释义

本条文论述温疫病可下法适应证和后期症状。温疫病用下法治疗后应当脉搏转平静，热退身凉，但是有些下后反而发热的，这是由于用下法后，郁结在体内的邪气开通了，正气通畅，受郁的阳气骤然伸发，好像炒灶里伏火，拨开上面所罩的炉灰，火焰虽能暂时上升，但不久自然熄灭。如果温疫初发之时，本来是发热一天比一天高，胃内没有邪气，误用承气汤攻下，发热更加严重。这不是承气汤的关系，而是按邪正亢盛之际，必然要发热的，只不过下法用得过早，伤其胃气而已。

名家解读

（1）吴又可："下后身反热"有两种情况，其一是胃腑实热证经攻下后，内结开，里气通，郁阳伸发的缘故，这是病情的良好转归；其二是温疫初起，热势方盛，因邪未入胃而误用承气攻下，虽发热加重，吴氏认为此系分内之热，不是误下所引起的。（《〈温疫论〉评注》）

（2）魏媛等人：对于下后脉证俱平尚有结块者，则据病人尚有"往来之气"，说明邪已去，正气尚未恢复而结存犹在，当渐复饮食，结存自去。也指出此虽未直接使用补益之品，但正气恢复即是补。（《从〈温疫论〉论今时之下法》）

【原文7】 伤寒发热，何以明之？发热者，谓怫怫然发于皮肤之间，熇熇然散而成热者是也。与潮热、寒热若同而异，与烦躁相类而非。烦躁者，在内者也。潮热之热，有时而热，不失其时；寒热之热，寒已而热，相继而发。至于发热，则无时而发也。（《伤寒明理论》）

释义

本节论述发热的机理及其与潮热、寒热、烦躁的鉴别。伤寒发热，是人体正气与邪气相争的反应。风寒之邪客于人体，体内正气奋起抗邪，邪正交争，卫阳浮盛，见于肤表则身热扪烙手。烦躁者，表现为身体里有热。潮热的热有固定规律。寒热的热，是寒象消失后，发热相继出现。对于单纯发热者，出现没有规定时间，无时无刻可以发生。

名家解读

（1）成无己：提出了潮热、寒热及烦躁三症与发热相鉴别。潮热和寒热都有发热的一面，但却各有不同的特点，潮热之热，有如潮水，按时而发，按时而止，不失其时；而发热则无时而热，没有一定的时间规律，寒热，即往来寒热，其特点是发热与恶寒交替出现，寒已而热，热已而寒，或往或来，作止无时，一日数发，既不同于恶寒发热同时并见的表证发热，亦不同于但热不寒的里证发热。至于烦躁，则以心中烦闷不安，导致手足躁扰不宁为主，虽常与发热相关，却多系热郁于内、扰及心神所致。(《伤寒明理论阐释》)

（2）杨栗山：伤寒温病，发热之初最为紧要，需要详辨脉证治疗，此时用药不正当，就会变证百出。(《〈伤寒瘟疫条辨〉校注》)

【原文 8】 有谓翕翕发热者，有谓蒸蒸发热者，此则轻重不同，表里之区别尔。所谓翕翕发热者，谓若合羽所覆，明其热在外也，故与桂枝汤发汗以散之。所谓蒸蒸发热者，谓若熏蒸之蒸，明其热在内也。故与调胃承气汤攻下以涤之。其发热属表者，即风寒客于皮肤，阳气怫郁所致也，其发热属里者，即阳气下陷入阴中所致也。(《伤寒明理论》)

释义

本条论述了发热的表里辨治。太阳主肤表。阳气散布于外，风邪侵袭，卫阳之气抗邪壅盛于外，邪正相争，郁于肤表，不得泄越，故其热先自皮肤而发，是为表证发热。翕翕发热与蒸蒸发热是《伤寒论》中常见发热类型，翕翕形容发热如鸟羽覆盖于身之状，言其热之由外生，热候之轻微，这是太阳中风的发热特点，发热在表，当以桂枝汤发汗解表。“蒸蒸”，形容发热如蒸笼蒸腾之状，言其热从内发、热势积盛，这是阳明里实热证的发热特点，当以调胃承气汤攻下里热。发热在表者，为风寒侵袭皮肤，阳气郁滞所致。发热为里证者，则为阳气侵扰阴分所致。

名家解读

（1）成无己：发热有表里之分，故治法亦有汗下之别。表证发热，宜用桂枝汤之类辛温发散，使邪从汗解，阳气宣通，则发热自除，切忌苦寒之品冰伏其邪。里证发热，宜用调胃承气汤之类攻下燥实，釜底抽薪，自非辛温燥热之所宜。辨明发热属表属里非常重要，不过应当指出，表证发热不限于太阳中风，里证发热也不限于阳明腑实。如太阳伤寒的麻黄汤证、阳明里热的白虎汤证，均可见发热之候。(《伤寒明理论阐释》)

（2）吴又可：伤寒汗解在前；瘟疫汗解在后。伤寒发斑，则病笃；瘟疫发斑，则病衰；伤寒不传染；瘟疫传染，各自不同。（《温疫论》）

【原文 9】 惟其在表、在里俱有发热，故邪在半表半里者，亦有发热之证，何者？以表证未罢，邪气传里，里未作实，是为半表半里。其发热者，或始自皮肤而渐传里热，或始自内热而外连于表。盖邪气在表发热者，则表热里不热也。邪气在里发热者，则里热甚而达于表也。其在半表半里发热者，则表里俱发热，而但热又轻于纯在表者也。（《伤寒明理论》）

释义

本条论述半表半里发热之证，并且将表证发热与里证发热相对比。“半表半里”的名称，非仲景原文，系成氏所力倡，而为后世所普遍采用，本条论述了半表半里也有发热之证，为表证未除，邪气渐渐地传入里的状态。发热者，刚开始自觉皮肤发热，渐渐地热邪传里，或者里热传于表。若为表热，则里不热；若里热甚，则可以传于表。若半表半里发热者，则表里皆热，但是比单纯表热者轻。

名家解读

（1）戴天章：时疫发热与风寒杂证同，其发热时，气、色、神、脉、舌苔则不同。辨得为时疫发热，又当知有浅、深、表、里之异，不辨无以施治。发热表证居多，亦有里证发热，半表半里发热，余邪不尽复出于表发热，邪退正虚发热。（《广瘟疫论》）

（2）成无己对半表半里的解释，与后世医家的认识是有差异的。所谓半表半里乃是一个相对概念，含义较为广泛而灵活，并未确定固定部位，认为“表证未罢，邪气传里，里未作实，是为半表半里”指的是病邪由表入里的一种过渡阶段，实际上属于表里同病范畴。（《注解伤寒论》）

（3）章虚谷：温病之发而无定处，少阴之表为太阳，热邪从里出表，即有发热头痛之太阳病也。不恶寒，其非外感之邪可知；渴者，热从内发之证也。（《温热逢源》）

第二节　恶　寒

【原文 1】 时疫恶寒，与风寒暑湿诸症不同。诸症恶寒，无时而势不甚，时疫恶寒，有时而势甚。恶寒之后，必见发热，热时自热，而不觉寒，寒时自寒，而不觉热，非若诸症恶寒发热之相兼也。（《瘟疫明辨·卷

二·恶寒》)

释义

此条文论述时疫与感受其他邪气之恶寒不同。感受时疫邪气出现的恶寒和感受风、寒、暑、湿症状不同，感受风寒暑湿之恶寒没有固定时间，恶寒不是非常严重；时疫恶寒有固定一个时间段比较严重，恶寒之后，会自我感觉身体热，都是恶寒和发热交替出现，不是恶寒发热同时进行。

名家解读

（1）戴天章：时疫恶寒传里之后少，在表之时多，而辨气色神脉舌苔与发热同，但有浅深虚实之异。邪浅而在表者，恶寒之时少于发热，治法方药同于发热，而以解表为主；邪在半表半里者，寒热往来如疟状，治法方药亦同发热。(《瘟疫明辨·卷二·恶寒》)

（2）吴又可：伤寒投剂一汗而解，时疫发散虽汗不解；伤寒汗解在前，时疫汗解在后；伤寒投剂可使立汗，时疫汗解则需待其汗出自然；伤寒不能发斑，时疫而能发斑；伤寒感邪在经，以经传经，时疫感邪在内，内溢于经，经不自传。(《温疫论》)

（3）吴又可：凡疫邪游溢诸经，当随经引用，以助升泄，如胁痛、耳聋、寒热、呕而口苦，此邪热溢于少阳经也，本方加柴胡一钱；如腰背项痛，此邪热溢于太阳经也，本方加羌活一钱；如目痛、眉棱骨痛、眼眶痛、鼻干不眠，此邪热溢于阳明经也，本方加干葛一钱。(《温疫论》)

【原文2】 湿热证，始恶寒，后但热不寒，汗出胸痞，舌白，口渴不引饮。《温热病篇》

释义

本条原文论述了湿热病初起的典型症状。湿热病，有初起恶寒、后但热不寒、汗出、胸痞、舌白、口渴不欲饮六大症状。湿邪阻遏阳气，肌表失温而恶寒，而寒邪伤表则恶寒较重。随着湿邪的入里化热，则出现不恶寒而发热。热盛于阳明则汗出，湿困于胸部清阳则胸痞，湿邪内盛则舌苔白腻，湿热郁蒸则舌苔黄，热则液不升而口渴，湿则饮停于胃，不想喝水。

名家解读

（1）喻嘉言：湿热是湿和热两种病因交结故称复合病因。湿邪一年四季都有，与其他邪气夹杂，则有不同名称，致病也异。正如喻嘉言所说："湿在冬为寒湿，在春为风湿，在夏为热湿，在秋为燥湿。"(《医门法律》)

（2）薛雪：湿热之邪，从表伤者，十之一二，由口鼻入者，十之八九。

（《湿热论》）

【原文3】 湿热证，恶寒无汗，身重头痛，湿在表分，宜藿香、香薷、羌活、苍术皮、薄荷、牛蒡子等味。头不痛者，去羌活。《温热病篇》

释义

本条论述湿邪伤表尚未化热的证治。湿在于表，即湿热初起在卫表，湿明显重于热，故初起表现常有恶寒无汗、身重头痛等。治以辛温芳香为主，以藿香、香薷辛温芳化，疏散表湿，行气和中；羌活、苍术皮祛风除湿，疏表止痛；薄荷、牛蒡子有助透邪解表之功。湿热病以头重头沉为多，头痛多由于夹风邪，所以头不痛可去羌活。

名家解读

（1）张思超：身重恶寒，湿逼卫阳之表证，头痛必夹风邪，故加羌活，不独胜湿，且以祛风。此为阴湿伤表之候。（《温病经典临床心悟》）

（2）王宇皓等人：湿热病忌大汗而不忌汗法，故麻桂等辛温而易大汗之品不宜。大汗则上蒙清窍而“耳聋”“目瞑”，内闭心包而“神昏，不能言”，故以六一散、薄荷叶微汗而解则可。（《基于薛雪湿热三焦辨证对新型冠状病毒肺炎传变规律的探讨》）

【原文4】 伤寒恶寒，何以明之？恶寒者，风寒客于荣卫之中也。惟其风寒客于荣卫，则洒淅然恶寒也，惟其荣卫之受风寒，则啬啬然不欲舒也。其恶寒者，非寒热之寒也，又非恶风也。且恶风者，见风至则恶矣；得以居密室之内，帏帐之中，则坦然自舒也。至于恶寒者，则不待风而寒，虽身大热而不欲去衣者是也。寒热之热，谓寒热更作，热至则寒无矣。其恶寒虽发热而不欲去衣也，甚则至于向火被覆，而犹不能遏其寒也。所以然者，由阴气上入阳中，或阳微，或风虚相搏之所致也。《伤寒明理论》

释义

本节论述恶寒的成因及其与寒热、恶风的鉴别。恶寒是伤寒的常见症状，尤其是太阳病的必具症状。恶寒之状，《伤寒论》中曾以“洒淅”“啬啬”为喻，形容其人如冷水洒身，不禁其寒，畏缩凛冽之貌。成无己又进一步补充说：“其恶寒虽发热而不欲去衣也，甚则至于向火被覆，而犹不能遇其寒也。”这是太阳伤寒恶寒重症的典型表现，与内伤杂病阳虚恶寒之得暖则减者有别，具有一定的鉴别诊断意义。恶寒的成因，成氏责之于风寒客于营卫之中。以营行脉中，卫行脉外，二者协调配合，共主肌肤的温煦、濡养。一旦风寒之邪侵入肤表，势必阻遏营卫的正常运行，以致卫阳“温分肉、充皮肤、肥腠理”的功能失职则肌肤“啬啬然不欲舒”“洒淅然恶寒也”，这是恶寒中最常见的一种类型即表证恶寒。其阳气非但不，且由于郁遏而逐渐壅盛，故常伴有发热之症。然而恶寒亦有由于阳虚引起者。成氏最后提到的“风虚相搏”。文中之“虚”字，系指表阳为风邪所遏而失其温煦之用，实属表证恶寒范畴，观同篇“诸脉浮数，当发热而洒淅恶寒”之说可知，不应视为里虚。

名家解读

（1）张仲景：恶寒为阳虚引起者，提到寸口脉微，名曰阳不足，阴气上入阳中，则洒淅恶寒也。(《伤寒论》)

（2）舒诏：脉浮而数，浮为风，数为虚，风为热，虚为寒，风虚相搏，则洒淅恶寒。(《辨脉篇》)

【原文5】 发热而恶寒者，发于阳也；无热而恶寒者，发于阴也。谓如伤寒，或已发热，或未发热，必恶寒者，谓继之以发热，此则发于阳也；若恶寒而踡，脉沉细而紧者，此则发于阴也。在阳者可发汗，在阴者可温里。恶寒虽悉属表，而在表者亦有虚实之别；若汗出而恶寒者，则为表虚；无汗而恶寒者，则为表实。表虚可解肌，表实可发汗。(《伤寒明理论》)

释义

本节阐述恶寒的辨证与治法。恶寒一症首当辨其阴阳，热之有无判断其证之属阳属阴。若并见发热者为阳，即属于太阳表证之恶寒。应当注意的是，太阳伤寒初期，由于寒邪凝敛，热不遽发，可有短时间“未发热”的情况，但经过一段时间的蕴蓄，便会出现发热，故仍属阳证。始终不发热，仅恶寒踡卧、脉沉细而紧者，则属于阴，即少阴阳衰阴盛证之恶寒。恶寒的治疗，属阴证者当用温阳散寒之法，如四逆汤一类；属阳证者可用发汗解表之法，并应视其汗之有无，分别选用解肌祛风之桂枝汤与发汗散寒之麻黄汤。恶寒常见于表证，但是表证也有虚实，系以无汗腠理闭密为实，有汗腠理开泄为虚。对于表虚证，我们常以解肌散表，对于表实证，我们要发汗祛邪。

名家解读

成无己：恶寒一切属表，虽里证悉具，而微恶寒者，亦是表未解也，犹当先解其外，俟不恶寒，为外解，乃可攻里也。(《伤寒明理论》)

第三节　恶寒发热

【原文 1】 又寒热如疟，与夫发热恶寒，皆似而非也。然寒热如疟者，作止有时者也。及往来寒热，则作止无时，或往或来，日有至于三五发者，甚者十数发，与其疟状有以异也。至于发热恶寒者，为发热时恶寒并不见，恶寒时热不见也，不若此热已而寒，寒已而热者。(《伤寒明理论》)

释义

本条论述了寒热往来，寒热如疟与发热恶寒的鉴别。三者虽都为有寒，有热，但同中有异，寒热如疟可见于妇人中风七八日，经水适断，表邪乘虚袭入血室，与血相搏结，邪正交争所致。其证亦是寒热交替出现，但以病在血分，散以“发作有时”为特点。而寒热往来，则因邪正交争于半表半里，表里之不拘，内外之不定，或出或入，或往或来，其寒热之作，无有定时，故与寒热如疟有别。至于表证之发热恶寒，虽亦有热有寒，但其特点是恶寒发热同时并见，自与发热时不恶寒，恶寒时不发热的往来寒热相异，临证不难鉴别。(《伤寒明理论阐释》)

名家解读

戴天章：寒热往来与发热恶寒异，发热恶寒，一时兼至；寒热往来，寒已方热，热已方寒。亦与疟不同，疟发有时，寒热长短有定；此则寒热无时，长短无定。虽不同于疟，而邪俱在少阳半表半里之间。(《广瘟疫论》)

【原文 2】 疫邪与疟仿佛，疟不传胃，惟疫乃传胃。始则皆先凛凛恶寒，既而发热，又非若伤寒发热而兼恶寒也。至于伏邪动作，方有变证，其变或从外解，或从内陷，从外解者顺，从内陷者逆。(《温疫论·上卷·原病》)

释义

本条讲述了温疫病的病理转机、临床表现、鉴别诊断。疫邪与疟疾有些相似，但疟不传胃，狡邪能传胃，两者的传变有所不同。初起均有不同程度的恶寒，但很快就发热不恶寒，这与风寒伤表的伤寒，发热而兼恶寒，也有不同，须加以鉴别。伏邪离开膜原，才会出现种种变症，邪气或从肌表而解，或内陷入里。一般来说，从外解的，病情较轻，故称为顺；从内陷的，病情较重，称之为逆。

名家解读

（1）浙江省中医研究所：温疫病的传变以及临床表现，因感邪有轻重，

个体有差异，故有表里先后之不同，归纳为“其传有九”。(《〈温疫论〉评注》)

（2）葛洪：伤寒、时行、温疫，三名同一种耳，而源本小异，其冬月伤于寒，或疾行力作汗出得风冷，至夏发，名为伤寒。其冬月不甚寒，多暖气及西风，使人骨节缓惰受病，至春发，名为时行。其年岁中有疠气兼挟鬼毒相注，名为温病。(《从中医古籍疫病理论浅析疫病之病名》)

【原文3】 湿热证，寒热如疟，湿热阻遏膜原，宜柴胡、厚朴、槟榔、草果、藿香、苍术、半夏、干菖蒲、六一散等味。(《湿热病篇》)

释义

本条言湿热阻遏膜原的证治。邪伏膜原，除见恶寒发热交替或寒热时起时伏外，还应见到舌苔白腻甚至垢浊、脘腹痞闷等湿浊内盛的症状。本证与疟疾相类，但疟疾发有定期，系内有伏暑，外束秋凉所致。而本证寒热无定期，寒甚热微，为湿热阻遏，营卫气争，故治疗时仿吴又可达原饮宣透膜原、辟秽化浊。以柴胡透达少阳之邪；厚朴、草果、槟榔、半夏苦温燥湿，疏理中焦；广藿香、石菖蒲芳香化湿，宣通上焦；六一散利湿泄热，通导下焦。全方合奏宣达膜原、辟秽化浊之功。

名家解读

（1）刘英锋等人：草果是开膜原“浊秽郁伏”的专药，燥湿化浊，所以虽然名义上是归至脾经，实际上却能透过脾脏，至达膜原治疗邪气。槟榔，性温，味辛、苦，辛能散，苦能泄，质重，则能降，导滞能力强，可渗透到胃肠的黏膜之下，消除宿积，虽然归到阳明经，实际上可以透过胃肠而搜剔膜原，是直捣膜原的专药；厚朴虽不是膜原的专药，但能通行腑气、破积消结，引腐秽的病邪之气，通过人体的胃肠之道而排出体外。(《寒温沟通论膜原（下）》)

（2）刘庆田：辛温燥烈之品之所以治湿热，是因为具有宣散湿邪、燥湿化浊、开达气机的功效。(《读〈湿热病篇〉临证偶拾》)

【原文4】 温疫初起，先憎寒而后发热，日后但热而无憎寒也。初得之二三日，其脉不浮不沉而数，昼夜发热，日晡益甚，头疼身痛。其时邪在伏脊之前，肠胃之后。虽有头疼身痛，此邪热浮越于经，不可认为伤寒表证，辄用麻黄、桂枝之类强发其汗。此邪不在经，汗之徒伤表气，热亦不减。又不可下，此邪不在里，下之徒伤胃气，其渴愈甚。宜达原饮。(《温疫论·上卷·温疫初起》)

释义

本篇论述了温疫病初起，邪在膜原的症状及其治则和方法，也提及了疫邪传变、病情变化等问题。温疫病初起，先恶寒发热，接着就只发热而没有恶寒。但开始发病的两三天，患者的脉象既不浮，也不沉，而是数脉，昼夜都发热，特别是在傍晚一段时间，热势更高，并伴有头疼身痛，这时病邪伏居在夹脊之前、肠胃之后，也就是在膜原这个部位。这种头疼身痛症状，是伏在膜原的疫邪，影响到经络而引起的，不可误认为风寒直接侵害于太阳经脉的寒表证，草率地就用麻黄汤或桂枝汤一类解表发汗。此因邪不在经络，勉强发汗只能耗伤表气，而热也不会减轻；又因邪不在肠胃，故不可用泻下的方法，下之只能损伤胃气，使口渴症状加重，宜用达原饮治疗。

名家解读

（1）浙江省中医研究所：温疫必须根据感疫轻重、个体的差异，总结性提出“病有九传”。又因疫邪自口鼻入，邪伏膜原，表里分传，病情复杂易变，提示疫病诊治需依据“因证而知变，因变而知治”的原则。基于疫病病机复杂、起病急、传变快的特点，吴氏在文中多处强调临证脉诊的重要性。(《〈温疫论〉评注》第2版）

（2）吴鞠通：温疫初起，其脉不浮不沉而数，“不浮不沉”与“先憎寒后发热”一致，提示此时邪气盘踞于膜原；“脉数”强调疾病的温热性质。这些提示疫病初起，与伤寒不同，不可妄用麻黄桂枝等解表之品，强发汗而造成津液大伤，病情加重。(《浅谈〈温疫论〉治疫诊治特色》)

【原文5】 头痛恶寒，身重疼痛，舌白不渴，脉弦细而濡，面色淡黄，胸闷不饥，午后身热，状若阴虚，病难速已，名曰湿温。汗之则神昏耳聋，甚则目瞑不欲言，下之则洞泄，润之则病深不解。长夏深秋冬日同法，三仁汤主之。(《温病条辨》)

释义

本条论述湿温病初起的证候特点和治疗上的宜忌。湿温病多发于夏秋之交，起病较缓，初起有头痛恶寒、身重疼痛、面色淡黄、胸闷不饥、午后身热、舌白不渴、脉弦细而濡等临床表现，系湿热之邪遏阻卫气而致。治当芳香宣气化湿，以三仁汤主之，起到轻开肺气，肺气一开，气化则湿化，气化则热散的作用。

名家解读

浙江省中医研究所：湿为阴邪，氤氲黏腻，湿热相合，如油入面，最难速解。若辨证不准，治疗失误，可产生诸多病变。湿热阻遏卫气，误认为寒邪束表，予以辛温发汗，不但邪不去，反而使湿热随辛温之药上蒸，出现神昏耳聋，甚则目膜不欲言的变症；湿热阻中误为饮食停滞而用苦寒泻下，会更伤脾阳，致脾阳虚泄泻；湿热郁蒸发热而误用滋阴养液之法，以补水之法治疗水液增多病证，则会使病程延长，胶结不解。（《〈温疫论〉评注》第2版）

第四节 汗 症

【原文1】 自汗者，不因发散，自然汗出也。伏邪中溃，气通得汗，邪欲去也。若脉长洪而数，身热大渴，宜白虎汤，得战汗方解。里证下后，续得自汗，虽二三日不止，甚则四五日不止，身微热，热甚则汗甚，热微汗亦微，此属实，乃表有留邪也，邪尽汗止。汗不止者，宜柴胡光佐之，表解则汗止……时当盛暑，多作自汗，宜下之。（《温疫论·上卷·自汗》）

释义

本条原文论述了自汗产生的原因。未用发散药而自然汗出的称为自汗。伏邪从膜原溃散，经气疏通而汗出，表示病邪将要消退。如果脉象长洪而数，身热大渴，宜用白虎汤，出现战汗方能外解。如里证用下法后，出现自汗，虽经二三日不止，甚至四五日仍不止，身微热，热重则汗也多，热微汗亦少，这种情况属实证，是由于表有留邪的缘故，如病邪退净，汗就止，如汗不止，宜佐用柴胡汤，表解则汗可止。如兼有三阳经的症状，应当加用一阳经的引经药，这与协热下利用承气汤，虽然表证里证不同，但前者汗出不止，仍用疏解，后者下利仍用攻下，都属于通因通用的方法，因此两者道理相似。如果误认为是表虚自汗，而用黄芪固表，以及用收敛止汗之剂，是错误的。有里证，时值盛暑时节，往往多有自汗，与表有留邪的自汗不同，仍宜用下法治其里邪。

名家解读

顾庆华：阳气亏虚，卫外失守，腠理疏松，津液外泄则自汗出。（《顾庆华从“卫出三焦”论治自汗》）

【原文2】 虚者正气虚也，为色惨形疲，为神衰气怯，或自汗不收。（《医经原旨》）

释义

本条文论述了自汗的病因。自汗多以虚证为主，多由气血阴阳的虚亏或亡失所致。

名家解读

（1）陈言：自汗，多因伤风、伤暑，及喜、怒、惊、恐、房室、虚劳，皆能致之。(《三因极一病证方论》)

（2）徐鹏：固摄作用是人体阳气的正常生理功能，自汗是由阳气功能受损所致，故“伤阳”是自汗产生的根本病机，自汗为“阳损”的表现，“阳损”为自汗的本质。(《补气升阳法辨治自汗》)

【原文3】 阳虚自汗，治宜补气以卫外……如气虚表弱，自汗不止者，仲景有黄芪建中汤，先贤有玉屏风散。(《临证指南医案》)

释义

本条论述阳虚导致自汗的治方和治法。阳气亏虚，卫阳不固，采用补气升阳之法。仲景常运用黄芪建中汤治疗，先贤也有运用玉屏风散治疗者。

名家解读

（1）朱震亨：自汗属气虚、血虚、湿、阳虚、痰。(《丹溪心法》)

（2）张介宾：一般情况下自汗属阳虚。(《景岳全书》)

【原文4】 阳加于阴，谓之汗。(《素问·阴阳别论》)

释义

本条论述自汗原理。认为人体之自汗，是由人体阳气蒸发阴液从毛孔排泄而成。

名家解读

（1）吴昆：自汗者，无因而自汗也。常人不自汗者，由卫气固卫于外，津液不得走泄，所谓阳在外，阴之卫也。卫气一亏，则不足以固津液，而自渗泄矣，此自汗之由也。(《医方考脉语》)

（2）李用粹：“肝热自汗，口苦，多眠”指出肝热自汗是因肝经郁热所致的自汗证。(《证治汇补》)

【原文5】 自汗之证，又有表里之别焉，虚实之异焉。若汗出恶风，及微恶寒者，皆表未解也，必待发散而后愈，至于漏汗不止而恶风，及发汗后恶寒者，又皆表之虚也，必待温经而后愈。诸如此皆邪气在表也。若汗出不恶寒者，此为表解而里未和也。(《伤寒明理论阐释》)

释义

自汗有表证、里证，也有虚证、实证的区别。汗出伴有恶风，有点微寒，此为表邪没有解除的表现，必须发散风寒才能治愈，但是汗出太过，伴有恶风，或者发汗后，仍有恶寒，此为阳虚不能固卫，必须温经复阳。以上都为邪气在表。若汗出，没有恶寒的症状，此为表邪已解，里证未除。

名家解读

（1）严用和：人之气血，应乎阴阳，和则平，偏则病。阴虚阳必凑，故发热自汗；阳虚阴必乘，故发厥、自汗。（《济生方》）

（2）张仲景首次提出自汗之名：风温为病，脉阴阳俱浮，自汗出，身重，多眠睡。（《伤寒论》）

（3）巢元方：无论自汗、盗汗，属阳虚者多。如“虚劳盗汗候”云，“盗汗者，因眠睡而身体流汗也。此由阳虚所致”。（《诸病源候论》）

【原文6】 肝热自汗，口苦，多眠。（《证治汇补·汗病章》）

释义

本条原文论述自汗的病机。指出肝经郁热可以导致自汗，也常伴随口苦、睡眠多，肝经郁热也是自汗一个重要病机。

名家解读

（1）薛铠：疾走恐惧，可以导致自汗，此汗出于肝，若怒动肝火者，小柴胡汤。肝经虚热者，加味逍遥散。肝经湿热者，龙胆泻肝汤。（《保婴撮要》）

（2）李庭凯：肝不仅能抵御外邪，还可防止外邪侵入，在调整气血盛衰、三焦气化以及气机的升降出入等方面也发挥着重要作用，并形象地称之为“门轴”。自汗在病机上多有气机升降失常，而气机升降失常的关键脏腑是肝胆，所以在治疗上从肝着手有着重要意义。（《李庭凯教授治疗自汗临证经验总结》）

【原文7】 伤寒自汗，何以明之？自汗者，谓不因发散而自然汗出者是也。（《伤寒明理论》）

释义

本节论自汗的定义与机理。自汗，指人体不因天热劳累等自然原因，感邪后，并未服表散之品，而汗出不止。

名家解读

（1）陈无择：无问昏醒，浸浸自出者，名曰自汗。（《三因极一病证方论》）

（2）皇甫中：自汗者，朝夕汗自出也。（《明医指掌》）

【原文8】 阳气卫外而为固也。卫为阳，言卫护皮肤肥实腠理，禁固津液，不得妄泄。汗者，干之而出。邪气干于卫气，气不能卫固于外，则皮肤为之缓，腠理为之疏，由是而津液妄泄，濈濈然润，漐漐然出，出谓之自汗也。（《伤寒明理论》）

释义

本条论述了自汗与卫阳的关系。指出了卫气有温养肌肉、润泽皮肤、滋养腠理、启闭汗孔的作用。正常情况下，由于卫气的因护，开液不会妄泄。卫气由水谷所化而肺所布，得之于先天，充于后天，如苍天之气顺之则阳固，外感邪气，卫阳受损则开阖失司，这就是伤寒自汗之因。

名家解读

（1）虞抟：虚证自汗应以调和营卫、益气固表为原则。（《医学正传》）

（2）叶天士：阳虚自汗，治宜补气以卫外；阴虚盗汗，治宜补阴以营内。（《叶天士医学全书》）

【原文 9】 盗汗属阴虚，阴虚则阳必凑之，阳蒸阴分，津液越出，而为盗汗也。（《医略六书》）

释义

此条论述盗汗病机多为阴虚。盗汗多强调阴虚，是因脏腑阴液营血相对偏少，阴虚阳亢、虚热内生、蒸津外泄所致。

名家解读

（1）李豫亨：自汗盗汗皆虚证也。阳虚则自汗，阴虚则盗汗。阳虚之汗必寒，阴虚之汗必热。然阳明实热之时，亦有自汗、盗汗者。（《推篷寤语》）

（2）朱丹溪：盗汗者，谓睡而汗出也，不睡则不能汗出。方其熟睡也，凑凑然出焉，觉则止而不复出矣，非若自汗而自出也。（《丹溪心法》）

（3）张仲景：太阳病，脉浮而动数……头痛发热，微盗汗出而反恶寒者，表未解也。（《伤寒论》）

【原文 10】 盗汗有二，虚实两分，心虚者阴气不敛也，睡则多惊，以酸枣仁汤主之，心热者，火伤于阴也，身多烦热，以当归六黄汤主之。（《医宗金鉴》）

释义

本条论述了盗汗虚实用方，以及病因病机。盗汗有虚证、实证。虚证常为心气阴虚，常睡觉易惊醒，治以酸枣仁汤主之。对于心火旺盛，身感觉烦躁，发热，治以当归六黄汤主之。

名家解读

（1）王焘：盗汗者，因睡眠而身体流汗也，此由阳虚所致，久不已，令人羸瘠枯瘦，心气不足，亡津液故也。诊其脉，男子平人脉，虚弱细微，皆为盗汗脉也。（《外台秘要》）

（2）程国彭：自汗症，有风伤于卫自汗出者、有热邪传里自汗出者、有中暑自汗出者、有中寒冷汗自出者。（《医学心悟》）

【原文 11】 盗汗者，谓睡而汗出者也。自汗则不论睡与不睡，自然而出也。及盗汗者，不睡则不能汗出，方其睡也，溱溱然出焉，觉则止而不复出矣。（《伤寒明理论》）

释义

本节论盗汗之定义。盗汗又称为寝汗，指人入睡以后，汗出溱溱，醒来则汗自止，犹如盗之趁人寐而入离则去也，其与自汗之“不以睡与不睡，自然汗出”，显然有别。

名家解读

（1）李东垣：盗汗可由火盛阴伤、阴虚阳亢导致，创当归六黄汤，并认为其乃治盗汗良方，该理论对后世影响深远。（《“阴虚则盗汗”新论》）

（2）张宁：盗汗，其汗液外泄为主要症状，是人体正常津液的丢失，临床上老年患者及女性为多，此多因虚而致。（《自汗和盗汗治疗经验浅谈》）

【原文 12】 汗发于阴而出于阳，此其根本则由阴中之营气，而其启闭则由阳中之卫气。（《景岳全书》）

释义

本条文提出了汗出与营卫关系密切。汗出的异常不能仅责之于“阴液”，更要由“阳气”负责固守。体内的津液，在阳气的气化与推动作用下出腠理而为汗，汗的正常宣泄，津液、腠理、阳气三者缺一不可。

名家解读

（1）杨云峰：“阴虚出盗汗，阴言手太阴也，虚言肺气虚也”，说明手太阴肺经之肺气虚也是盗汗的病机。（《临症验舌法》）

（2）冯今虹等人：肺气充足才能实施其正常的宣发功能，使卫气输布于体表肌腠，调节人体津液的正常代谢。因此，阴虚则盗汗，虚主要在肺气虚引起的卫气不足，而不仅在于阴津不足。（《“阴虚则盗汗”新论》）

【原文 13】 杂病盗汗者，责其阳虚也。伤寒盗汗者，非若杂病之虚，是由邪气在半表半里使然也。何者？若邪气一切在表干于卫，则自然汗出也，此则邪气侵行于里，外连于表邪，及睡则卫气行于里，乘表中阳气不致，津液得泄，故但睡而汗出。觉则气散于表，而汗止矣。（《伤寒明理论阐释》）

释义

本节论述伤寒、杂病盗汗之机理。杂病盗汗，是因为阳虚不能固卫；入睡的时候卫阳入于里，导致表阳更虚，故使汗出也。伤寒病出现的盗汗，不像杂病由于阳虚，而是邪气在半表半里。这是为什么呢？邪气侵袭表卫，正邪交争，故皮肤出汗，如果表邪侵入里，根据卫气运行特点，人入睡的时候，卫气行于人体内部，此时阳气没有及时补充，则卫阳不固，出现汗出，人醒来的时候，卫阳散于固表，故出汗自止。

名家解读

（1）戴天章：时疫初起盗汗者，邪在半表半里也。胸膈痞闷，达原饮。无痞闷，小柴胡汤。汗下后，大热已退，有盗汗者，余邪未尽也，小承气、小陷胸、吴氏承气养荣诸方，清其伏匿余邪，盗汗自止。（《瘟疫明辨》）

（2）尤怡：平人，不病之人也。脉虚弱细微，则阴阳俱不足矣。阳不足者不能固，阴不足者不能守，是其人必善盗汗，以上表明虚劳、阴阳气血之虚者可发生盗汗。（《金匮要略心典》）

（3）成无己：盗汗为邪在半表半里，不得与少阳病往来寒热之半表半里等同，以表邪未悉解，而邪已侵于里，在表之邪气乘入寐时“表中阳气不致”更入之，阳加于阴，形成伤寒之盗汗。（《〈瘟疫论〉评注》）

【原文 14】 血在肌肤，则翕翕发热，自汗盗汗。（《血证论·瘀血》）

释义

此条文论述盗汗的另一病机。盗汗，多是因为瘀血阻碍气血运行，瘀久化热，内生虚热，热蒸津液而成。因此，长期盗汗久治不愈者，需考虑可能为瘀血导致的盗汗。

名家解读

（1）王清任：血瘀可致盗汗。（《医林改错·血府逐瘀汤所治之症目》）

（2）张景岳：血热可致盗汗。（《景岳全书·汗症》）

【原文 15】 盗汗属血虚、阴虚。小儿不须治，忌用生姜……盗汗发热，因阴虚，用四物加黄柏；兼气虚，加人参、黄芪、白术。戴云：盗汗者，谓睡而汗出也，不睡则不能汗出。方其睡熟也，溱溱然出焉，觉则止而不复出矣。杂病盗汗，责其阳虚，与伤寒盗汗非比之，亦是心虚所致。宜敛心气，益肾水，使阴阳调和，水火升降，其汗自止。（《丹溪心法》）

释义

本条论述了盗汗治疗用药加减。盗汗大多数为血虚、阴虚。小儿一般不需要治疗，忌用生姜损失阴液。盗汗有发热者，可以运用四物汤加黄柏；兼有气虚者，常可加以人参、黄芪、白术。盗汗，是指睡觉的时候出汗，刚睡熟，汗即出。朱丹溪认为盗汗一般为心阳虚所致，治宜益心气，益肾水，调和阴阳，水火升降，盗汗自止。

名家解读

朱震亨：盗汗者，睡则汗自出，觉则无矣。非若自汗而自出也。小儿不须治。(《金匮钩玄》)

【原文16】 小儿盗汗者，由心气不足，风邪入于阳经，阳经虚故也。以其眠睡之间，盗人气血，故谓之盗汗，久不已，令儿皮腠虚疏，潮热时作，肌肉消瘦，治不宜缓。(《圣济总录》)

释义

小儿盗汗，都由心气亏虚，感受风邪，客于阳经虚损，等到睡觉时候，邪气损失人体气血，从而出现盗汗。久而久之，小儿皮肤腠理疏松，时感躁热，身体较前消瘦，必须及时治疗。

名家解读

(1) 刘昉：盗汗者，眠睡而汗出也。小儿阴阳之气嫩弱，腠理易开。若将养过温，因于睡卧阴阳气交，津液发泄而汗出也。(《幼幼新书》)

(2) 张洁：盗汗属阴虚，小儿盗汗不须治。禁用半夏。(《仁术便览》)

【原文17】 里证下后，续得盗汗者，表有微邪也。若邪甚竟作自汗，伏邪中溃，则作战汗矣。凡人目张，则卫气行于阳，目瞑，则卫气行于阴，行阳谓升发于表，行阴谓敛降于内。今内有伏热，而又遇卫气，两阳相抟，热蒸于外则腠理开而盗汗出矣。若内伏之邪一尽则盗汗自止，设不止者，宜柴胡汤以佐之。时疫愈后，脉静身凉，数日后反得盗汗及自汗者，此属表虚，宜黄芪汤。(《温疫论·上卷·盗汗》)

释义

里证用下法后，出现盗汗，说明肌表尚有轻微余邪。如果病邪重的，则出现自汗，若伏邪从膜原溃散，则出现战汗。大凡人在醒时，卫气行于阳，睡眠时，则卫气行于阴。行于阳则卫气升浮于肌表，行于阴则卫气潜伏于内。现在里有邪热郁结而又遇到卫气，两阳相并，内热向外蒸发则腠理开放，故出现盗汗。如内伏之邪一俱退尽，则盗汗自然而止。假如盗汗不止，宜佐用柴胡汤和解之。温病痉愈后，脉象正常，身热退净，几天后反而出现盗汗、自汗，这种情况属于表虚，宜用黄芪汤固表。

名家解读

张仲景：指出盗汗乃阴阳气血不足之证，阳气虚而不能固表，阴血虚则不能内守。(《金匮要略·血痹虚劳病脉证并治》)

【原文 18】 时疫临解，有忽手舞足蹈，跳床投榻而后作汗者，最为骇人。然须验其是否作汗，作汗之脉浮而缓，浮为邪还于表，缓则胃气自和，待汗透自愈。脉若浮洪、浮数、浮滑、浮散、虽有汗，亦为发狂，非作汗也。(《瘟疫论广翼》)

释义

时疫未完全解除，突然出现手舞足蹈、跳床等狂乱的症状，其后出现大汗。想要辨别其是出汗才狂，还是狂证，需诊其脉象，脉浮而缓，脉浮是说明邪气还在表，脉缓说明胃气无病，此时只要汗出，症状自然自愈。如果脉象为浮洪、浮数、浮滑、浮散，此时虽然有汗出，此为狂证，不是因为汗出。

名家解读

(1) 张仲景：狂躁不安同时出汗为狂汗。伤寒论提到"奄然发狂，濈然汗出"，为水湿之邪郁滞不解，浸渍关节，郁而化热，然胃气尚强，正能抗邪，但湿郁日久，不能速化，正邪剧争所致。(《〈伤寒论〉论汗琐谈》)

(2) 郑寿金：狂汗者，由外邪入内，随热而化，热乘于心，神识不明，当正邪相攻，客邪突出，心神不定，其人中狂，大汗如注，邪尽汗止，而病可立瘥。"(《医法圆通》)

【原文 19】 狂汗者，伏邪中溃，欲作汗解，因其人禀赋充盛，阳气冲击，不能顿开，故忽然坐卧不安，且狂且躁，少顷大汗淋漓，狂躁顿止，脉静身凉，霍然而愈。(《温疫论·上卷·狂汗》)

释义

狂汗是由于潜伏在膜原的邪气已经溃散，邪气自内达外，将要从汗而解。因患者原来体质强盛，此时，体内阳气奋起与邪相争，御邪外出，但肌肤腠理，不能顿开，因此突然出现坐卧不安、烦躁如狂的病状，不久肌肤腠理开放而大汗淋漓，狂躁立即停止，脉象平静，身热退净，病情很快痊愈。

名家解读

(1) 郝静：狂汗是疫邪外解，疾病向愈的一种标志，与传统的运用辛温解表剂解除表证的发汗法相比，有很大的差别，这仍是汗法的一种，属于汗出而解的范畴。这种汗出并不能使疾病痊愈，它是正邪双方斗争过程中，正气战胜邪气的自然现象，所以吴氏反复强调必待伏邪中溃，表里之气相通，邪气自

内达外，才能汗出而解。(《〈温疫论〉汗法浅析》)

(2)刘明武：狂汗是正气来复、奋起抗邪的表现，胃中阳胜，谷气内盛，是汗出的基础。谷气盛而水湿不能胜之，则随汗外出，故曰与汗共并，汗出邪解。(《伤寒论汗证探析》)

【原文 20】 今邪在半表半里，表虽有汗，徒损真气，邪气深伏，何能得解？必俟其伏邪渐退，表气潜行于内，乃作大战，精气自内由膜中以达表，振战止而复热，此时表里相通，故大汗淋漓，衣被湿透，邪从汗解，此名战汗。(《温疫论·上卷·原病》)

释义

本条论述了感受温疫之邪，出现战汗的病机。温疫之邪伏在半表半里的膜原，即使用解表的药而使出汗，也只能损伤了真气，潜伏在里的邪气，怎能消解呢？必须要等待伏邪渐退，正气渐复，此时，正邪相争，表里相通，突然出现全身战栗，继则发热，大汗淋漓，衣被湿透，这叫作战汗。

名家解读

温佳雨等：战汗指在外感热病过程中，突然发生战栗，继而全身出汗的表现。一般认为是正气与邪气相争的表现。(《"汗证"病名考》)

【原文 21】 疫邪为病，有从战汗而解者；有从自汗、盗汗、狂汗而解者；有无汗而传入胃者；有自汗淋漓热渴反甚，终得战汗方解者；有胃气壅郁，必因下乃得战汗而解者；有表经汗解，里有余邪，不因他故，越三五日前证复发者；有发黄因下而愈者；有发黄因下而斑出者；有竟从发斑而愈者；有里证急，虽有斑，非下不愈者。此虽传变不常，亦疫之常变也。(《温疫论·上卷·传变不常》)

释义

本条原文论述了疫邪传变不常。由疫邪所致的疾病，有的从战汗而消解；有的从自汗、盗汗、狂汗而消解，有的没有汗出而邪内陷于胃的，有的虽汗出淋漓如雨，发热和口渴的症状却未减反重，最后仍经战汗而消解，有的因胃肠积滞，必须经用泻下的方法治疗后，才得战汗而消解，有的表证虽从汗出已缓解，但胃肠余邪未净，即使没有其他原因影响，再经过三五天后，原来症状仍会复发的，有的出现面目皮肤发黄，经用泻下药而获愈；有的发黄，施用了泻下药后，继而皮肤出现斑疹的，有的竟然从发出斑疹而病愈的，有的由于里证较重，虽然皮肤或黏膜见有斑疹，但非用泻下是不愈的。以上这些传变固然错综复杂，变化多端，但总不外乎外解和内陷两个。

名家解读

（1）孙卉等：当代著名温病学家赵绍琴先生也指出："欲达到战汗而解的目的，首先要判定病在气分，才能出现战汗"。可见，只有气分实热证时邪气嚣张，正气不衰才有可能通过战汗而解。综上所言，邪在气分方可战汗而解似已成定论，而事实上对此持反对意见的医家也不在少数。(《浅析叶天士论"战汗"》)

（2）巢元方：时气病的传变规律之一是一日太阳受病，二日阳明受病，三日少阳受病，四日太阴受病，五日少阴受病，六日厥阴受病，七日法当小愈。(《诸病源候论·时气病诸候》)

【原文 22】 疫邪先传表后传里，忽得战汗，经气输泄，当即脉静身凉，烦渴顿除。三五日后，阳气渐积，不待饮食劳碌，或有反复者，盖表邪已解，里邪未去，才觉发热，下之即解。疫邪表里分传，里气壅闭，非下不汗。下之未尽，日后复热，当复下复汗。温疫下后，烦渴减，腹满去，或思食而知味，里气和也。身热未除，脉近浮，此邪气拂郁于经，表未解也，当得汗解。如未得汗，以柴胡清燥汤和之，复不得汗者，从渐解也，不可苛求其汗。应下失下，气消血耗，既下，欲作战汗，但战而不汗者危。以中气亏微，但能降陷不能升发也。次日当即复战，厥回汗出者生，厥不回汗不出者死。以正气脱，不胜其邪也。战而厥回无汗者，真阳尚在，表气枯涸也，可使渐愈。凡战而不复，忽痉者必死。痉者身如尸，牙关紧，目上视。凡战不可扰动，但可温覆，扰动则战而中止，次日当期复战。战汗后复下后，越二三日反腹痛不止者，欲作滞下也，无论已见积未见积，宜芍药汤。(《温疫论·上卷·战汗》)

释义

温疫的病邪，先传表后传里，忽然得到战汗，经络之气因而疏通，当即脉象平静，身热退清，烦躁口渴消除。三五天后阳气又逐渐郁结起来，即使不因饮食不当或过分疲劳，病情也可有反复的，这是由于表邪已解，里邪尚未消退之故。一开始重新发热，即用攻下法，可使退热。凡温疫的病邪表里分传，里气壅闭，一定要从汗或下而解。如果汗下未能使病邪退尽，日后复发热的，应当再采取适当的治疗方法，使邪从下或汗而解。温疫病攻下后，烦躁口渴减轻，腹满消退或想进饮食，并感到食之有味，这种情况表示里气调和了，如果身热未退，脉象近于浮脉，这是由于余邪浮越于经络，表证尚未解除，应当从汗而解。如果汗不出，可用柴胡清燥汤和解之。再不出汗，应该让机体逐渐恢复而汗出，不可强发其汗。应当攻下的而失去攻下机会，以致气血消耗，用之攻下法以后，似乎要出现战汗，但只寒战而不出汗，说明病情危重，是由于中气亏微，只能降陷，不能开发的缘故。第二天希望再出现战汗，如果四肢厥冷不能恢复，不出汗的，预后就差。这主要由于正气虚脱不能抵御病邪的关系。战汗后四肢厥冷恢复而不出汗的，是真阳尚存、表气不足之象，可望渐渐向愈。大凡寒战不恢复而忽然出现抽搐的，是死证，抽搐的患者身体强直，牙关紧闭，两目上视。须知当患者出现战汗时不可去扰动，但可给以盖被，如果扰动患者，可使战汗中止，第二天希望再出现战汗。战汗后，再用攻下后三天，反而出现腹痛不止的，将要发生痢疾，无论有无见到痢疾样的大便，宜用芍药汤。

名家解读

（1）吴又可：战汗的种种不同转归，其预后好坏的关键，是取决于人体正气的强弱，这对指导临床辨证施治，确有一定意义。在战汗发生时，旁人勿可扰动他，可用衣被覆盖取暖。（《温疫论评注》）

（2）周学海："必邪入营分有战汗"，并进一步指出"温热之战汗，必待津液耗燥，滞入营分，以甘寒扶胃生津，如大旱遇雨，阴津与亢阳相争，亦作战也"。（《周氏医学丛书·温热论》）

【原文23】 若其邪始终在气分留连者，可冀其战汗透邪，法宜益胃，令邪与汗并，热达腠开，邪从汗出。解后胃气空虚，当肤冷一昼夜，待胃气还，自温暖如常矣。盖战汗而解，邪退正虚，阳从汗泄，故渐肤冷，未必即成脱证。此时宜令病者安舒静卧，以养阳气来复，旁人切勿惊惶，频频呼唤，扰其元神，使其烦躁。但诊其脉，若虚软和缓，虽倦卧不语，汗出肤冷，却非脱证；若脉急疾，爆扰不卧，肤冷汗出，便为气脱之证矣。更有邪盛正虚，不能一战而解，停一二日再战汗而愈者，不可不知。（《医述·温热篇》）

释义

本条论述温热邪气留连气分的治疗大法以及战汗的病机、表现、预后、护理及与脱证的鉴别。温热邪气久在气分留连，往往由于正邪相持，势均力敌所致，可通过战汗的方法使邪气透出。此时胃津不足，热邪也不甚，故治疗可通过益胃之法，促使"战汗透邪"。所谓益胃之法，主要是滋养胃津，如服用雪梨浆、五汁饮、益胃汤等剂，或多饮米汤、白水皆可。通过益胃，使腠理开泄，热邪外出。战汗时，汗出过多，阳气随之而泄，导致阳气不足，肢体失于温养，患者往往出现一昼夜的四肢发凉。此类四肢发凉，待人体阳气来复则四肢温暖如常，不一定是阳气亡失的脱证。是阳气暂时虚弱还是阳气脱，其鉴别要点首先是“诊其脉”。若脉象虚软和缓者，虽见肤冷、倦卧、不语，也非脱证若脉来疾数无力或散大，则为脱证之兆。战汗之后，由于阳气随汗外泄，胃气空虚，故出现肤冷、倦卧、不语等阳气一时不足的表现，此时应让患者安卧，不要频频呼唤患者，而应令环境安静，并注意保持室内温暖，以使阳气逐渐恢复。但有些患者由于邪盛正虚，往往不能一战而愈，需过一二日再作战汗方可使邪退热清。

名家解读

（1）张思超：战汗多发生于温病中。战汗前患者首先感到全身恶寒，并不断加重，以至引起全身战栗，且多伴有肢冷、脉伏等症，继之体温不断升高，以至毛窍开泄，腠理疏松，全身汗出，寒战随即停止，体温也逐渐下降，为正气奋起抗邪，鼓邪外出的标志。战汗可自然发生，也可因服用药物治疗后出现。若战汗后热退身凉，则疾病向愈，是人们希望看到的一种结果。热病过程中邪在气分，尤其是半表半里时更易出现，如疟疾、登革热等。目前，这些容易出现战汗的热病少了，故临床上真正战汗患者也不多见。但类似于战汗的现象必须熟知，如急性肾盂肾炎、急性胆囊炎等所表现出的高热寒战不可误作一般战汗，只采取益胃之法或静观其变，待其热退身凉，恐怕贻误病情，因此，积极治疗原发病为当务之急。临床亦有较多患者，因为输液反应而导致寒战，此时，更不可当作战汗，应立即采取积极措施而救治。(《温病经典临床心悟》)

（2）王孟英：将战之时，始令多饮米汤或白汤，以助其作汗之资。(《温热经纬》)

【原文 24】 时疫不论初起、传变、末后，俱以战汗为佳兆。以战则邪正相争，汗则正逐邪出。然有透与不透之分。凡透者，汗必淋漓，汗后身凉，口不渴，舌苔净，二便清，胸腹胁无阻滞结痛，始为全解之战汗。否则余邪未净而复热，则有再作战汗而解者。有战汗须三四次而后解者。有战汗一次不能再战，待屡下而后退者。有不能再作战汗，即加沉困而死者。(《瘟疫明辨·卷二·战汗》)

释义

此条原文讲述时疫战汗的转归。战汗对于时疫的初起、传变、末期阶段都是疾病好转的现象。身体所感受的邪气全部透出，会出现大汗淋漓，汗出后身体不热，口不渴，舌苔正常，二便也正常，胸腹胁肋没有不舒服、疼痛。反之，身体还有余邪未除尽，则还会出现战汗等症状。有些患者战汗三四次才能邪气全部除尽，有些患者战汗一次，再没有出现战汗，必须下法才能退邪。有不出现战汗，故会出现严重后果，被邪气困死。

名家解读

（1）成无己：凡战汗后，神静者吉，昏躁者危。气细者吉；气粗而短者危。舌萎不能言者死。目眶陷者死。目转运者死。戴眼反折者死。形体不仁，水浆不下者死。(《瘟疫明辨·卷二·战汗》)

（2）戴天章：凡战汗之时，不可服药。补则战止而汗不透留邪为患。汗下则太过，而成虚脱。应听战汗透彻，再观脉证施治。当战时，或多与热汤饮之，助其作汗。战汗之时，脉多停止，勿讶，待战汗之后，脉自见也。大抵战汗之脉以浮为佳，邪出于表也。虚散微濡应有变，煎独参汤以待之，防其脱也。贫者米饮聊以代之，然必察其战后，系邪净而气欲脱方可用。(《广瘟疫论》)

第五节 斑 疹

【原文1】 太阴温病，不可发汗，发汗而汗不出者，必发斑疹，汗出过多者，必神昏谵语。发斑者，化斑汤主之；发疹者，银翘散去豆豉，加细生地、丹皮、大青叶，倍元参主之。(《温病条辨·上焦篇·风温、温热、温疫、温毒、冬温》)

释义

手太阴肺经的温病，不能用辛温发汗的方法。如果误用了发汗法而汗不出的，就会助长热势，很容易在皮肤上出现斑疹；如果误用了发汗法导致汗出过多，就会耗伤心气，发生神昏谵语。对于身发斑的患者，可用化斑汤治疗。身发疹的患者，可用银翘散去豆豉，加生地黄、牡丹皮、大青叶，倍玄参治疗。

名家解读

陆子贤：斑为阳明热毒，采用清阳明胃热的白虎汤合玄参启肾经之气，上交于肺，庶水天一气，上下循环，不致泉源暴绝也，犀角咸寒，救肾水，以济心火，托斑外出，而又败毒辟瘟也，此由辛凉重剂易为咸寒甘法。(《温病方论》)

【原文2】 温病忌汗者，病由口鼻而入，邪不在足太阳之表，故不得伤太阳经也。时医不知而误发之，若其人热甚血燥，不能蒸汗，温邪郁于肌表血分，故必发斑疹也。若其表疏，一发而汗出不止，汗为心液，误汗亡阳，心阳伤而神明乱，中无所主，故神昏。心液伤而心血虚，心以阴为体，心阴不能济阳，则心阳独亢，心主言，故谵语不休也。且手经逆传，世罕知之，手太阴病不解，本有必传手厥阴心包之理，况又伤其气血乎。(《温病条辨·上焦篇·风温、温热、温疫、温毒、冬温》)

释义

本条论述了温病忌汗的道理及误汗后引起的斑疹、谵语等变证的治疗。手太阴温病不可采用辛温发汗的方法，若误用而汗不出者，乃由于辛温发散助热，耗伤阴液，作汗无源，故汗不得出，且邪热动血，外出血络而发为斑疹。因斑为阳明热毒从肌肉外溢所致，故用化斑汤以清胃泄热、凉血化斑。疹为太阴风热内窜营分而外达于肌肤，故用银翘散去豆豉，加生地黄、牡丹皮、大青叶、倍玄参以宣肺达邪、清营透疹。无论斑或疹，均禁用或慎用升麻、柴胡等辛散之品。太阴温病，卫表疏松。若误用辛温发汗，汗出过多，必然损伤心阳心阴，邪热乘虚而入，热闭心包，痰热闭窍，出现神昏谵语等症。此时可用清宫汤清心开窍，也可随证选用牛黄丸、紫雪丹等方。

名家解读

曹炳章：温病宜清凉解肌，既云解肌，亦有得微汗而解者。盖肺主皮毛，亦可微汗，但服清凉解肌药则汗出而温亦去，断不伤阴；若服羌、独、桂枝，则必伤太阳经，所谓诛伐无过，温病未去，而阴已伤矣。(《温病学》)

【原文3】 斑疹，用升提，则衄，或厥，或呛咳，或昏痉，用壅补则瞀乱。

此治斑疹之禁也。斑疹之邪在血络，只喜轻宣凉解。若用柴胡、升麻辛温之品，直升少阳，使热血上循清道则衄；过升则下竭，下竭者必上厥；肺为华盖，受热毒之熏蒸则呛咳；心位正阳，受升提之摧迫则昏痉。至若壅补，使邪无出路，络道比经道最细，诸疮痛痒，皆属于心，既不得外出，其势必返而归之于心，不瞀乱得乎？(《温病条辨·中焦篇·风温、温热、温疫、温毒、冬温》)

释义

此条为斑疹治禁。陆子贤云“斑为阳明热毒，疹为太阴风热”，故治斑应清胃泻热，凉血化斑；治疹应宣肺达邪，清营透疹。如果用具有升散提举作用的方药进行治疗，就会引起衄血，或导致肢体厥冷，或发生呛咳，有的甚至会造成神昏痉厥。

此处所言“升提”，是指用辛温升散之品，其机理可参吴氏自注。如果用滋补壅滞的方药进行治疗，就会导致神志昏乱。

名家解读

若正虚导致斑疹内陷之逆证，出现大汗淋漓，体温骤降，斑疹甫出即隐等，当用补气以托斑疹外透之法，不属禁忌之例。(《温病学》)

【原文4】 斑疹阳明证悉具，外出不快，内壅特甚者，调胃承气汤微和之，得通则已，不可令大泄，大泄则内陷。

此斑疹下法，微有不同也。斑疹虽宜宣泄，但不可太过，令其内陷。斑疹虽忌升提，亦畏内陷。方用调胃承气者，避枳、朴之温燥，取芒硝之入阴，甘草败毒缓中也。(《温病条辨·中焦篇·风温、温热、温疫、温毒、冬温》)

释义

本条论斑疹下法宜忌。斑疹透发不畅快，且阳明证已俱，症见腑气壅滞，大便不通者，可用调胃承气汤缓下热结，调和胃气，使腑气得降，邪热得以外泄，则斑疹也可透发。外发斑疹使用攻下法时首先要掌握其使用指征，即阳明证和斑疹内壅之表现悉具，其次是要适可而止，除了只用缓下之剂外，得下后不可再下，以免发生内陷之变。

名家解读

吴氏自注中治疗斑疹使用宣泄法的分寸及选用调胃承气汤的道理，应细心体会，斑宜清化，疹宜透发，这是总的治疗原则。忌辛温、忌升提、忌壅补、忌大泄，这是一般禁忌。临证时，要具体问题具体分析，不可视为绝对禁忌。(《温病学》)

【原文5】 阳明温病，斑疹，温痘，温疮，温毒，发黄，神昏谵语者，安宫牛黄丸主之。(《温病条辨·中焦篇·风温、温热、温疫、温毒、冬温》)

释义

阳明温病，斑疹，温痘，温疮，温毒，发黄，有神志昏迷和谵语症状的，可以用安宫牛黄丸治疗。

名家解读

安宫牛黄丸主治热病，邪入心包，高热惊厥，神昏谵语。安宫牛黄丸最长于清热豁痰、开窍安神，属于中医凉开三宝之首，因其性最凉，故凡见病邪

逆传心包或心包热较甚之证，首选安宫牛黄丸。(《温病名方脉案集萃》)

【原文6】 若舌白如粉而滑，四边色紫绛者，温疫病初入膜原，未归胃腑，急急透解，莫待传陷而入为险恶之病。且见此舌者，病必见凶，须要小心。凡斑疹初见，须用纸燃照，见胸背两胁点大而在皮肤之上者，为斑；或云头隐隐，或琐碎小粒者，为疹。又宜见少而不宜多。按方书谓斑色红者属胃热，紫者热极，黑者胃烂，然亦必看外症所合，方可断之。(《温热论》)

释义

本条论述斑和疹的区别及其诊断意义。斑疹初现时，以胸背及两胁最为多见，临证应详细检查。斑疹均为红色皮疹，但在形态上有所区别：点大成片，平摊于皮肤之上者为斑；如云头隐隐，或呈琐碎小粒，高出于皮面者为疹。斑疹外发，标志着营血分邪热有外达之机，故“宜见”。如斑疹外发过多过密，表明营血分热盛毒深，故“不宜见多”。温病发斑为阳明热毒，内迫营血，外溢肌肤所致，故观察其色泽可以判断阳明热毒的深浅程度。色红为胃热炽盛，色紫为邪毒深重，色黑则为热毒极盛，故称胃烂。但仅凭斑色来判断病情是不全面的，必须结合全身脉证进行综合分析，才能做出正确的诊断。

名家解读

陆子贤：斑为阳明热毒，点大而色鲜；疹为太阴风热，点细而色红。(《六因条辨》)

【原文7】 若斑色紫小点者，心包热也。点大而紫，胃中热也。黑斑而光亮者热胜毒盛。虽属不治，若其人气血充者，或依法治之，尚可救。若黑而晦者必死。若黑而隐隐，四旁赤色火郁内伏，大用清凉透发，间有转红成可救者。若夹斑带疹，皆是邪之不一，各随其部而泄。然斑属血者恒多，疹属气者不少，斑疹皆是邪气外露之象，发出宜神情清爽，为外解里和之意。如斑疹出而昏者，正不胜邪，内陷为患，或胃津内涸之故。(《温热论》)

释义

此论实火之斑疹也。点小即是从血络而出之疹，故热在心包；点大从肌肉而出为斑，故热在胃。黑而光亮者，元气犹充，故或可救；黑暗则元气败，必死矣。四旁赤色，其气血尚活，故可透发也。斑疹夹杂，经胃之热，各随其部而外泄，热邪入胃，本属气分，见斑则邪属于血者多矣。疹从血络而出，本属血分，然邪由气而闭其血，方成疹也，必当两清气血以为治也。既出而反神昏，则正不胜邪而死矣。

名家解读

（1）章虚谷：点小，即是从血络而出之疹，故热在心包；点大，从肌肤而出，为斑，故热在胃。黑而光亮者，元气犹充，故或可救。黑暗则元气败，必死矣。四旁赤色，其气血尚活，故可透发。斑疹皆是邪气外露之象，发出宜神情清爽，为外解里和之意，如斑疹出而昏者，正不胜邪，内陷为患，或胃津内涸之故。（《珍本医书集成》）

（2）吴润秋：本节论述斑疹紫黑的诊断意义、发生机制及预后。古人总结归纳出斑的主要病机为阳明之热毒，但叶天士提出还与其他脏腑相关，若紫而点小，多为心包热盛，而不能畅透；紫而点大者，为阳明胃热炽盛，迫于血分外溢肌肤。斑紫黑的预后：斑紫黑的预后与人体气血盛衰息息相关。若黑而色泽光亮者，虽属热毒深重，但气血尚充，经过调治可望热邪外出转危为安；若斑色黑而晦暗者，表明正气已告衰亡，热毒极重而正不胜邪，预后不良。若斑色黑而隐隐，四旁呈赤色者，则是邪毒郁伏不能外达之象，须用大剂清热凉血解毒之剂，使郁伏之邪透达于外，则斑色亦可由黑转红，成为可救之候。叶氏进一步阐述斑疹发生的病理机制：斑为阳明热毒内迫血分，外溢肌肉所致，病偏血分；疹为肺经气分热炽波及营分，由血络外发，病偏气分。故叶天士云："斑属血者恒多，疹属气者不少。"斑疹的外现为邪热外达之象，即邪寻出路之征兆，若透发后理应神情清爽，脉静身凉，方为邪热外解，脏腑气血渐趋平和之征。反之，斑疹虽已发出，却见身热不解神昏者，属于正虚不能胜邪，邪热乘虚内陷，或由胃中津液枯涸，水不制火，火毒过盛，预后多属不良。（《智慧中医入门桥读经典名句》）

【原文8】 时疫发斑，邪热出于经脉也，虽不及战汗，亦有外解之机，治以凉血清热为主，白虎化斑汤、吴氏举斑汤、犀角地黄汤选用。此亦与他证发斑有异，他证发斑，斑消则愈，此总不以斑之消否为轻重，而惟以里证为主。每每斑出而谵妄如故，或斑出数日以消而昏沉如故，必待里热全清，二便清利而后愈。故治斑药味可为辅，不可为主。发斑发疹，热皆在经而不在胃，凡遇烦躁而不渴，目赤而舌白，即是将发斑疹之候，预以清凉、解表、透毒之药治之，使邪易出易净。（《广瘟疫论·卷二·发斑》）

释义

时疫发斑治疗应当凉血清热为主，可以选用白虎化斑汤、吴氏举斑汤、犀角地黄汤。时疫发斑与其他类型的发斑有区别，其他类型的发斑，斑疹消除就病愈了。时疫发斑不以斑疹消除与否为判断病情的标准，而是以里证是否治愈为主。时疫发斑往往斑出后仍然谵语，或者斑出数日已消，但患者仍然昏沉如故，此时治疗应当清里热，通利二便，以治疗斑疹的药为辅，治疗里证的药为主。发斑发疹，热皆在经而不在胃，凡遇到烦躁而不渴，目赤而舌白，则是将发斑疹之候，应当应用清凉、解表、透毒的药治疗。

名家解读

时疫表证，皆关乎里，不似他证表里两不相关，冠以“时疫”二字，以明非他病之见症，不可以治他病之法治之，亦不可以此法治他病。总凭气、色、神、脉、舌苔辨之，百不失一。是五者，为辨时疫之大纲，实亦辨时疫之细目也。(《温病大成》)

第六节　血　症

【原文1】 帝曰：肠澼便血何如？岐伯曰：身热则死，寒则生。帝曰：肠澼下白沫何如？岐伯曰：脉沉则生，脉浮则死。帝曰：肠澼下脓血何如？岐伯曰：脉悬绝则死，滑大则生。帝曰：肠澼之属，身不热，脉不悬绝何如？岐伯曰：滑大者曰生，悬涩者曰死，以脏期之。(《素问·通评虚实论》)

释义

黄帝问：肠澼中赤痢的变化怎样？岐伯说：痢兼发热的则死；身寒不发热的则生。黄帝问：肠澼而下白沫的，其变化怎样？岐伯说：脉沉则生，浮则死。黄帝问：肠澼而脓血俱下的，其变化又怎样呢？岐伯说：脉象小涩的则死；滑大的则生。黄帝问：如果身热，脉不小涩，又怎样呢？岐伯说：脉象滑大的可生；脉象涩小的，则死。至于什么时候死，那要根据克胜之日来定。

名家解读

(1) 薛雪：肠澼便血，则阴虚于内，身热则阳虚于外，阴阳别论云：阴阳虚，肠澼死。故身热则死。寒者身不热也，不热则阴虚而阳不虚故生……肠澼下白沫，乃寒汁下泄。脉沉则血气内守，故生；脉浮则血气外驰，故死。(《医经原旨》)

(2) 张介宾：白沫，白痢也。病在阴而见阴脉者为顺，故生；见阳脉为逆，故死……下脓血者，兼白赤而言也。悬绝者谓太过，则坚而搏，不足则微而脱，皆胃气去而真脏见也，邪实正虚，势相悬绝，故死。滑因血盛，大亦气充，血气未伤，故生。(《类经》)

（3）张志聪：此复申明血气之生源，又重在阳明之胃气也，身不热者，阳不外脱也；脉不悬绝，阴不下绝也。悬涩者，阳明之生气亦脱，故死。（《黄帝内经素问集注》）

【原文2】 湿热内滞太阴，郁久而为滞下，其证胸痞腹痛，下坠窘迫，脓血稠粘，里结后重，脉软数者。宜厚朴、黄芩、神曲、广皮、木香、槟榔、柴胡、煨葛根、银花炭、荆芥炭等味。古之所谓滞下，即今所云痢疾也。由湿热之邪，内伏太阴，阻遏气机，以致太阴失健运，少阳失疏达，热郁湿蒸，传导失其常度，蒸为败浊脓血，下注肛门，故后重。气壅不化，仍数至圊而不能便。伤气则下白，伤血则下赤，气血并伤，赤白兼下。湿热盛极，痢成五色。故用厚朴除湿而行滞气，槟榔下逆而破结气，黄芩清庚金之热，木香、神曲疏中气之滞，葛根升下陷之胃气，柴胡升土中之木气，热侵血分而便血，以银花、荆芥入营清热。若热盛于里，当用黄连以清热。大实而痛，宜增大黄以逐邪。昔张洁古制芍药汤以治血痢，方用归、芍、芩、连、大黄、木香、槟榔、甘草、桂心等味。而以芍药名汤者，盖谓下血必调藏血之脏，故用之为君，不特欲其土中泻木，抑亦赖以敛肝和阴也。然芍药味酸性敛，终非湿热内蕴者所宜服。倘遇痢久中虚，而宜用芍药、甘草之化土者，恐难任芩、连、大黄之苦寒，木香、槟榔之破气。其下痢初作，湿热正盛者，白芍酸敛滞邪，断不可投，此虽昔人已试之成方，不敢引为后学之楷式也。（《温热经纬》）

释义

湿热积滞壅结肠道伤及气血而可致痢疾。湿热久滞中焦脾胃运化失常、升降失司、气机壅滞可见胸痞腹痛、里急后重，湿热壅滞肠道、蒸腐肠道脂膜、损伤肠络故见便下脓血稠黏。脉软数即为濡数之脉，为湿热内蕴之象，治宜清肠止痢化湿导滞。药用厚朴、木香、槟榔、陈皮理气行滞化湿，葛根、柴胡升举下陷之清阳之气。金银花、连翘、荆芥炭清解肠道热毒，黄芩清热燥湿，神曲消食化滞。若热盛于里者可加黄连，大实而痛者加大黄。以上诸药对湿热积滞壅结肠道、伤及气血而致的痢疾可谓正治。张洁古之芍药汤为治疗湿热痢疾的常用方，芍药性虽酸敛，但具有泄热和营、缓急止痛之效，为治疗痢疾的要药。薛氏认为芍药酸敛滞邪，湿热痢疾初起湿热正盛者不可使用，但经过合理的配伍使用并无妨碍。

名家解读

伤气则下白，伤血则下赤，痢疾表现之一是下利赤白脓血，便脓为病在气分。“脓”为何物？脓者，水也。痰、饮、水、湿、脓五者可谓同源而异流。治脓之法，即是祛湿化痰逐水之法。因此，痢疾脓多者，宜加入祛湿药，祛湿药的选择以宣湿、化湿、燥湿为主，如杏仁、砂仁、藿香、半夏、苍术、白术等。古人治痢有禁忌利湿法之说，如茯苓、车前、泽泻等药宜少用或不用。下血者，谓热重入血，肠络损伤而便血，应注重清热凉血药之运用，如丹皮、赤芍等。如果慢性痢疾热不重而便血者，多为阳气虚而不摄，也宜用入血之药，如当归等。大便时肛门有坠重之感，西医谓之肠黏膜充血水肿，而中医则有气滞气虚之说。气滞者宜行气，气虚者宜补气。行气以行胃、肠、肝气为主。薛氏自注中提到的诸药行气语句较为实用，如“厚朴除湿而行滞气”“槟榔下逆而破结气”“木香、神曲疏中气之滞”等，厚朴、槟榔、木香确为治疗痢疾常用之药。(《温病经典临床心悟》)

【原文3】 温病脉，法当数，今反不数而濡小者，热撤里虚也。里虚下利稀水，或便脓血者，桃花汤主之。(《温病条辨》)

释义

温病的脉象应当是数的，现在脉象是濡小脉，表明其热邪已经退去但是阳气已虚。阳虚导致下利稀水，或大便脓血，治疗时应当采用桃花汤。

名家解读

胡希恕：温病之脉本数，因用清热药撤其热，热撤里虚，脉见濡小，下焦空虚则寒，即不下利，亦当温补，况又下利稀水脓血乎，故用少阴自利，关闸不藏，堵截阳明法。(《六经辨证解温病》)

【原文4】 病人无表里证，发热七八日，虽脉浮数者，可下之；假令已下，脉数不解，合热则消谷善饥，至六七日不大便者，有瘀血也，宜抵当汤。若脉数不解，而下利不止，必协热而便脓血也。此疫邪之分传者，病无表里证，邪在募原，此指初起而言。脉数者，热盛于内也，浮者，热蒸于外也，发热七八日而不从汗解，其内热已深，故日可下。此指现在而言。假令已下，是指下后而言也。若下后脉数不解，热传于阳，则消谷善饥，为卫气前通也，热传于阴，必伤血成瘀，为营气前通也，宜抵当汤。即下如豚肝之类。若脉数不解，而下利便脓血者，已成脾气孤绝，五液注下，为不治之证也。勿作寻常协热利看。(《温热经纬》)

释义

患者没有表证和里证，发热已经七八天，虽然脉象浮数，可以用下法。如果用攻下法之后，脉浮象已去而数没有改变，热合于血分则消谷善饥，到七八天不大便的，说明有瘀血内结，宜用抵当汤治疗。如果脉数不解，而下利不止，必将邪热迫血而大便脓血，这是疫邪之分传的情况，患者没有表里证，邪在募原，这是指初起而言。脉数，说明热盛于内。浮，说明热蒸于外。发热七八天而不从汗解，说明内热已深，所以说可用攻下，这是指现在而言。如果已下，这是指攻下后而言的。如果攻下后脉数不解，说明热传于阳，出现消谷善饥的，这是卫气前通的表现；热传于阴，必伤血成瘀，这是营气前通的结果，宜用抵当汤治疗。服药后就会泻下如同猪肝一样颜色的瘀血。如果脉数不解而下利便脓血，这已经成脾气孤绝之证了，五液注下，是不治之证，切勿看作是平常协热利。

名家解读

黄元御：患者无表证之恶寒，无里证之满痛，乃发热至七八日之久，是必有里热，虽脉见浮数者，亦可下之。盖浮数虽是表脉，而外无表证，则不得作表脉论也。假令已下，而脉数不解，表里合热，消谷善饥，至六七日不大便者，此非胃热，必有瘀血也。缘脉数系有里热，下之而脉数不解，里热不清，是里热不在中焦气分，而在下焦血分，宜抵当汤下其瘀血。若服抵当，脉数犹然不解，而加以下利不止，此血分伤深，必将协合外热而便脓血也。(《黄元御医学全书》)

第七节　神志异常症

【原文1】 暑邪深入少阴消渴者，连梅汤主之；入厥阴麻痹者，连梅汤主之；心热烦躁神迷甚者，先与紫雪丹，再与连梅汤。(《温病条辨》)

释义

暑热病邪进一步地深入下焦少阴，产生口渴多饮，但是饮了水却无法解渴的，治疗时应采用连梅汤；暑热病邪进一步地深入厥阴，产生肢体麻痹无知觉病症的，治疗时应采用连梅汤；心中灼热，烦躁不安，神志不清的，应该先用紫雪丹治疗，再用连梅汤进行对症治疗。

名家解读

肾主汗、涕、泪、涎、唾五种液体而最怕干燥。暑邪侵犯人体，往往首先侵入心经，助长心火亢盛于上，肾中阴液不能向上供应，所以出现口渴而饮水不能解渴的症状。再说心和肾都属少阴，手少阴心主火，而暑邪又是火热之邪，火邪侵入火脏，两火相合，火势酷烈，则肾水难以上供制约心火，这怎能不产生消渴的症状呢？治疗用黄连清泄亢盛的实火，使火邪去而不再消灼津液；用酸味的乌梅滋生津液，与黄连相配，酸苦合用可泄热保阴；用色黑而药性沉降的阿胶滋补肾水，麦冬、生地与乌梅配合，酸味甘味结合又能生化阴液，这样口渴而饮水不能解渴的症状就可以消失。肝主筋脉，而滋养筋脉的阴液则来源于肾。热邪损伤肾阴，筋脉得不到阴液的滋养，所以肢体麻痹没有知觉。此外心包络与肝都属于厥阴经，肝主风属木，暑为火邪易犯心经，由心包络代心受邪，从而形成了风火相煽、煎熬津液的局面，怎能不产生麻痹症状呢？治疗用黄连清泻最易损伤津液的火邪，用在生长时已获得木质之气的乌梅补养肝气，用阿胶滋养阴液而平息肝风；麦冬、生地滋补肾水以柔润肝木，这样就可能治愈麻痹。若见心中烦热，烦躁不宁，甚至神志昏迷的，治疗之所以先用紫雪丹，是因为该方可以开通暑热之邪外达的出路，使乌梅、黄连能够进入厥阴经，直达病所。(《温病条辨临证精华》)

【原文2】 太阴脾疟，寒起四末，不渴多呕，热聚心胸，黄连白芍汤主之；烦躁甚者，可另服牛黄丸一丸。(《温病条辨》)

释义

疟疾表现于足太阴脾，则被称为“太阴脾疟”。发作时，从四肢末端开始产生寒冷的感觉，口不觉渴、呕吐现象明显，这是因为热邪在心胸部聚集所致，治疗时可以采用黄连白芍汤。而对于心情烦躁明显的，可以服一粒牛黄丸。

名家解读

(1) 脾主四肢，寒起四肢而不渴，故知其为脾疟。热聚心胸而多呕，中土病而肝木来乘，故方以两和肝胃为主。此偏于热甚，故清热之品重，而以芍药收脾阴也。(《图解温病条辨》)

(2) “太阴脾疟，寒起四末”，因脾主四肢，若疟疾伴有伤脾的见证时，疟疾发作从四肢发凉开始。“不渴”，是说明当脾阳受损、脾湿不化时，则口不渴。“呕”，属热聚心胸，胃气上逆，肝乘脾胃。黄连白芍汤以芩、连之苦清胃清肝，以半夏、枳实、生姜之辛宣气化湿、和胃止呕，白芍敛肝脾之阴。本方寒温苦辛合用而偏于寒凉，所以属苦辛寒法，如出现明显烦躁，是热扰心神所致，可加用安宫牛黄丸，清心以防闭阻心包。(《温病条辨讲解》)

【原文3】 痉厥神昏，舌短，烦躁，手少阴证未罢者，先与牛黄、紫雪辈，开窍搜邪；再与复脉汤存阴，三甲潜阳，临证细参，勿致倒乱。(温病条辨)

释义

厥阴有手、足经之别。神昏为邪入手厥阴之象，痉厥则为足厥阴肝经病变的特征。若患者手足厥阴同时受累，其治疗当先治手厥阴，后治足厥阴；先祛邪，后扶正。患者痉厥神昏若伴舌短、烦躁等症状，为心包邪热尚盛，应先用牛黄丸、紫雪丹之类以清热开窍搜邪，再用复脉汤养阴三甲潜阳。此治疗之先后顺序临证时应认真审别不可颠倒混乱。

名家解读

本证多见于温病后期，病情复杂多变，其治疗亦应随证施治。邪有余，先搜邪，阴将竭，先复阴，或间用，或并举，均须临证细参。(《温病学》)

【原文4】 猖狂刚暴，骂詈不避亲疏，甚至登高而歌，弃衣而走，逾垣上屋，非寻常力所及，语生平未有之事，未见之人，如有邪附者。此阳明邪热扰乱神明，病人亦不自知。多有看香、送祟、服符以驱邪者，可发一笑。(《疫疹一得》)

释义

热疫发狂，妄言妄见，哭骂不避亲疏，甚至弃衣而走，登高而歌，逾垣上屋，此为阳明邪热，扰乱心神所致，不可轻信鬼神，而延误治疗。

名家解读

疫病发狂，多有夹痰浊的情况，王孟英提出治疗时应加石菖蒲、竹沥以豁痰开窍，甚为对证。如阳明燥结明显者，还应加入大黄、芒硝等苦寒通下之品，使燥结去，热毒才能得解。(《温病学》)

【原文5】 温毒神昏谵语者，先与安宫牛黄丸、紫雪丹之属，继以清宫汤。(《温病条辨》)

释义

温毒热炽，逆犯心包，神昏谵语者，先用安宫牛黄丸、紫雪丹清热解毒，开窍通神，再以清宫汤清心凉血解毒。

名家解读

温毒，由于邪陷心包，发生神志昏迷、谵语，这时如果没有腹满、大便闭等中焦实热症状的，可以先用安宫牛黄丸和紫雪丹之类，清心开窍，继用清宫汤，清膻中热，增强治疗效果。由于安宫牛黄丸、紫雪丹具有清热解毒、开窍清心的作用，所以热毒壅盛，内犯心包者，均可应用。(《朱进忠老中医感悟经典》)

【原文6】 脉虚夜寐不安，烦渴舌赤，时有谵语，目常开不闭，或喜

闭不开，暑入手厥阴也。手厥阴暑温，清营汤主之；舌白滑者，不可与也。(《温病条辨》)

释义

脉虚夜寐不安，出现烦渴舌赤，时有谵语，目常开不闭，或喜闭不开的症状，是暑入手厥阴。手厥阴暑温，用清营汤；舌白滑的，就不可以用清营汤了。

名家解读

夜寐不安，心神虚而阳不得入于阴也。烦渴舌赤，心用恣而心体亏也。时有谵语，神明欲乱也。目常开不闭，目为火户，火性急，常欲开以泄其火，且阳不下交于阴也；或喜闭不喜开者，阴为亢阳所损，阴损则恶见阳光也。故以清营汤急清宫中之热，而保离中之虚也。若舌白滑，不惟热重，湿亦重矣，湿重忌柔润药，当于湿温例中求之，故不可与清营汤也。(《温病条辨讲解》)

【原文7】 阳明温病，汗多谵语，舌苔老黄而干者，宜小承气汤。(《温病条辨》)

释义

汗多，津液散而大便结，苔见干黄，谵语因结粪而然，故宜承气。

名家解读

胡希恕：于前证外，又汗多谵语，舌苔老黄而干，乃热结津耗之候与小承气汤，不如大承气汤速下为善。(《六经辨证解温病》)

【原文8】 风温证，身灼热，口大渴，咳嗽烦闷，谵语如梦语，脉弦数，干呕者，此热灼肺胃，风火内旋。当用羚羊、川贝、连翘、麦冬、石斛、青蒿、知母、花粉之属，以泄热和阴。(《温热经纬》)

释义

风温证，身灼热，口大渴足见胃热炽盛，阴液已伤，咳嗽烦闷则是肺热壅盛。热扰神明则有谵语如梦语。脉象弦数、干呕为风火内旋，热盛肝风欲动的证候。

名家解读

本条为风火内旋，肺胃热盛的证治，综合上述证情，系肺胃热炽，侵扰厥阴。所以，药用羚角凉肝息风，川贝、连翘清热化痰，麦冬、石斛、知母、天花粉滋液清热，青蒿芳香透热。至于清热的石膏，泄火的栀子、黄芩，平呕逆的代赭石、竹茹、枇杷叶，皆可随证选用。(《温病学》)

第五章
疫病常用辨证经典选读

第一节　六经辨证

【原文1】 太阳之为病，脉浮，头项强痛而恶寒。(《伤寒论》)

释义

太阳病提纲。太阳病初起，以头项僵痛、恶寒、脉浮为主证。

名家解读

（1）柯韵伯：仲景作论大法，六经各立病机一条，提挈一经纲领，必择本经至当之脉证而表彰之……后凡言太阳病者，必据此条脉证，如脉反沉、头不痛、项不强、不恶寒，是太阳之变局矣。

仲景立六经总纲，法与《内经》热论不同。太阳只重在表证表脉，不重在经络主病，看诸总纲，各立门户，其意可知。(《伤寒来苏集》)

（2）方有执：此揭太阳之总病乃三篇之大纲。以下凡首称太阳病者，皆指此而言之也。(《伤寒论条辨》)

（3）程郊倩：太阳之见证，莫确于头痛恶寒，故首揭之，使后人一遇卒病，不问何气之交，而但见此脉此证，均可作太阳病处治，亦必兼此脉此证，方可作太阳病处治。虽病已多日，不问其过经已未，而尚见此脉此证，仍可作太阳病处治。(《伤寒论后条辨》)

【原文2】 阳明之为病，胃家实是也。(《伤寒论》)

释义

阳明病提纲。阳明病，主要证见胃肠实满。

名家解读

（1）尤在泾：胃者，汇也，水谷之海，为阳明之腑也。胃家实者，邪热入胃，与糟粕相结而成实，非胃气自盛也。凡伤寒腹满，便闭，潮热，转矢气，手足濈濈汗出等症，皆是阳明胃实之证也。（《伤寒贯珠集》）

（2）喻嘉言：以胃家实揭正阳阳明之总，见邪到本经，遂入胃而成胃实之证也。不然，阳明病其胃不实者多矣，于义安取乎？（《尚论张仲景伤寒论三百九十七法》）

（3）章虚谷：胃家者，统阳明经府而言也。实者，受邪之谓。（《伤寒论本旨》）

（4）黄元御：胃者，阳明之府，阳明之为病，全缘胃家之阳实，阳实则病至阳明，府热郁发，病邪归胃，而不复他传，非他经之不病也。三阳之阳，莫盛于阳明，阳明之邪独旺，不得属之他经也。胃家之实，而病归胃府，始终不迁，故曰阳明之为病。若胃阳非实，则今日在阳明之经，明日已传少阳之经，后日已传太阴之经，未可专名一经，曰阳明之为病也。（《伤寒悬解》）

（5）柯韵伯：阳明为传化之府，当更实更虚，食入胃实而肠虚，食下肠实而胃虚，若但实不虚，斯为阳明之病根矣。胃实不是阳明病，而阳明之为病，悉从胃实上得来，故以胃家实为阳明一经之总纲也。然致实之由，最宜详审，有实于未病之先者，有实于得病之后者，有风寒外束热不得越而实者，有妄汗吐下重亡津液而实者，有从本经热盛而实者，有从他经转属而实者，此只举其病根在实，而勿得以胃实即为可下之证。按阳明提纲，与《素问·热论》不同，《热论》重在经络，病为在表，此以里证为主，里不和即是阳明病。他条或有表证，仲景意不在表；或兼经病，仲景意不在经。阳明为阖，凡里证不和者，又以阖病为主。不大便固阖也，不小便亦阖也。不能食，食难用饱，初欲食，反不能食，皆阖也。自汗出，盗汗出，表开而里阖也。反无汗，内外皆阖也。种种阖病，或然或否，故提纲独以胃实为正，胃实不是竟指燥屎坚鞕只对下利言，下利是胃家不实矣。故汗出解后，胃中不和而下利者，便不称阳明病；如胃中虚而不下利者，便属阳明。即初鞕后溏者，总不失为胃家实也。所以然者，阳明太阴同处中州，而所司各别，胃司纳，故以阳明主实；脾司输，故以太阴主利。同一胃府而分治如此，是二经所由分也。（《伤寒来苏集》）

【原文 3】 少阳之为病，口苦咽干目眩也。（《伤寒论》）

释义

少阳病的提纲。少阳病主要证见口苦、咽干、目眩。

名家解读

（1）成无已：足少阳，胆经也。《内经》曰：有病口苦者，名曰胆瘅。《甲乙经》曰：胆者中精之府，五脏取决于胆，咽为之使。少阳之脉，起于目锐眦。少阳受邪，故口苦、咽干、目眩。（《注解伤寒论》）

（2）柯韵伯：太阳主表，头颈强痛为提纲。阳明主里，胃家实为提纲。少阳居半表半里之位，仲景特揭口苦、咽干、目眩为提纲，奇而至当也。盖口、咽、目三者，不可谓之表，又不可谓之里，是表之入里，里之出表处，所谓半表半里也。三者能开能阖，开之可见，阖之不见，恰合枢机之象，故两耳为少阳经络出入之地。苦、干、眩者，皆相火上走空窍而为病也，此病自内之外，人所不知，惟病人独知，诊家所以不可无问法。三证为少阳一经病机，兼风风杂病而言。（《伤寒来苏集》）

（3）汪琥：《灵枢》经云："足少阳之正，上挟咽，出颐颔中。"又曰："是动则病口苦。"苦者，胆之味，苦味从火化，咽又为胆之使，故胆热则口苦，而并咽亦干也。眩者，目旋晕也，少阳属木，为风，风主动摇，故其经病热，则目眩也。愚按上三证，不足以尽少阳病，故云：此仅举其病热之大纲耳。（《〈伤寒论〉注评》）

（4）张隐庵：此论少阳风火主气。夫少阳之上，相火主之，标本皆热，故病则口苦、咽干。《六元正纪大论》云"少阳所至为飘风，燔燎"，故目眩。目眩者，风火相煽也。（《伤寒论集注》）

（5）《医宗金鉴》：此揭中风、伤寒邪传少阳之总纲，凡篇中称少阳中风、伤寒者，即具此证之谓也。（《伤寒杂病论会通》）

（6）林澜：论中言少阳病，胸胁痛耳聋，往来寒热，心烦喜呕，胸胁痞硬，半表半里之证详矣。此何以曰口苦咽干目眩也？大抵病于经络者，此篇诸条已悉之矣，若胆热腑自病，则又必有此证也。（《医宗金鉴》）

（7）吴人驹：少阳者，一阳也。少阳之上，相火主之。若从火化，火盛则干，故口苦咽干也。少阳属木，木主肝，肝主目，故病则目眩也。（《医宗金鉴》）

【原文4】 太阴之为病，腹满而吐，食不下，自利益甚，时腹自痛，若下之，必胸下结鞕。（《伤寒论》）

释义

太阴病提纲。太阴病主要证见腹满、呕吐、纳差、时腹泻、腹痛。

名家解读

（1）山田正珍：三阴诸证，多是平素虚弱之人所病，故传变早而兼丹达也……太阴者，谓少阴之那之转入于里者也。寒邪在里，脏腑失职，是以腹满而吐，食不下，自利益甚，时腹自痛也。吐者，有物自胃中反出也，食不下者。胃脘不肯容也……自利益甚，承少阴之自利不甚言之。若以太阴病为承之阳明病成以为用病之始，则自利益甚一语，遂不可谈矣。时腹自痛，谓有时自痛。时也者何？以得寒则痛，得暖则止也。自也者何？以内无燥屎…若下之者，谓粗工见其腹满痛，以为阳明满痛，妄攻下之也，殊不知此满病，固属虚寒，而与阳明实热证，大有攻救之别焉，其攻之必胸下结硬者，里虚益甚，而心气为之郁结故也。(《〈伤寒论〉注评》)

（2）此太阴里虚，邪从寒化之证也，当以理中四逆辈温之。(《医宗金鉴》)

（3）丹波元坚：太阴病者，里寒实证是也。若其人内有久寒，倘遇邪客，虽初得阳证，及其人里，则遂从寒化，而胃气犹有守，故能搏实者矣。(《〈伤寒论〉注评》)

【原文5】 少阴之为病，脉微细，但欲寐也。(《伤寒论》)

释义

少阴病的脉证提纲。少阴病主要证见昏昏欲睡、脉微细。

名家解读

（1）少阴肾经，阴盛之脏也，少阴受邪则阳气微，故脉微细也；卫气行阳则寤，行阴则寐，少阴受邪则阴盛而行阴者多，故但欲寐也，此少阴病之提纲。后凡称少阴病者，皆指此脉证而言也。(《医宗金鉴》)

（2）方有执：脉微细者，少阴居于极下，其脉起于小趾之下也。《灵枢》曰“是主肾所生病者嗜卧”，但欲寐嗜卧也。盖人肖天地，天地之气行于阳则辟而晓，行于阴则阖于夜，故人之气行于阳则动而寤，行于阴则静而寐，然则病人但欲寐者，邪客于阴故也。(《伤寒论条辨》)

（3）山田正珍：但字之下，脱去恶寒二字，当补之。但恶寒者，所谓无热而恶寒者也，故麻黄附子细辛汤条云：少阴病始得之反发热；通脉四逆汤条云：少阴病反不恶寒，是可见矣。(《〈伤寒论〉注评》)

【原文6】 厥阴之为病，消渴，气上撞心，心中疼热，饥而不欲食，食则吐蚘。下之利不止。(《伤寒论》)

释义

厥阴病寒热错杂证和蛔厥证。

名家解读

（1）陆九芝：厥阴之上，风气主之，中见少阳火化，故有热；人身无阳，到此亦化阳邪退伏于内，不能交达于外，故有厥。此其热固是热，而其厥则更是热，非当其热时则为热，而当其厥时即为寒也。（《世补斋医书》）

（2）舒驰远：此条阴阳错杂之证也。消渴者，膈有热也，厥阴邪气上逆，故上撞心。疼热者，热甚也，心中疼热，阳热在上也。饥而不欲食者，阴寒在胃也。强与食之，亦不能纳，必与饥蛔俱出，故食即吐蛔。此证上热下寒，若因上热误下之，则上热未必即去，而下寒必甚，故利不止也。（《伤寒集注》）

（3）张卿子：尝见厥阴消渴数症，舌尽红赤，厥冷，脉微，渴甚，服白虎、黄连等汤皆不救，盖厥阴消渴，皆是寒热错杂之邪，非纯阴亢热之证，岂白虎、黄连等药所能治乎？（《伤寒缵论》）

（4）沈尧封：此厥阴病之提纲也，然消渴气上撞心，心中疼热，饥不欲食，食则吐蛔之外，更有厥热往来，或呕，或利等症，犹之阳明病，胃家实之外，更有身热汗出、不恶寒、反恶热等证，故阳明病必须内外证合见，乃是真阳明；厥阴病亦必内外证合见，乃是真厥阴。其余或厥，或利，或呕，而内无气上撞心、心中疼热等证，皆似厥阴而实非厥阴也。（《伤寒杂病论会通》）

第二节　卫气营血辨证

【原文 1】 湿热证，恶寒无汗，身重头痛，湿在表分。宜藿香、香薷、羌活、苍术皮、薄荷、牛蒡子等味。头不痛者，去羌活。（《湿热病篇》）

释义

“阴湿”伤表证治。“阴湿”是指尚未化热之湿邪。湿邪伤表，卫阳郁闭则见恶寒、无汗；湿着肌腠，气机阻遏则见身重头痛。因湿未化热，病位在表，故治宜芳香辛散，宣化湿邪。药用广藿香、苍术皮、香薷等芳香辛散之品，佐以羌活祛风胜湿，薄荷、牛蒡子宣透卫表。羌活药性温燥，易于助热化燥，头不痛者，说明夹风之象不明显，故去之。

名家解读

薛生白：身重恶寒，湿遏卫阳之表证，头痛必挟风邪，故加羌活，不独胜湿，且以祛风。此条乃阴湿伤表之候。（《湿热病篇》）

【原文 2】 湿热证，恶寒发热，身重，关节疼痛，湿在肌肉，不为汗解。宜滑石、大豆黄卷、茯苓皮、苍术皮、藿香叶、鲜荷叶、白通草、桔

梗等味。汗少恶寒者，加葛根。不恶寒者，去苍术皮。(《湿热病篇》)

释义

“阳湿”伤表证治。“阳湿”与“阴湿”相对而言，指湿已化热，湿热蕴滞于肌表，热象较为明显。临床表现除了湿滞肌表之恶寒、身重、关节疼痛外，同时见发热、汗出，且不为汗解等湿中蕴热之症。治宜宣化湿邪的同时，配合泄热之品。药用广藿香、苍术皮芳化辛散为主药，配合滑石、大豆黄卷、茯苓皮、通草、荷叶等渗湿泄热。若不恶寒，说明表邪已解，或湿邪化热，热象转甚，故不宜使用苍术。阴湿伤表与阳湿伤表病位虽同而病性却异，临床应注意区别。

名家解读

薛生白：此条外候与上条同，唯汗出独异，更加关节疼痛，乃湿邪初犯阳明之表。而即清胃脘之热者，不欲湿邪之郁热上蒸，而欲湿邪之淡渗下走耳。此乃阳湿伤表之候。(《湿热病篇》)

【原文3】 湿热证，胸痞发热，肌肉微疼，始终无汗者，腠理暑邪内闭。宜六一散一两，薄荷叶三四分，泡汤调下即汗解。(《湿热病篇》)

释义

暑湿郁表证治。暑湿郁于肌表而不得外泄，故发热无汗，肌肉微疼；湿热蕴结，气机不宣，故胸痞不适。治用薄荷、六一散，取滑石解肌清热、滑窍利湿，甘草清热和中，薄荷透解风热。薛氏提出泡汤调服，以取其轻清宣透之妙，达到轻可去实的目的。

名家解读

薛生白：湿病发汗，昔贤有禁。此不微汗之，病必不除。盖既有不可汗之大戒，复有得汗始解之治法，临证者当知所变通矣。(《湿热病篇》)

【原文4】 湿热证，初起壮热口渴，脘闷懊侬，眼欲闭，时谵语。浊邪蒙闭上焦，宜涌泄，用枳壳、桔梗、淡豆豉、生山栀，无汗者加葛根。(《湿热病篇》)

释义

湿热浊邪蒙蔽上焦的证治。湿热证见壮热口渴，为热炽气分；脘闷懊侬，为湿郁上焦胸膈，气机不畅；眼欲闭，时谵语，为湿热浊邪上蒙清阳，扰及神明。治宜清宣上焦气机，透化湿热之邪，药用枳壳、桔梗、淡豆豉、生山栀等轻开上焦之气，使气化则湿亦化。若佐以石菖蒲、郁金等则更为对症。无汗加葛根，不如广藿香更为贴切。本证治疗仿栀豉汤之意，并无涌泄作用，谓本法为“涌泄”似不妥当。

名家解读

薛生白：此与第九条宜参看，彼属余邪，法当轻散；此则浊邪蒙闭上焦，故懊侬脘闷。眼欲闭者，肺气不舒也。时谵语者，邪郁心包也。若投轻剂，病必不除。《经》曰：“高者越之。”用栀豉汤涌泄之剂，引胃脘之阳而开心胸之表，邪从吐散。(《湿热病篇》)

【原文5】 湿热证，舌遍体白，口渴，湿滞阳明。宜用辛开，如厚朴、草果、半夏、干菖蒲等味。(《湿热病篇》)

释义

湿浊阻滞中焦脾胃证治。湿邪极盛而尚未化热，则舌遍体白，即舌上满布白腻之苔；湿浊阻遏，津液不升，则口渴；因无下利之症，故称之为“湿滞阳明”。本证尚可有脘痞、呕恶、腹胀等湿浊内阻见症。治宜厚朴、草果、半夏、干石菖蒲等辛开理气、燥化湿浊。

名家解读

薛生白：此湿邪极盛之候。口渴乃液不上升，非有热也。辛泄太过即可变而为热，而此时湿邪尚未蕴热，故重用辛开，使上焦得通，津液得下也。(《湿热病篇》)

【原文6】 湿热证，舌根白，尖红，湿渐化热，余湿犹滞。宜辛泄佐清热，如蔻仁、半夏、干菖蒲、大豆黄卷、连翘、绿豆衣、六一散等味。(《湿热病篇》)

释义

湿渐化热，余湿犹滞证治。舌根白，舌尖红，为湿渐化热，而热势尚不太甚。临床上还可见胸痞、恶心呕吐、身热有汗不解、脉濡数等。治宜清热与化湿并施，以半夏燥湿，白豆蔻、干石菖蒲芳香化湿，豆卷、绿豆衣、连翘、六一散清热利湿。

名家解读

薛生白：此湿热参半之证。而燥湿之中，即佐清热者，亦所以存阳明之液也。上二条凭验舌以投剂，为临证时要诀，盖舌属心之外候，浊邪上熏心肺，舌苔因而转移。(《湿热病篇》)

【原文7】 湿热证，壮热口渴，自汗，身重，胸痞，脉洪大而长者，此太阴之湿与阳明之热相合，宜白虎加苍术汤。(《湿热病篇》)

释义

热重于湿证治。壮热口渴，自汗，脉洪大而长者，为阳明热盛之象；胸痞，身重，为太阴脾湿未化之征。治宜白虎加苍术汤，清泄阳明胃热，兼化太阴脾湿。若身热而渴，背微恶寒者，为阳明热盛，兼津气两虚，用白虎加人参汤以清阳明胃热，兼益气生津；若热渴汗泄，肢节烦疼者，为阳明热盛，兼经脉痹里，用白虎加桂枝汤以清阳明胃热，兼通络行痹：若兼见寒热往来者，为阳明热盛，兼表里失和，用白虎加柴胡汤以清阳明胃热，兼和解表里。

名家解读

薛生白：热渴自汗，阳明之热也；胸痞身重，太阴之湿兼见矣；脉洪大而长，知湿热滞于阳明之经，故用苍术、白虎汤以清热散湿，然乃热多湿少之候。白虎汤仲景用以清阳明无形之燥热也，胃汁枯涸者，加人参以生津，名曰白虎加人参汤；身中素有痹气者，加桂枝以通络，名曰桂枝白虎汤，而其实意在清胃热也。是以后人治暑热伤气身热而渴者，亦用白虎加人参汤；热渴汗泄，肢节烦疼者，亦用白虎加桂枝汤；胸痞身重兼见，则于白虎汤中加入苍术以理太阴之湿；寒热往来兼集，则于白虎汤中加入柴胡，以散半表半里之邪。凡此皆热盛阳明，他证兼见，故用白虎清热，而复各随证以加减。苟非热渴汗泄，脉洪大者，白虎便不可投。辨证察脉，最宜详审也。(《湿热病篇》)

【原文 8】 湿热证，壮热口渴，舌黄或焦红，发痉，神昏谵语或笑，邪灼心包，营血已耗。宜犀角、羚羊角、连翘、生地、玄参、钩藤、银花露、鲜菖蒲、至宝丹等味。(《湿热病篇》)

释义

湿热化燥，深入营血，邪灼心营证治。舌焦红，神昏谵语或笑，发痉，同时伴有壮热口渴，为湿热化燥，内陷营血，热闭心窍，引动肝风所致。治宜清热凉血，息风开窍，滋养阴液。药用犀角、生地黄、玄参清心凉营，滋阴养液；金银花露、连翘清气泄热，透热转气；羚羊角、钩藤凉肝息风；至宝丹、石菖蒲芳香宣窍，辟秽化浊。

名家解读

薛生白：上条言痉，此条言厥。温暑之邪本伤阳气，及至热极逼入营阴，则津液耗而阴亦病，心包受灼，神识昏乱。用药以清热救救、泄邪平肝为务。(《湿热病篇》)

【原文 9】 湿热证，壮热烦渴，舌焦红或缩，斑疹，胸痞，自利，神昏痉厥，热邪充斥表里三焦。宜大剂犀角、羚羊角、生地、玄参、银花

露、紫草、方诸水、金汁、鲜菖蒲等味。(《湿热病篇》)

释义

湿热化燥，热邪充斥气血及表里三焦的证治。本条壮热烦渴为气分热炽，舌焦红或缩，斑疹为热燔血分，热毒充斥上焦则胸痞，下迫大肠则自利，窜入厥阴则神昏痉厥。治宜清热解毒，凉血养阴，息风开窍。以犀角、生地黄、玄参清营凉血，解毒救阴；金银花露、紫草、金汁、方诸水清热解毒，羚羊角凉肝息风，鲜石菖蒲芳香开窍。

名家解读

薛生白：此条乃痉厥中之最重者，上为胸闷，下挟热利，斑疹、痉厥，阴阳告困。独清阳明之热，救阳明之液为急务者，恐胃液不存，其人自焚而死也。(《湿热病篇》)

【原文10】 湿热证，经水适来，壮热口渴，谵语神昏，胸腹痛，或舌无苔，脉滑数，邪陷营分。宜大剂犀角、紫草、茜根、贯众、连翘、鲜菖蒲、银花露等味。(《湿热病篇》)

释义

湿热化火，热入血室证治。湿热化火，邪热下陷，恰逢妇女月经适来，热与血结，形成热入血室之证。表现为胸腹痛，当以少腹部疼痛尤为显著，谵语神昏，壮热口渴，舌无苔。治宜犀角、紫草、连翘、金银花露、贯众凉血解毒，鲜石菖蒲辟秽开窍，茜根活血散瘀。薛雪提出热入血室男子亦有之，提示邪热下陷，热与血结，气血两燔之证，病位不一定在胞宫，还可以在大小肠、膀胱等，此说可供参考。

名家解读

薛生白：热入血室，不独妇女，男子亦有之，不第凉血，并须解毒，然必重剂乃可奏功。(《湿热病篇》)

【原文11】 湿热证，上下失血或汗血，毒邪深入营分，走窜欲泄。宜大剂犀角、生地、赤芍、丹皮、连翘、紫草、茜根、银花等味。(《湿热病篇》)

释义

湿热化火，深入营血，迫血妄行证治。阳络伤则血外溢见衄血、吐血；阴络伤则血内溢见便血、溺血；血从肌肤而出则为汗血。治宜凉血解毒、行瘀止血，用犀角地黄汤凉血化瘀，金银花、连翘、紫草清热解毒，茜草活血行瘀。薛氏认为邪热可随动血而外出，“邪解而血自止”，强调了热入血分的治疗清除血中热毒的重要性。至于文中所说的血止后要进参、芪以善后，却不可一概而论。

名家解读

薛生白：热逼而上下失血、汗血，势极危而犹不即坏者，以毒从血出，生机在是，大进凉血解毒之剂，以救阴而泄邪，邪解而血自止矣。血止后，须进参、芪善后乃得。汗血即张氏所谓肌衄也。《内经》谓："热淫于内，治以咸寒。"方中当增入咸寒之味。(《湿热病篇》)

第三节　三焦辨证

【原文 1】 太阴风温，但咳，身不甚热，微渴者，辛凉轻剂桑菊饮主之。

辛凉轻剂桑菊饮方

杏仁二钱，连翘一钱五分，薄荷八分，桑叶二钱五分，菊花一钱，苦梗二钱，甘草八分，苇根二钱。

水二杯，煮取一杯，日二服。二三日不解，气粗似喘，燥在气分者，加石膏、知母；舌绛暮热，甚燥，邪初入营，加元参二钱、犀角一钱；在血分者，去薄荷、苇根，加麦冬、细生地、玉竹、丹皮各二钱；肺热甚加黄芩；渴者加花粉。

方论：此辛甘化风、辛凉微苦之方也。盖肺为清虚之脏，微苦则降，辛凉则平，立此方所以避辛温也。今世佥用杏苏散通治四时咳嗽，不知杏苏散辛温，只宜风寒，不宜风温，且有不分表里之弊。此方独取桑叶、菊花者，桑得箕星之精，箕好风，风气通于肝，故桑叶善平肝风；春乃肝令而主风，木旺金衰之候；故抑其有余。桑叶芳香有细毛，横纹最多，故亦走肺络而宣肺气。菊花晚成，芳香味甘，能补金水二脏，故用之以补其不足。风温咳嗽，虽系小病，常见误用辛温重剂销铄肺液，致久嗽成痨者不一而足。圣人不忽于细，必谨于微，医者于此等处，尤当加意也。(《温病条辨》)

释义

风热犯肺以咳为主症的证治。本条强调主症为"但咳"，不甚热而口微渴，说明邪热不炽，津伤不重。乃由风热犯肺，肺失宣降所致，病情较轻，可用辛凉轻剂桑菊饮宣肺清热止咳。因其宣表透热的力量逊于"辛凉平剂"的银翘散，但方中苦杏仁肃降肺气，宣肺止咳作用较优，故称为"辛凉轻剂"。临证如出现呼吸气粗如喘等邪热盛于肺经气分的表现，可加入石膏、知母；如见身热夜甚、舌红绛、口干等热入营分的表现，可加用玄参、犀角；如病邪进一步深入到血分，则去原方薄荷、芦根，加入麦冬、细生地黄、玉竹、牡丹皮；如肺热较甚，可加入黄芩；如口渴较明显，则加入天花粉。以上加减运用对临床有一定参考意义。

名家解读

吴鞠通：咳，热伤肺络也。身不甚热，病不重也。渴而微，热不甚也。恐病轻药重，故另立轻剂方。(《温病条辨》)

【原文2】 太阴温病，脉浮洪、舌黄、渴甚、大汗、面赤恶热者，辛凉重剂白虎汤主之。

辛凉重剂白虎汤方

生石膏（研）一两，知母五钱，生甘草三钱，白粳米一合。

水八杯，煮取三杯，分温三服，病退，停后服，不知，再作服。(《温病条辨》)

释义

邪入气分，肺胃热盛的证治。太阴温病脉洪数有力，是邪入气分，里热亢盛的脉象。热盛伤津，故口渴重，舌苔黄；里热蒸迫津液外泄，故大汗出；里热上炎，故满面红赤，不恶寒反恶热；因邪热亢盛，病情重，桑菊饮、银翘散等辛凉轻、平剂已不能胜任，故用清气分大热之重剂白虎汤清热保津。生石膏辛寒透热解肌，清热降火；知母滋阴清热，助石膏清解邪热；粳米、甘草甘平养胃，益气调中。诸药合用，具有较强的清泄气分无形邪热作用。

名家解读

吴鞠通：脉浮洪，邪在肺经气分也。舌黄，热已深。渴甚，津已伤也。大汗，热逼津液也。面赤，火炎上也。恶热，邪欲出而未遂也。辛凉平剂焉能胜任，非虎啸风生，金飙退热，而又能保津液不可，前贤多用之。(《温病条辨》)

【原文3】 太阴温病，寸脉大，舌绛而干，法当渴，今反不渴者，热在营中也，清营汤去黄连主之。(《温病条辨》)

释义

手太阴温病营分证治。吴氏谓："凡病温者，始于上焦，在手太阴。"现"寸脉大"，乃上焦热重之脉象，而舌绛而干，则知病位虽在上焦，但病邪已离开卫、气，深入于营分。反不渴，是由于邪热深入营分后，蒸腾营阴上升而滋润于口咽，与卫分之口微渴、气分之口大渴明显不同。病邪深入营分，治疗当以清营泄热为主，方用清营汤。吴氏特别提出“清营汤去黄连主之”，是根据“舌绛而干”，推断营阴耗伤较重，而黄连苦燥，能耗伤营阴，且性质清降，故“不欲其深入”而去黄连。

名家解读

吴鞠通：渴乃温之本病，今反不渴，滋人疑惑；而舌绛且干，两寸脉大，的系温病。盖邪热入营，蒸腾营气上升，故不渴，不可疑不渴非温病也。故以清营汤清营分之热，去黄连者，不欲其深入也。（《温病条辨》）

【原文4】 邪入心包，舌謇肢厥，牛黄丸主之，紫雪丹亦主之。（《温病条辨》）

释义

邪入心包证治及厥证的相关治法。邪入心包，机窍闭阻，则神昏谵语，舌体运转不灵活；气血运行郁滞，阴阳气不相顺接，则四肢厥冷，故急用牛黄丸、紫雪丹清心化痰开窍。吴氏认为热厥可分为三类：上焦病见热厥以邪在心包络居多，当以芳香开窍为法，可取安宫牛黄丸，或紫雪丹，或至宝丹；而中焦则因阳明太实，上冲心包，当急下存阴，可取承气汤；下焦热厥，多阴虚风动，当育阴潜阳，可用三甲复脉汤或大定风珠。吴氏对热厥内容的具体和完善，在临床上颇具指导意义。

名家解读

吴鞠通：厥者，尽也。阴阳极造其偏，皆能致厥。伤寒之厥，足厥阴病也。温热之厥，手厥阴病也。舌卷囊缩，虽同系厥阴现证，要之，舌属手，囊属足也。盖舌为心窍，包络代心用事，肾囊前后，皆肝经所过，断不可以阴阳二厥混而为一。若陶节庵所云“冷过肘膝，便为阴寒”，恣用大热。再热厥之中亦有三等：有邪在络居多，而阳明证少者，则从芳香，本条所云是也；有邪搏阳明，阳明太实，上冲心包，神迷肢厥，甚至通体皆厥，当从下法，本论载入中焦篇；有日久邪杀阴亏而厥者，则从育阴潜阳法，本论载入下焦篇。（《温病条辨》）

【原文5】 手太阴暑温，如上条证，但汗不出者，新加香薷饮主之。

新加香薷饮方（辛温复辛凉法）

香薷二钱，银花三钱，鲜扁豆花三钱，厚朴二钱，连翘二钱。

水五杯，煮取二杯。先服一杯，得汗止后服；不汗再服；服尽不汗，再作服。（《温病条辨》）

释义

新加香薷饮证治。新加香薷饮证，乃是暑湿兼有外寒，表里并困之证。与上焦篇 22 条之“汗大出”相比，本证的特点是“汗不出”，说明本证在表有寒邪外束，在内有暑湿内蕴，故治疗当疏表散寒、涤暑化湿，方用新加香薷饮。方中香薷解表散寒，厚朴燥湿和中，金银花、连翘、鲜扁豆花清热涤暑，为辛温与辛凉并用之方。

名家解读

吴鞠通：证如上条，指形似伤寒，右脉洪大，左手反小，面赤口渴而言。但以汗不能自出，表实为异，故用香薷饮发暑邪之表也。按香薷辛温芳香，能由肺之经而达其络。鲜扁豆花，凡花皆散，取其芳香而散，且保肺液，以花易豆者，恶其呆滞也，夏日所生之物，多能解暑，惟扁豆花为最，如无花时，用鲜扁豆皮，若再无此，用生扁豆皮。厚朴苦温，能泻实满。厚朴，皮也，虽走中焦，究竟肺主皮毛，以皮从皮，不为治上犯中。若黄连、甘草，纯然里药，暑病初起，且不必用，恐引邪深入，故易以连翘、银花，取其辛凉达肺经之表，纯从外走，不必走中也。温病最忌辛温，暑病不忌者，以暑必兼湿，湿为阴邪，非温不解，故此方香薷、厚朴用辛温，而余则佐以辛凉云，下文湿温论中，不惟不忌辛温，且用辛热也。(《温病条辨》)

【原文 6】 脉虚夜寐不安，烦渴舌赤，时有谵语，目常开不闭，或喜闭不开，暑人手厥阴也。手厥阴暑温，清营汤主之。舌白滑者，不可与也。

清营汤方（咸寒苦甘法）

犀角三钱，生地五钱，元参三钱，竹叶心一钱，麦冬三钱，丹参二钱，黄连一钱五分，银花三钱，连翘（连心用）二钱。

水八杯，煮取三杯，日三服。(《温病条辨》)

释义

暑温病营分证治。暑为火热之邪，深入手厥阴心包，必扰及心神，出现神志异常症状，如夜寐不安时有谵语。舌赤为暑入心营的标志，为暑热耗气伤阴所致。口渴，当表现为热蒸营阴，上潮于口的口干不甚渴饮。目常开不闭，或喜闭不开为暑热耗伤阴液，阴伤则怕见阳光，故闭而不开。清营汤是治疗营分证的代表方，文中提出如舌白滑者不可用清营汤，是因其湿重而不能用滋阴清热药之故。

名家解读

吴鞠通：夜寐不安，心神虚而阳不得入于阴也。烦渴舌赤，心用恣而心体亏也。时有谵语，神明欲乱也。目常开不闭，目为火户，火性急，常欲开以泄其火，且阳不下交于阴也；或喜闭不开者，阴为亢阳所损，阴损则恶见阳光也。故以清营汤急清营中之热，而保离中之虚也。若舌白滑，不唯热重，湿亦重矣。湿重忌柔润药，当于湿温例中求之，故曰不可与清营汤也。(《温病条辨》)

【原文7】 小儿暑温，身热，卒然痉厥，名曰暑痫，清营汤主之，亦可少与紫雪丹。(《温病条辨》)

释义

小儿暑痫的证治。暑痫，又名急惊风，多见于小儿，由暑热入侵心营，引动肝风所致，而小儿脏腑娇嫩，若受暑热之邪，极易深入厥阴，热闭心包，引动肝风，出现身热、神昏、发痉等症。治疗可用清营汤清泄营热，并用紫雪丹开窍息风止痉。小儿暑痫亦可见于卫分、气分、血分，治疗时应根据病情立法选方。

名家解读

吴鞠通：小儿之阴，更虚于大人，况暑月乎！一得暑温，不移时有过卫入营者，盖小儿之脏腑薄也。血络受火邪逼迫，火极而内风生，俗名急惊，混与发散消导，死不旋踵。惟以清营汤清营分之热而保津液，使液充阳和，自然汗出而解，断断不可发汗也。可少与紫雪者，清包络之热而开内窍也。(《温病条辨》)

【原文8】 大人暑痫，亦同上法。热初入营，肝风内动，手足瘛疭，可于清营汤中加钩藤、丹皮、羚羊角。(《温病条辨》)

释义

成人暑痫的证治。无论小儿、大人暑痫，皆为暑热之邪深入营分，内闭心包，引动肝风所致，本条在用药方面提出可在清营汤中加入钩藤、牡丹皮、羚羊角等，以增强凉肝息风的作用。这一用法也可用于小儿暑痫的治疗。

【原文9】 头痛恶寒，身重疼痛，舌白不渴，脉弦细而濡，面色淡黄，胸闷不饥，午后身热，状若阴虚，病难速已，名曰湿温，汗之则神昏耳聋，甚则目瞑不欲言，下之则洞泄，润之则病深不解，长夏深秋冬日同法，三仁汤主之。

三仁汤方

杏仁五钱，飞滑石六钱，白通草二钱，白蔻仁二钱，竹叶二钱，厚朴二钱，生薏仁六钱，半夏五钱。

甘澜水八碗，煮取三碗，每服一碗，日三服。(《温病条辨》)

释义

湿温初起的证治及治疗禁忌。湿温病多发于夏秋之交，其起病较缓，传变较慢，病情缠绵难愈。湿温初起见头痛恶寒，身重疼痛，面色淡黄，胸闷不饥，午后身热较重，舌苔白腻，口不渴，脉弦细而濡等症状。

吴氏提出湿温初起治疗的“三禁”：一为禁汗。湿温初起有头痛恶寒、身重疼痛之症，不可误认为是伤寒表证而用辛温发汗之法。若汗之则耗伤心阳，湿浊随辛温发汗之药蒸腾上蒙心窍，闭塞头面清窍，出现神昏、聋、目瞑不言等症状。二为禁下。湿温初起若见胸闷脘痞，中满不饥，不可误认为是积滞内停而投下法。下后易伤脾阳，中阳受损，致脾气下陷，脾运失职则洞泄，甚则完谷不化。三为禁润。湿温初起若见午后身热误以为阴虚潮热，而投滋润之剂，可致湿邪锢结难解，病情更加缠绵难愈。因此，吴氏认为既不能像感受寒邪在表者通过发汗即解，也不能像治疗温热之邪运用寒凉药可得清泄，须用三仁汤芳香宣气化湿。因肺主一身之气，肺气得开，气机得宣，则湿邪可化。

名家解读

吴鞠通：头痛恶寒，身重疼痛，有似伤寒，脉弦濡，则非伤寒矣。舌白不渴，面色淡黄，则非伤暑之偏于火者矣。胸闷不饥，湿闭清阳道路也。午后身热，状若阴虚者，湿为阴邪，阴邪自旺于阴分，故与阴虚同一午后身热也。湿为阴邪，自长夏而来，其来有渐，且其性氤氲黏腻，非若寒邪之一汗即解，温热之一凉即退，故难速已。世医不知其为湿温，见其头痛恶寒身重疼痛也，以为伤寒而汗之，汗伤心阳，湿随辛温发表之药蒸腾上逆，内蒙心窍则神昏，上蒙清窍则耳聋、目瞑、不言。见其中满不饥，以为停滞而大下之，误下伤阴，而重抑脾阳之升，脾气转陷，湿邪乘势内渍，故洞泄。见其午后身热，以为阴虚而用柔药润之，湿为胶滞阴邪，再加柔润阴药，二阴相合，同气相求，遂有锢结而不可解之势。惟以三仁汤轻开上焦肺气，盖肺主一身之气，气化则湿亦化也。湿气弥漫，本无形质，以重浊滋味之药治之，愈治愈坏。伏暑湿温，吾乡俗名秋呆子，悉以陶氏《六书》法治之，不知从何处学来。医者呆，反名病呆，不亦诬乎！再按：湿温较诸温，病势虽缓而实重，上焦最少，病势

不甚显张，中焦病最多，详见中焦篇，以湿为阴邪故也，当于中焦求之。(《温病条辨》)

【原文 10】 燥伤肺胃阴分，或热或咳者，沙参麦冬汤主之。

沙参麦冬汤（甘寒法）

沙参三钱，玉竹二钱，生甘草一钱，冬桑叶一钱五分，麦冬三钱，生扁豆一钱五分，花粉一钱五分。

水五杯，煮取二杯，日再服。久热久咳者，加地骨皮三钱。(《温病条辨》)

释义

秋燥肺胃阴伤的证治。燥伤肺胃，表现出或热或咳，其表现为低热或手足心热；咳多为干咳，痰少黏稠难咯或无痰，临床尚可见口干、舌燥、舌光红少苔、脉细数等症。可用沙参麦冬汤滋养肺胃阴液，清解余邪。沙参麦冬汤不仅可用于秋燥的燥伤肺胃证，各种温病后期出现的肺胃阴伤证均可使用。

名家解读

吴鞠通：此条较上二条，则病深一层矣，故以甘寒救其津液。(《温病条辨》)

【原文 11】 燥气化火，清窍不利者，翘荷汤主之。

翘荷汤（辛凉法）

薄荷一钱五分，连翘一钱五分，生甘草一钱，黑栀皮一钱五分，桔梗二钱，绿豆衣二钱。

水二杯，煮取一杯，顿服之。日服二剂，甚者日三。

加减法：耳鸣者，加羚羊角、苦丁茶；目赤者，加鲜菊叶、苦丁茶、夏枯草；咽痛者，加牛蒡子、黄芩。(《温病条辨》)

释义

秋燥燥热化火，清窍不利的证治。清窍不利，吴氏指出可见“耳鸣目赤，龈肿咽痛”等症，此为感受燥热郁而化火，上炎头面诸窍所致。可予翘荷汤辛凉清宣上焦燥热之火，方中连翘、黑栀皮、绿豆皮清解燥火，薄荷辛凉清利头目，桔梗、甘草利咽而消龈肿，均为轻清宣透之品。符合“治上焦如羽”的治疗原则。

名家解读

吴鞠通：清窍不利，如耳鸣目赤、龈胀咽痛之类。翘荷汤者，亦清上焦气分之燥热也。(《温病条辨》)

【原文 12】 面目俱赤，语声重浊，呼吸俱粗，大便闭，小便涩，舌苔老黄，甚则黑有芒刺，但恶热，不恶寒，日晡益甚者，传至中焦，阳明温病也。脉浮洪躁甚者，白虎汤主之；脉沉数有力，甚则脉体反小而实者，大承气汤主之。暑温、湿温、温疟，不在此例。

大承气汤方

大黄六钱，芒硝三钱，厚朴三钱，枳实三钱。

水八杯，先煮枳、朴，后纳大黄、芒硝，煮取三杯。先服一杯，约二时许，得利止后服，不知，再服一杯，再不知，再服。

方论：此苦辛通降咸以入阴法。承气者，承胃气也。盖胃之为腑，体阳而用阴，若在无病时，本系自然下降，今为邪气蟠踞于中，阻其下降之气，胃虽自欲下降而不能，非药力助之不可，故承气汤通胃结，救胃阴，仍系承胃腑本来下降之气，非有一毫私智穿凿于其间也，故汤名承气。学者若真能透彻此义，则施用承气，自无弊实。大黄荡涤热结，芒硝入阴软坚，枳实开幽门之不通，厚朴泻中宫之实满（厚朴分量不似《伤寒论》中重用者，治温与治寒不同，畏其燥也）。曰大承气者，合四药而观之，可谓无坚不破，无微不入，故曰大也。非真正实热蔽痼，气血俱结者，不可用也。若去入阴之芒硝，则云小矣；去枳、朴之攻气结，加甘草以和中，则云调胃矣。(《温病条辨》)

释义

阳明温病证治大纲。中焦阳明病的形成，多由上焦肺经之邪传变而来，即所谓“上焦病不治，则传中焦”，其病位在胃与大肠。温邪传入中焦阳明，邪正交争剧烈，主要表现以阳明里热亢盛的症状为主。火热上炎则面目俱赤；热盛及肺，肺气壅盛则语声重浊，呼吸俱粗；邪热内结肠道，则大便闭结；邪热阻结于膀胱，膀胱气化不利，且邪热灼伤阴津，则小便短赤不畅；肺胃邪热上蒸于舌，则舌苔老黄，甚则黑有芒刺；由于阳明热盛，表证已除，故患者但恶热，不恶寒，日晡益甚。阳明温病又有经证与腑证之别，吴氏提出主要依据脉象进行辨别：阳明经证为无形邪热亢盛，充斥表里内外所致，故脉浮洪而躁急；阳明腑证为有形邪热与燥屎结于肠腑，故脉沉而有力。

吴氏提出阳明温病的治疗原则：“凡逐邪者，随其所在，就近而逐之。”阳明经证的治疗当用白虎汤辛寒清透里热；而阳明腑证的治疗则以大承气汤通腑泄热为要。由于攻下法易耗阴伤正，故吴氏强调：“承气非可轻尝之品，故云舌苔老黄，甚则黑有芒刺，脉体沉实，系燥结痞满，方可用之。”实际上，临床治疗热结肠腑，并非一定要等到舌苔老黄，甚则黑有芒刺，痞满燥实俱全才用下法，以免错过了攻下时机。

名家解读

吴鞠通：阳明之脉荣于面，《伤寒论》谓阳明病面缘缘正赤，火盛必克金，故目白睛亦赤也。语声重浊，金受火刑而音不清也。呼吸俱粗，谓鼻息来去俱粗，其粗也平等，方是实证；若来粗去不粗，去粗来不粗，或竟不粗，则非阳明实证，当细辨之，粗则喘之渐也。大便闭，阳明实也。小便涩，火腑不通，而阴气不化也。口燥渴，火烁津也。舌苔老黄，肺受胃浊，气不化津也（按《灵枢》论诸脏温病，独肺温病有舌苔之明文，余则无有。可见舌苔乃胃中浊气，熏蒸肺脏，肺气不化而然）。甚则黑者，黑，水色也，火极而似水也，又水胜火，大凡五行之极盛，必兼胜已之形。芒刺，苔久不化，热极而起坚硬之刺也；倘刺软者，非实证也。不恶寒，但恶热者，传至中焦，已无肺证，阳明者，两阳合明也，温邪之热，与阳明之热相搏，故但恶热也。或用白虎，或用承气者，证同而脉异也。浮洪躁甚，邪气近表，脉浮者不可下，凡逐邪者，随其所在，就近而逐之，脉浮则出表为顺，故以白虎之金飙以退烦热。若沉小有力，病纯在里，则非下夺不可矣，故主以大承气。按吴又可《温疫论》中云：舌苔边白但见中微黄者，即加大黄，甚不可从。虽云伤寒重在误下，温病重在误汗，即误下不似伤寒之逆之甚，究竟承气非可轻尝之品，故云舌苔老黄，甚则黑有芒刺，脉体沉实，的系燥结痞满，方可用之。

或问：子言温病以手经主治，力辟用足经药之非，今亦云阳明证者何？阳明特非足经乎？曰：阳明如市，胃为十二经之海，土者万物之所归也，诸病未有不过此者。前人云伤寒传足不传手，误也，一人不能分为两截。总之伤寒由毛窍而溪，溪，肉之分理之小者；由溪而谷，谷，肉之分理之大者；由谷而孙络，孙络，络之至细者；由孙络而大络，由大络而经，此经即太阳经也。始太阳，终厥阴，伤寒以足经为主，未始不关手经也。温病由口鼻而入，鼻气通于肺，口气通于胃。肺病逆传则为心包，上焦病不治，则传中焦，胃与脾也，中焦病不治，即传下焦，肝与肾也。始上焦，终下焦，温病以手经为主，未始不关足经也。但初受之时，断不可以辛温发其阳耳。盖伤寒伤人身之阳，故喜辛温、甘温、苦热，以救其阳，温病伤人之阴，故喜辛凉、甘寒、甘咸，以救其阴。彼此对勘，自可了然于心目中矣。(《温病条辨》)

【原文 13】 阳明温病，下之不通，其证有五：应下失下，正虚不能运药，不运药者死，新加黄龙汤主之。喘促不宁，痰涎壅滞，右寸实大，肺气不降者，宣白承气汤主之。左尺牢坚，小便赤痛，时烦渴甚，导赤承气汤主之。邪闭心包，神昏舌短，内窍不通，饮不解渴者，牛黄承气汤主之。津液不足，无水舟停者，间服增液，再不下者，增液承气汤主之。

新加黄龙汤（苦甘咸法）

细生地五钱，生甘草二钱，人参一钱五分（另煎），生大黄三钱，芒硝一钱，元参五钱，麦冬（连心）五钱，当归一钱五分，海参（洗）二条，姜汁六匙。

水八杯，煮取三杯。先用一杯，冲参汁五分、姜汁二匙，顿服之，如腹中有响声，或转矢气者，为欲便也；候一二时不便，再如前法服一杯；候二十四刻，不便，再服第三杯；如服一杯，即得便，止后服，酌服益胃汤一剂（益胃汤方见前），余参或可加入。

方论：此处方于无可处之地，勉尽人力，不肯稍有遗憾之法也。旧方用大承气加参、地、当归，须知正气久耗，而大便不下者，阴阳俱惫，尤重阴液消亡，不得再用枳、朴伤气而耗液，故改用调胃承气，取甘草之缓急，合人参补正，微点姜汁，宣通胃气，代枳、朴之用，合人参最宣胃气，加麦、地、元参，保津液之难保，而又去血结之积聚。姜汁为宣气分之用，当归为宣血中气分之用。再加海参者，海参咸能化坚，甘能补正，按海参之液，数倍于其身，其能补液可知，且蠕动之物，能走络中血分，病久者必入络，故以之为使也。

宣白承气汤方（苦辛淡法）

生石膏五钱，生大黄三钱，杏仁粉二钱，瓜蒌皮一钱五分。

水五杯，煮取二杯，先服一杯，不知再服。

导赤承气汤

赤芍三钱，细生地五钱，生大黄三钱，黄连二钱，黄柏二钱，芒硝一钱。

水五杯，煮取二杯，先服一杯，不下再服。

牛黄承气汤

即用前安宫牛黄丸二丸，化开，调生大黄末三钱，先服一半，不知再服。

增液承气汤

即于增液汤内，加大黄三钱，芒硝一钱五分。

水八杯，煮取三杯，先服一杯，不知再服。（《温病条辨》）

释义

阳明腑实兼证的治疗。吴氏认为：“下而至于不通，其为危险可知。”病至阳明，用攻下法，是治疗外感热病的关键点，在此失治，则土实而水亏，水亏则木旺，液涸风动，种种险候，可以接踵而至。“下之不通，其证有五”，说明单纯用攻下法未能取效，应考虑有其他病理因素存在。吴氏指出5种具体情况以供参考。

一是腑实兼有正虚，当采用扶正祛邪法，用新加黄龙汤补益气阴，攻下腑实。方中人参益气扶正，麦冬、生地黄、当归、海参滋养阴液、和营润燥，大黄、芒硝泻热通腑，姜汁宣通胃气，甘草调和诸药。此称“邪正合治法”。

二是腑实兼有肺热，出现气急喘促，坐卧不安，痰涎壅阻不畅，脉象右寸实大，则用宣白承气汤，一面宣肺气之痹，一面逐胃肠之结。方中生石膏清肺胃之热，苦杏仁、瓜蒌皮宜降肺气、化痰定喘，大黄攻下腑实。此称“脏腑合治法”。

三是腑实兼有小肠热盛，脉象左尺牢坚，并伴有尿色红赤，尿时涩痛，时常感到心烦口渴，则用导赤承气汤通腑之时兼泄小肠之热。方中生地黄、赤芍清心凉血滋阴，黄连、黄柏清泄小肠，大黄、芒硝攻下大肠热结。此称“二肠合治法”。

四是腑实兼有窍闭，出现神志昏迷，舌短缩，口渴而饮水不能解渴，则用牛黄承气汤清心开窍，通腑泄热。本方用安宫牛黄丸清心开窍，加生大黄末攻下腑实。因本证既有热闭手少阴心经，又有足少阴肾中的阴液逐渐耗竭的危险，故称为“两少阴合治法”。

五是由于阴液亏损，“无水舟停”出现便秘，当给予增液汤“增水行舟”，凿阴通便。服两剂后大便仍不下者，乃因兼夹腑实，可用增液承气汤阴攻下，此为一腑中“气血合治法”。

名家解读

吴鞠通：经谓下不通者死，盖下而至于不通，其为危险可知，不忍因其危险难治而遂弃之。兹按温病中下之不通者共有五因：其因正虚不运药者，正气既虚，邪气复实，勉拟黄龙法，以人参补正，以大黄逐邪，以冬、地增液，邪退正存一线，即可以大队补阴而生，此邪正合治法也。其因肺气不降，而里证又实者，必喘促寸实，则以杏仁、石膏宣肺气之痹，以大黄逐肠胃之结，此脏腑合治法也。其因火腑不通，左尺必现牢坚之脉（左尺，小肠脉也，俗候于左寸者非，细考《内经》自知），小肠热盛，下注膀胱，小便必涓滴，赤且痛也，则以导赤去温通之阳药，加连、柏之苦通火腑，大黄、芒硝承胃气而通大肠，此二肠同治法也。其因邪闭心包，内窍不通者，前第五条已有先与牛黄丸，再与承气之法，此条系已下而不通，舌短神昏，闭已甚矣，饮不解渴，消亦甚矣，较前条仅仅谵语，则更急而又急，立刻有闭脱之虞，阳明大实不通，有消亡肾液之虞，其势不可少缓须臾，则以牛黄丸开手少阴之闭，以承气急泻阳明，救足少阴之消，此两少阴合治法也。再此条亦系三焦俱急，当与前第九条用承气、陷胸合法者看。其因阳明太热，津液枯燥，水不足以行舟，而结粪不下者，非增液不可。服增液两剂，法当自下，其或脏燥太甚之人，竟有不下者，则以增液合调胃承气汤，缓缓与服，约二时服半杯沃之，此一腑中气血合治法也。(《温病条辨》)

【原文 14】 阳明温病，干呕口苦而渴，尚未可下者，黄连黄芩汤主之。不渴而舌滑者属湿温。

黄连黄芩汤方（苦寒微辛法）

黄连二钱，黄芩二钱，郁金一钱五分，香豆豉二钱。

水五杯，煮取二杯，分二次服。(《温病条辨》)

释义

阳明温病干呕证治。阳明温病，只有干呕而未吐出饮食物，是由于阳明胃热郁结夹有秽浊，扰乱中焦气机升降之故。如口苦而渴，则是热重湿轻，可用黄连黄芩汤辛开苦降，仲以黄连、黄芩苦寒清热，配伍豆豉、郁金芳化湿浊。若不渴而苔滑，当按湿温病治疗。

名家解读

吴鞠通：温热，燥病也，其呕由于邪热夹秽，扰乱中宫而然，故以黄连、黄芩撤其热，以芳香蒸变化其浊也。(《温病条辨》)

【原文 15】 阳明温病，舌黄燥，肉色绛，不渴者，邪在血分，清营汤主之。若滑者，不可与也，当于湿温中求之。(《温病条辨》)

释义

阳明温病邪入营血的证治。阳明温病，病在气分，多表现为舌苔黄而干燥，口渴引饮，是胃热灼津所致。若热邪人里后舌色红绛，不渴者，为热邪深入营分，“格阴于外，上潮于口”所致。吴氏所谓“邪在血分”，实为“邪在营分”之意，营为血中之气，故每以血和营。宜用清营汤清营泄热，滋养营阴。

在温病过程中，邪热传里，口反不渴，亦可见于湿温病过程中，由湿邪蕴阻气分，津不上承所致，故其舌质并不红绛而舌苔必现滑腻。“或舌苔白滑、灰滑、淡黄而滑”，当按湿温病辨证施治，不宜用清凉柔润的清营汤。

名家解读

吴鞠通：温病传里，理当渴甚，今反不渴者，以邪气深入血分，格阴于外，上潮于口，故反不渴也。曾过气分，故苔黄而燥。邪居血分，故舌之肉色绛也。若舌苔白滑、灰滑、淡黄而滑，不渴者，乃湿气蒸腾之象，不得用清营

柔以济柔也。(《温病条辨》)

【原文 16】 阳明温病，无汗，实证未剧，不可下。小便不利者，甘苦合化，冬地三黄汤主之。

冬地三黄汤方（甘苦合化阴气法）

麦冬八钱，黄连一钱，苇根汁半酒杯（冲），元参四钱，黄柏一钱，银花露半酒杯（冲），细生地四钱，黄芩一钱，生甘草三钱。

水八杯，煮取三杯，分三次服，以小便得利为度。(《温病条辨》)

释义

阳明病热盛阴伤而致小便不利的证治。吴鞠通认为阳明温病无汗，一则非阳明无形邪热亢盛，二则“实证未剧”，阳明热结之证不显著，因此“不可下”。此“小便不利”系热结火府，阴液干涸所致，治非一般渗利之品所宜，故采用冬地三黄汤以甘寒与苦寒之品相合，一以生化阴气，一以清泄邪热。热结得解，阴液得复，则小便自可通利。本条所论的养阴清热法的运用，并不限于温病小便不利者，对热盛阴伤者均可酌用本法。

名家解读

吴鞠通：大凡小便不通，有责之膀胱不开者，有责之上游结热者，有责之肺气不化者。温热之小便不通，无膀胱不开证，皆上游（指小肠而言）热结，与肺气不化而然也。小肠火腑，故以三黄苦药通之；热结则液干，故以甘寒润之；金受火刑，化气维艰，故倍用麦冬以化之。(《温病条辨》)

【原文 17】 脉缓身痛，舌淡黄而滑，渴不多饮，或竟不渴，汗出热解，继而复热。内不能运水谷之湿，外复感时令之湿，发表攻里，两不可施，误认伤寒，必转坏证。徒清热则湿不退，徒祛湿则热愈炽，黄芩滑石汤主之。

黄芩滑石汤方（苦辛寒法）

黄芩三钱，滑石三钱，茯苓皮三钱，大腹皮二钱，白蔻仁一钱，通草一钱，猪苓三钱。

水六杯，煮取二杯，渣再煮一杯，分温三服。(《温病条辨》)

释义

湿热蕴阻中焦的证治。本条详细描述了湿热蕴阻中焦的临床表现，可见“脉缓身痛，舌淡黄而滑，渴不多饮，或竟不渴，汗出热解，继而复热”，强调其病机为“内不能运水谷之湿，外复感时令之湿”，与薛雪“太阴内伤，湿饮停聚，客邪再至，内外相引，故病湿热”之说相同。自辨中提出与伤寒太阳中风的鉴别，若舌苔淡黄而滑，口渴而不多饮，此非风邪伤卫，而为湿中蕴热之象。与一般表里同病不同，所以治疗“发表攻里，两不可施”。切不可误认为伤寒表证而用辛温解表，更不可见有湿热在里而妄投攻下，否则会导致严重后果。湿热蕴结之证，治当湿热两清，既不可专事清热，亦不可纯予化湿。即所谓“湿热两伤，不可偏治”。否则“徒清热则湿不退，徒祛湿则热愈炽”。治疗当清热化湿，方用黄芩滑石汤。但本方清热之力较弱，主要适用于湿重于热者，对于湿已化火，邪热较盛者，则注意加减或另选他方。

名家解读

吴鞠通：脉缓身痛，有似中风，但不浮，舌滑不渴饮，则非中风矣。若系中风，汗出则身痛解而热不作矣；今继而复热者，乃湿热相蒸之汗，湿属阴邪，其气留连，不能因汗而退，故继而复热。内不能运水谷之湿，脾胃困于湿也；外复受时令之湿，经络亦困于湿矣。倘以伤寒发表攻里之法施之，发表则诛伐无过之表，阳伤而成痉，攻里则脾胃之阳伤，而成洞泄寒中，故必转坏证也。湿热两伤。不可偏治，故以黄芩、滑石、茯苓皮清湿中之热，蔻仁、猪苓宣湿邪之正，再加腹皮、通草，共成宣气利小便之功，气化则湿化，小便利则火腑通而热自清矣。(《温病条辨》)

【原文 18】 风温、温热、温疫、温毒、冬温，邪在阳明久羁，或已下，或未下，身热面赤，口干舌燥，甚则齿黑唇裂，脉沉实者，仍可下之；脉虚大，手足心热甚于手足背者，加减复脉汤主之。(《温病条辨》)

释义

温病后期耗伤真阴的证治。吴氏强调“温邪久羁中焦，阳明阳土，有不克少阴癸水者”。阳明热盛日久者称沉实，并见身热面赤，口干舌燥，甚则齿黑唇裂，仍属阳明腑实之证，治疗仍当用攻下之法；若脉虚大，手足心热甚于手足背，乃温病后期，邪入下焦，耗伤真阴所致，属肾阴大伤之证，当用加减复脉汤以滋养肾阴。加减复脉汤是从仲景复脉汤化裁而来，方中去甘温之人参、桂枝、生姜、大枣，加白芍配伍生地黄、麦冬等甘寒之品酸甘化阴，以增滋阴之力，又有酸收敛阳之效。

名家解读

吴鞠通：温邪久羁中焦，阳明阳土，未有不克少阴癸水者，或已下而阴伤，或未下而阴竭。若实证居多，正气未至溃败，脉来沉实有力，尚可假手于一下，即《伤寒论》中急下以存津液之谓。若中无结粪，邪热少而虚热多，其人脉必虚，手足心主里，其热必甚于手足背之主表也。若再下其热，是竭其津而速之死也。故以复脉汤复其津液，阴复则阳留，庶可不至于死也。去参、桂、姜、枣之补阳，加白芍收三阴之阴，故云加减复脉汤。在仲景当日，治伤于寒者之结代，自有取于参、桂、姜、枣，复脉中之阳；今治伤于温者之阳亢阴竭，不得再补其阳也。用古法而不拘古方，医者之化裁也。(《温病条辨》)

【原文 19】 下焦温病，但大便溏者，即与一甲复脉汤。(《温病条辨》)

释义

温病后期阴亏便溏的证治。温病深入下焦，损伤阴液，当以救阴为急务。然救阴之药多滑润，有滑肠之弊。因此，温病下焦病出现大便溏时，不必等到日三四行，即可用一甲复脉汤治疗。该方为加减复脉汤去滑润之火麻仁，加咸寒之牡蛎，滋阴固摄。

名家解读

吴鞠通：温病深入焦劫阴，必以救阴为急务。然救阴之药多滑润，但见大便溏，不必待日三四行，即以一甲复脉法，复阴之中，预防泄阴之弊。(《温病条辨》)

【原文 20】 少阴温病，真阴欲竭，壮火复炽，心中烦，不得卧者，黄连阿胶汤主之。

黄连阿胶汤方（苦甘咸寒法）

黄连四钱，黄芩一钱，阿胶三钱，白芍一钱，鸡子黄二枚。

水八杯，先煮三物，取三杯，去渣，内胶烊尽，再内鸡子黄，搅令相得，日三服。(《温病条辨》)

释义

温病后期肾阴虚，心火旺的证治。温病后期，肾阴亏于下，不能上济心火，心火亢于上，不能下温肾水，水火失济，形成心肾不交的阴虚火炽证。临床可见心烦不得卧，身热不甚，或热势已退，舌红，苔薄黄干或薄黑而干，脉细数等症。方用黄连阿胶汤泻心火，滋肾水，交通心肾。

名家解读

吴鞠通：按前复脉法局邪少虚多之治。其有阴既亏而实邪正盛，甘草即不合拍。心中烦，阳邪挟心阳独亢于上，心体之阴，无容留之地，故烦杂无奈；不得卧，阳亢不入于阴，阴虚不受阳纳，虽欲卧得乎！此证阴阳各自为道，不相交互，去死不远，故以黄芩从黄连，外泻壮火而内坚真阴；以芍药从阿胶，内护真阴而外捍亢阳。名黄连阿胶汤者，取一刚以御外侮，一柔以护内主之义也。其交关变化、神明不测之妙，全在一鸡子黄。前人训鸡子黄，佥谓鸡为巽木，得心之母气，色赤入心，虚则补母而已，理虽至当，殆未尽其妙。盖鸡子黄有地球之象，为血肉有情，生生不已，乃奠安中焦之圣品，有甘草之功能，而灵于甘草；其正中有孔，故能上通心气，下达肾气，居中已达两头，有莲子之妙用；其性和平，能使亢者不争，弱者得振；其气焦臭，故上补心；其味甘咸，故下补肾；再释家有地水风火之喻，此证大风一起，荡然无余，鸡子黄镇定中焦，通彻上下，合阿胶能预息内风之震动也。然不知人身阴阳相抱之义，必未能识仲景用鸡子黄之妙，谨将人身阴阳生死寤寐图形，开列于后，以便学者入道有阶也。(《温病条辨》)

【原文 21】 夜热早凉，热退无汗，热自阴来者，青蒿鳖甲汤主之。

青蒿鳖甲汤方（辛凉合甘寒法）

青蒿二钱，鳖甲五钱，细生地四钱，知母二钱，丹皮三钱。

水五杯，煮取二杯，日再服。(《温病条辨》)

释义

温病后期邪伏阴分的证治。本条所论发热具有夜热早凉，且热退无汗的特点，说明此时阴液已亏，余邪留伏阴分，往往病情迁延，久久不解，病虽不重，但余邪逐渐消耗阴血，而见形体消瘦、舌红苔少、脉沉细数等症。治疗宜滋阴透热。方用青蒿鳖甲汤。方中青蒿芳香透络，与鳖甲相伍可入阴搜邪；鳖甲滋阴，合青蒿可使阴分之邪易于外透而解。再合以生地黄、牡丹皮、知母等，以助养阴清热之效。吴鞠通称“此方有先入后出之妙，青蒿不能直入阴分，有鳖甲领之入也；鳖甲不能独出阳分，有青蒿领之出也”。

名家解读

吴鞠通：夜行阴分而热，日行阳分而凉，邪气深伏阴分可知；热退无汗，邪不出表而仍归阴分，更可知矣，故曰热自阴分而来，非上中焦之阳热也。邪气深伏阴分，混处气血之中，不能纯用养阴，又非壮火，更不得任用苦燥。故以鳖甲蠕动之物，入肝经至阴之分，既能养阴，又能入络搜邪；以青蒿芳香透络，从少阳领邪外出；细生地清阴络之热；丹皮泻血中之伏火；知母者，知病之母也，佐鳖甲、青蒿而成搜剔之功焉。再此方有先入后出之妙，青蒿不能直入阴分，有鳖甲领之入也：鳖甲不能独出阳分，有青蒿领之出也。(《温病条辨》)

【原文 22】 热邪深入下焦，脉沉数，舌干齿黑，手指但觉蠕动，急防痉厥，二甲复脉汤主之。

二甲复脉汤方（咸寒甘润法）

即于加减复脉汤内，加生牡蛎五钱、生鳖甲八钱。(《温病条辨》)

释义

温病后期阴亏欲作痉厥的证治。温病后期，邪入下焦，肾阴耗损，津液不能上承，则见舌干齿黑；虚热内生，则脉沉数；肾水不足无以涵养肝木，致筋脉失养，则见手指蠕动，此为痉厥之先兆表现。须立即用二甲复脉汤育阴潜阳，防止痉厥的发生。

名家解读

吴鞠通：温病七八日以后，热深不解，口中津液干涸，但觉手指掣动，即当防其痉厥，不必俟其已厥而后治也。故以复脉育阴，加入介属潜阳，使阴阳交纽，庶厥可不作也。(《温病条辨》)

【原文23】 下焦温病，热深厥甚，脉细促，心中憺憺大动，甚则心中痛者，三甲复脉汤主之。

三甲复复脉方（同二甲汤法）

即于二甲复脉汤内，加生龟板一两。(《温病条辨》)

释义

温病后期虚风内动的证治。本条证候是从上条所述之证发展而来。上条为动风先兆仅见手指蠕动，而本条吴氏为“痉厥已作”，且“脉细促，心中憺憺大动，甚则心中痛”，说明温病后期肾阴大伤，不仅不能滋养筋脉，亦不能滋养心神，较二甲复脉汤之肝肾真阴虚损的虚风渐动为重。其病变涉及肾、肝、心三脏，故治疗用三甲复脉汤，即在二甲复脉汤基础上加龟板以“镇肾气，通阴维”，交通心肾。

名家解读

吴鞠通：前二甲复脉，防痉厥之渐；即痉厥已作，亦可以二甲复脉止厥。兹又加龟板三甲者，以心中大动，甚则痛而然也。心中动者，火以水为体，肝风鸱张，立刻有吸尽西江之势，肾水本虚，不能济肝而后发痉，既痉而水难猝补，心之本体欲失，故憺憺然而大动也。甚则痛者，“阴维为病主心痛”，此证热久伤阴，八脉隶于肝肾，肝肾虚而累及阴维故心痛，非如寒气客于心胸之心痛，可用温通。故以镇肾气、补任脉、通阴维之龟板止心痛，合入肝搜邪之二甲，相济成功也。(《温病条辨》)

【原文24】 热邪久羁，吸烁真阴，或因误表，或因妄攻，神倦瘛疭，脉气虚弱，舌绛苔少，时时欲脱者，大定风珠主之。

大定风珠方（酸甘咸法）

生白芍六钱，阿胶三钱，生龟板四钱，干地黄六钱，麻仁二钱，五味子二钱，生牡蛎四钱，麦冬（连心）六钱，炙甘草四钱，鸡子黄（生）二枚，鳖甲（生）四钱。

水八杯，煮取三杯，去滓，再入鸡子黄，搅令相得，分三次服。喘加人参，自汗者加龙骨、人参、小麦，悸者加茯神、人参、小麦。（《温病条辨》）

释义

温病后期阴虚风动欲脱的证治。本条所论证候由上条进一步发展而来，为虚风内动而欲脱之候。热邪久羁不退，本已吸烁真阴，又因误用汗下之法，更劫夺肝肾阴精。因阴精亏虚不能上养心神，可见神倦肢疲；水不涵木，虚风内动则见手足瘛疭；真阴大伤，故舌绛少苔，脉虚弱。本证为阴虚风动，时时欲脱的危重症，治用大定风珠滋阴息风，本方以加减复脉汤填补真阴，三甲潜阳，五味子、白芍、甘草酸甘化阴，鸡子黄养阴息风。是针对纯虚无邪，虚风内动，时时欲脱的救急之方。

名家解读

吴鞠通：此邪气已去八九，真阴仅存一二之治也。观脉虚苔少可知，故以大队浓浊填阴塞隙，介属潜阳镇定。以鸡子黄一味，从足太阴，下安足三阴，上济手三阴，使上下交合，阴得安其位，斯阳可立根基，俾阴阳有眷属一家之义，庶可不致绝脱欤！（《温病条辨》）

第六章
疫病预防护理经典选读

第一节　预　防

一、培固正气，强壮体质

《黄帝内经》中明确提出："邪之所凑，其气必虚。"所以增强人体正气，就可以提高机体抗御温邪入侵的能力，从而使温邪不能侵犯人体，或即使感受了温邪也不会发病，即使发病其病情也较轻微，易于治愈、康复。培固正气，强壮体质的方法甚多，以下列举几个方面：一是锻炼身体以增强体质，如健身气功功法（太极拳、五禽戏、八段锦）、保健按摩及其他的武术运动等，可提高自身抵抗力，有助于抵御外界温邪的侵袭。二是顺应四时气候变化，人类生存在自然界中，与自然条件息息相关，如这些条件的改变超过了人体的适应能力，会导致温病的发生与流行；另一方面，人们在日常生活中，应根据季节的变化和气温的升降，合理安排作息时间、及时增减衣被和调整室内温度。顺应四时气候变化是保护人体正气的重要方面，如忽视了这一点，往往会减弱人体对温邪的抵御能力而患病。三是避免过度消耗正气，人体正气对于抵御外来温邪的侵袭有重要的作用，因而必须注意保护正气，避免过度消耗正气。四是注意环境、个人、饮食卫生，应经常保持生活和工作环境的整洁卫生。养成良好的个人卫生习惯，不随地吐痰，饭前便后洗手。在饮食方面，不饮生水，不食用不洁及腐败变质食物等。

二、及时诊治，控制传播

对具有传染性的温病患者，必须早期发现、早期隔离、早期诊断治疗，及时向有关防疫部门报告，使防疫部门能及时掌握疫情，

关于治疗和恢复健康，有助于及早采取相应措施。这不仅有利于患者及早得到诊治，同时也有利于控制疾病的传播，防止发生流行。

三、预施药物，防止染病

预施药物是指在温病流行期间，在一定范围里，对可能感染温病的人群使用药物，以防止温病的发生与传播。目前使用较多的预防方法有以下几种。

1. 熏蒸预防，即用药物加温燃烧烟熏，或煮沸蒸熏。此法一般适用于以呼吸道为传播途径的温病预防。如在流行期间，用食醋按每立方米空间2 ~ 10mL加清水一倍，在居室内煮沸蒸熏1小时，主要用于流行性感冒的预防。又如采用苍术、艾叶烟熏剂在室内燃烧烟熏，可用于腮腺炎、水痘、猩红热、流行性感冒等传染病的预防。

2. 滴喷预防，即用药物滴入鼻孔，或喷入咽部。此法一般也用于呼吸道传染病。如在流行期间，把食醋用冷开水稀释后滴鼻可预防流行性感冒、流行性脑脊髓膜炎等。或用白芷3g、冰片1.5g、防风3g，共研细末，取少量吹入两侧鼻孔，或放在口罩内任其慢慢吸入，也有一定的预防作用。又有在白喉流行时，用锡类散喷入咽喉部，有一定预防作用。

3. 服药预防，即用一味或多味中药煎服，或制成丸、散剂内服。如预防流感可选用金银花、连翘、野菊花、桉树叶、贯众、蟛蜞菊、黄皮叶等；预防流行性脑脊髓膜炎可选用大蒜、金银花、连翘、千里光、贯众、野菊花、蒲公英、鲜狗肝菜、鲜鬼针草等；预防流行性乙型脑炎可选用大青叶、板蓝根、牛筋草等；预防伤寒可选用黄连、黄柏等；预防猩红热可选用黄芩、忍冬藤等；预防麻疹可选用紫草、丝瓜子、贯众、胎盘粉等；预防病毒性肝炎可选用板蓝根、糯稻根、茵陈等：预防痢疾可选用马齿苋、大蒜、食醋等。在使用时，可选其中一味或数味煎汤内服，每日1剂，连服2 ~ 4日。

4. 食疗预防，即在某些传染性温病流行期间，有目的地食用一些食物，有助于减少被感染或发病的机会。这一方法简便易行，可以作为一种辅助方法使用。如食用大蒜，或用马齿苋加大蒜煎服，可预防痢疾及其他一些消化道的传染性温病。在流行性脑脊髓膜炎流行时节，每日食用大蒜5g左右，也有一定

的预防作用。在秋末冬初，气候干燥时节，如有白喉流行，也可食用甘蔗汁、胡萝卜汤等以预防。

此外，还有不少流传于民间的简便易行的预防温病的方法，有待于进一步挖掘。

第二节 护 理

【原文1】 湿热证，数日后脘中微闷，知饥不食，湿邪蒙绕三焦。宜藿香叶、薄荷叶、鲜荷叶、枇杷叶、佩兰叶、芦尖、冬瓜仁等味。(《温热病篇》)

释义

湿热病后期余湿未尽，胃气未醒证治。余湿蒙蔽清阳，胃气不舒，可见脘中微闷、知饥不食等症。治宜薛氏五叶芦根汤轻宣芳化，清泄湿热，醒脾舒胃。不可使用浓浊味厚质重之品，恐腻滞不化，反生变证。

名家解读

薛生白：此湿热已解，余邪蒙蔽清阳，胃气不舒。宜用极轻清之品，以宣上焦阳气。若投味重之剂，是与病情不相涉矣。(《温热病篇》)

【原文2】 湿热证，十余日，大势已退，惟口渴，汗出，骨节痛，余邪留滞经络。宜元米汤泡于术，隔一宿，术煎饮。(《温热病篇》)

释义

湿热病后期余邪留滞经络证治。湿热病后期，患者热退神清，但仍有骨节痛、口渴、汗出等临床表现，此乃湿热损伤阴液，余湿留滞经络所致。治用元米汤泡于术，养阴而不碍湿，化湿而不伤阴。若湿滞经络较甚，骨节疼痛明显，可酌情加入防己、薏苡仁、络石藤、丝瓜络、秦艽等化湿通络之品。

名家解读

薛生白：病后湿邪未尽，阴液先伤，故口渴身痛。此时救液则助湿，治湿则劫阴。宗仲景麻沸汤之法，取气不取味，走阳不走阴，佐以元米汤养阴逐湿，两擅其长。(《温热病篇》)

【原文3】 湿热证，按法治之，数日后，或吐下一时并至者，中气亏损，升降悖逆。宜生谷芽、莲心、扁豆、仁、半夏、甘草、茯苓等味，甚者用理中法。(《温热病篇》)

释义

湿热病后期中气亏损，升降悖逆证治。湿热病后期中气亏损，脾失升运，胃失和降，可出现吐下一时并至，治宜轻补中虚、降逆和胃。以莲子心、白扁豆、甘草健脾，生谷芽、半夏和胃降逆，薏苡仁、茯苓利湿。吐泻若属脾胃虚寒者，用理中汤温中散寒。

名家解读

薛生白：升降悖逆，法当和中，犹之霍乱之用六和汤也。若太阴惫甚，中气不支，非理中不可。(《湿热病篇》)

【原文4】 湿热证，按法治之，诸证皆退，惟目瞑则惊悸梦惕，余邪内留，胆气未舒。宜酒浸郁李仁、姜汁炒枣仁、猪胆皮等味。(《湿热病篇》)

释义

湿热病后期胆热内扰，神魂不安证治。湿热病后期湿热余邪未净，留滞肝胆，上扰心神，可见目瞑则惊悸梦惕，治宜清泄胆经余邪，安神定惊，药用酒浸郁李仁泄邪下行，"酒气独归胆"，故用酒制；姜汁炒酸枣仁，以安神定惊；猪胆皮清泄肝胆余邪。

名家解读

滑可去着，郁李仁性最滑脱，古人治惊后肝系滞而不下，始终目不瞑者，用之以下肝系而去滞。此证借用，良由湿热之邪留于胆中，胆为清虚之府，藏而不泻，是以病去而内留之邪不去，寐则阳气行于阴，胆热内扰，肝魂不安，用郁李仁以泄邪而以酒行之，酒气独归胆也。枣仁之酸，入肝安神，而以姜汁制，安神而又兼散邪也。(《湿热病篇》)

【原文5】 湿热证，曾开泄下夺，恶候皆平，独神思不清，倦语不思食，溺数，唇齿干。胃气不输，肺气不布，元神大亏。宜人参、麦冬、石斛、木瓜、生甘草、生谷芽、鲜莲子等味。(《湿热病篇》)

释义

湿热病后期肺胃气阴两虚证治。神思不清，倦语，为元气大伤，气虚未复之象；不思饮食说明胃之气阴亏虚：溺数为肺阴不足，肺气通调不畅所致；唇齿干乃胃津不得上承。治宜"清补"元气。以人参益气生津，麦冬、石斛、木瓜、甘草酸甘化阴，滋养肺胃阴液，生谷芽、鲜莲子和中醒胃。后世称此方为薛氏参麦汤。

名家解读

吴鞠通：开泄下夺，恶候皆平，正亦大伤，故见证多气虚之象。理合清补元气，若用腻滞阴药，去生便远。(《湿热病篇》)

下篇

疫病各论

第一章 温疫（疫疠、疫疹）

一、病因病机

【原文1】 其病与时气、温、热等病相类，皆由一岁之内，节气不和，寒暑乖候，或有暴风疾雨，雾露不散，则民多疾疫，病无长少，率皆相似，如有鬼厉之气，故云疫疠病。(《诸病源候论·疫疠病候》)

释义

疫疠病与时气、温病、热病等相类似，都由于一年之中，节气不和，寒热反常，或暴风疾雨，或雾露重重，阴霾不散，从而酿成疫疠的流行，无论老人、小孩，感染发病，病状大都相似，如有鬼厉之气一样，所以称为疫疠病。

【原文2】 夫温疫之为病，非风，非寒，非暑，非湿，乃天地间别有一种异气所感。(《温疫论·自叙》)

释义

温疫这种病，不是风邪、寒邪、暑邪、湿邪所导致的，而是天地之间另有的一种邪气所感而成的疾病。

名家解读

苏颖：突破了明以前的医家对温疫病因所持的时气说、伏气说、瘴气说以及百病皆生于六气的论点，这是吴氏在中医病因学上的一大创举。(《明清医家论温疫》)

【原文3】 邪之所着，有天受，有传染，所感虽殊，其病则一。凡人口鼻之气，通乎天气，本气充满，邪不易入，本气适逢亏欠，呼吸之间，外邪因而乘之。昔有三人，冒雾早行，空腹者死，饮酒者病，饱食者不病。疫邪所着，又何异耶？若其年气来之厉，不论强弱，正气稍衰者，触之即病，则又不拘于此矣。其感之深者，中而即发，感之浅者，邪不胜正，未能顿发，或遇饥饱劳碌，忧思气怒，正气被伤，邪气始得张溢，营卫运行之机，乃为之阻，一身之阳气，因而屈曲，故为病热。(《温疫论·原病》)

释义

邪气能感染、附着于人体，有的是直接感受于自然界的，有的是与他人密切接触被传染来的。来源虽然不一样，但病症是一样的。人的鼻子和嘴巴都可以呼吸，与天之气相通。当人体自身的正气充足，邪气自然无隙可乘；如果本身正气恰好有所亏欠，在呼吸之间，外界的邪气就乘机进入了。以前有三个人，早上冒着大雾出行，后来，空腹出门的死了，喝了酒的病了，出门前吃饱了的没有生病。瘟疫邪气对人的影响，与此又有什么不同呢？如果某年，疠气来得强烈，人们无论身体强弱，只要正气稍衰，感染了就会生病，又不拘泥于这些。感受邪气深的，马上发病；感受邪气浅的，邪气不能压过正气，没能马上发病，不久之后，或遇到饥饱劳碌等饮食作息不调，或遇到忧思恼怒等情绪，正气被伤到，邪气才开始扩张壮大，迅速蔓延，阻碍了营卫的运行，身体的阳气被阻遏，不能伸展，所以就产生以发热为主症的热病。

名家解读

本病的发病，与人体正气的强弱、邪气的盛衰有着十分密切的关系。人体正气强盛，疫疠毒邪不易伤人而致病，即使发病病情也相对较轻。相反，若正气亏虚或疫疠毒邪太盛，超过人体的防御能力，均易导致温疫的发生。(《高等中医药院校教学参考丛书·温病学（第2版）》)

二、证候

【原文1】 温疫初起，先憎寒而后发热，日后但热而无憎寒也。初得之二三日，其脉不浮不沉而数，昼夜发热，日晡益甚，头疼身痛。(《温疫论·温疫初起》)

释义

温疫病发病的初期，首先出现怕冷，而后出现发热，改天以后只表现为发热而不再有怕冷的证候。刚得病的两三天，患者的脉象不浮、不沉，而是以数脉为主，早晚都发热，到了下午日晡时（下午3—5点钟）热势会有所加重，同时伴有头痛、身体的疼痛。

【原文2】 温疫发病一二日，舌上白苔如积粉，早服达原饮一剂，午前舌变黄色，随现胸膈满痛，大渴烦躁，此伏邪即溃，邪毒传胃也。前方加大黄下之，烦渴少减，热去六七。午后复加烦躁发热，通舌变黑生刺，鼻如烟煤，此邪毒最重，复瘀到胃，急投大承气汤。(《温疫论·急证急攻》)

释义

温疫得病之后的一两天，患者的舌苔发白像涂了一层厚粉一样，早晨服用达原饮一剂，中午之前舌苔就由白如积粉，变成舌苔发黄，随着就出现胸部至上腹部的胀满憋闷，并伴有疼痛，口渴很重，烦躁不安，这是伏于膜原的邪气向内溃散，疫毒之邪传入胃腑。可以应用达原饮加入大黄，泻下热结。患者烦躁口渴稍微减轻，热势减去十分之六七。午后患者又出现烦躁发热，满舌变黑，舌苔硬如刺一般，鼻子发黑像被煤炭熏过一样。这反映了疫邪的毒气最重，并且瘀滞在胃部，应当立即使用大承气汤泻热逐邪。

名家解读

曹东义、杜省干：疫病的病情危急深重，必须紧急救治，而且必须药随证转，辨证施治。吴又可在一天之中，就应用了达原饮、达原饮加大黄、大承气汤三个方药进行治疗，充分体现了中医的辨证论治精神，也就是张仲景所说的“观其脉证，知犯何逆，随证治之”的精神。(《温疫论译注》)

三、治则治法

【原文1】 其时邪在伏脊之前，肠胃之后，虽有头疼身痛，此邪热浮越于经，不可认为伤寒表证，辄用麻黄、桂枝之类强发其汗。此邪不在经，汗之徒伤表气，热亦不减。又不可下，此邪不在里，下之徒伤胃气，其渴愈甚。宜达原饮。(《温疫论·温疫初起》)

释义

邪气潜伏在夹脊之前，肠胃之后，即使有头疼身痛，这是热邪往阳经浮越，不能误认为是伤寒邪气在表，而用麻黄汤、桂枝汤之类，强行发汗。此时邪气不在经，发汗只是白白伤了表气，热也不会退。也不可以用泻下的方法，因为邪不在肠胃，泻下只能白白伤了胃气，使口渴加剧。宜用达原饮。

【原文2】 温疫舌上白苔者，邪在膜原也。舌根渐黄至中央，乃邪渐入胃。设有三阳现证，用达原饮三阳加法。因有里证，复加大黄，名三消饮。三消者，消内消外消不内外也。此治疫之全剂，以毒邪表里分传，膜原尚有余结者宜之。(《温疫论·表里分传》)

释义

温疫，舌上白苔满布的，是邪在膜原。如果后来舌根部苔渐渐变黄，蔓延到舌中央，这是邪气渐渐传到胃腑。这时候，如果有三阳经的症状，用达原饮的三阳加法，因为有里证，又加大黄，于是就得到一个新方子叫三消饮。所谓三消，就是消内、消外、消不内外。这是治温疫全方位兼顾的一个方剂，只有在疫邪同时从表从里分途传变，而膜原也有残邪郁结的时候，才宜使用。

名家解读

曹东义、杜省干：疫邪从膜原向体表和体内双向传变，膜原的邪气也郁结不散，疫邪弥漫表里内外，证情比较复杂，所以要用三消饮同时分消表里内外。(《温疫论译注》)

【原文3】 温疫脉长洪而数，大渴复大汗，通身发热，宜白虎汤。(《温疫论·热邪散漫》)

释义

温疫患者的脉搏，脉位较长，上下超过本位，而且如洪水一样来盛去衰，一呼一吸之间超过五次跳动。口很渴，又大汗淋漓，全身发热，应当使用白虎汤治疗。

名家解读

曹东义、杜省干：温疫邪气离开膜原之后，向肌体的表层散开、蔓延，“热邪散漫”，表现为白虎汤证，这是温疫病向愈的一个时机，加以正确治疗就会痊愈。如果认识的脉证不够准确，就会形成误治，不仅失去治愈的良机，而且可以“愈投愈危”，形成不良后果。应下失下，甚至会致病人于死亡，这是血的历史教训，不能不引起我们的重视。(《温疫论译注》)

【原文4】 邪留血分，里气壅闭，则伏邪不得外透而为斑。若下之，内壅一通，则卫气亦从而疏畅，或出表为斑，则毒邪亦从而外解矣。若下后斑渐出，不可更大下，设有下证，少与承气缓缓下之。若复大下，中气不振，斑毒内陷则危，宜托里举斑汤。(《温疫论·发斑》)

释义

疫毒邪气深入血液，并存留在血分，使在里的气机壅堵瘀滞、闭塞不通，那么深伏在里的疫邪不能向外发散，成为斑证。假如使用泻下的方法治疗，在内的壅塞被清除，气机得以通畅，那么在体表的卫气也会因此而疏通流畅，有的病人进一步邪从表解，发为斑证，在里的疫毒邪气也随着斑出而向外解散了。假如使用泻下的治疗方法之后，逐渐地出现发斑，不能使用大剂量或者较猛烈的泻下药物。即使有使用泻下方法的指征，也应当少量使用承气汤，使病人缓慢泻下。假如斑出之后又使用猛烈的泻下药物，使患者体内的正气受损而不能振奋抗击邪气，疫病的斑毒内陷而神志昏迷，病情就很危险了，应当使用托里举斑汤治疗。

【原文5】 温疫胸膈满闷，心烦喜呕，欲吐不吐，虽吐而不得大吐，腹不满，欲饮不能饮，欲食不能食，此疫邪留于胸膈，宜瓜蒂散吐之。(《温疫论·邪在胸膈》)

释义

温疫，胸膈部位胀满憋闷，心烦，有要呕吐的感觉，又吐不出来，或者即使吐了也不能痛快地吐出来，腹部不胀满，想喝水又不能痛快地喝，想吃也吃不下，这是温疫之邪留在胸膈造成的，宜用瓜蒂散来催吐。

四、名方节选

达原饮(《温疫论》)

槟榔二钱，厚朴一钱，草果仁五分，知母一钱，芍药一钱，黄芩一钱，甘草五分。

右用水二盅，煎八分，午后温服。

方解

槟榔能消能磨，除伏邪，为疏利之药，又除岭南瘴气；厚朴破戾气所结；草果辛烈气雄，除伏邪盘踞；三味协力，直达其巢穴，使邪气溃败，速离膜原，是以为“达原”也。热伤津液，加知母以滋阴；热伤营血，加白芍以和血；黄芩清燥热之余；甘草为和中之用。

名家解读

(1)张璐：余尝以此治疫疟、时疫，靡不应手获效，总借以分解中外寒热诸邪之力耳。(《张氏医通》)

(2)柳宝诒：若系暑湿浊邪，舌苔白腻者，用达原饮甚合。若伏温从少阴外达者，则达原饮一派辛燥，既不能从里透邪，而耗气劫津，非徒无益，而又害之矣。学者当细心体认，勿误用也。(《温热逢源》)

三消饮(《温疫论》)

槟榔，草果，厚朴，白芍，甘草，知母，黄芩，大黄，葛根，羌活，柴胡，姜枣煎服。

方解

因邪伏膜原，表里分传，故用达原饮宣透膜原，加羌活、葛根、柴胡解三阳经表之邪，大黄通下里热，姜枣调和护中。

托里举斑汤（《温疫论》）

白芍　当归各一钱，升麻五分，白芷　柴胡各七分，山甲二钱，炙黄，水姜煎服。

方解

此方系专为下后中气不振，斑毒内陷者设，故用当归、白芍托里；升麻、柴胡、白芷以举斑；穿山甲以走窜经络，则卫气疏畅，而斑可渐出矣。

第二章
黄　疸

一、病因病机

【原文1】 寸口脉浮而缓，浮则为风，缓则为痹。痹非中风，四肢苦烦，脾色必黄，瘀热以行。(《金匮要略·黄疸病脉证并治第十五》)

释义

寸口部位出现浮缓脉，脉浮说明有风邪，脉缓说明湿邪痹阻。此处的痹，既非风湿痹证，也非太阳中风证。患者感觉四肢烦扰不舒，皮肤发黄，这是脾的瘀热外达于肌表的缘故。

名家解读

尤在泾：脉浮为风，脉缓为湿，云为痹者，风与湿合而痹也，然非风痹疼痛之谓，故又曰痹非中风，所以然者，风得湿而变热，湿应脾而内行，是以四肢不痛而苦烦。脾脏瘀热而色黄，脾者四运之轴也，脾以其所瘀之热，转输流布，而肢体面目尽黄矣，故曰瘀热以行。(《金匮要略心典》)

【原文2】 病黄疸，发热烦喘，胸满口燥者，以病发时，火劫其汗，两热所得。然黄家所得，从湿得之。一身尽发热而黄，肚热，热在里，当下之。(《金匮要略·黄疸病脉证并治第十五》)

释义

黄疸病患者出现发热、烦躁、气喘、胸中胀满、口中干燥，这是疾病发作时，医生用艾灸、温针或熏法等火攻的方法强迫汗出，使热邪与火邪相互搏结导致的。但发黄患者一般是因湿邪蕴阻而得。患者全身发热，皮肤色黄，腹部也觉得烘热，这是热邪结于体内，当用攻下法治疗。

名家解读

黄元御：病黄疸，发热烦喘，胸满口燥，何遽至此？此以疸病发时，原有内热，复以火劫其汗，两热相合，表里燔蒸，肺金受伤，故致于此。然黄家所以得病，从湿得之，非从热得，湿郁则为热耳。若一身尽发热而黄，肚皮又热，此湿热在里，当下之也。《灵枢·师传》：胃中热，则消谷，脐以上皮热，肠中热，则出黄如糜，脐以下皮热，即此肚热，热在里之义也。(《金匮悬解》)

【原文3】 阳明病，脉迟者，食难用饱，饱则发烦头眩，小便必难，此欲作谷疸。虽下之，腹满如故，所以然者，脉迟故也。(《金匮要略·黄疸病脉证并治第十五》)

释义

患者得阳明病，脉象迟，不能饱食，饱食后就出现烦闷、头晕、小便不利，这是谷疸将要发作的征象，虽用攻下药进行治疗，但腹部依旧胀满，脉象迟。之所以如此，是因为脾胃虚寒的缘故。

名家解读

尤在泾：脉迟胃弱，则谷化不速，谷化不速，则谷气郁而生热，而非胃有实热，故虽下之而腹满不去。伤寒里实，脉迟者尚未可攻，况非里实者耶。(《金匮要略心典》)

【原文4】 脾胃有热，谷气郁蒸，因为热毒所加，故卒然发黄，心满气喘，命在顷刻，故云急黄也。(《诸病源候论·黄病》)

释义

脾胃有热，热邪与水谷相互郁蒸，因为又是热毒内侵，所以突然出现全身发黄，心满气喘等症，病情十分危急，所以称之为急黄。

二、证候

【原文1】 趺阳脉紧而数，数则为热，热则消谷，紧则为寒，食即为满。尺脉浮为伤肾，趺阳脉紧为伤脾。风寒相搏，食谷即眩，谷气不消，胃中苦浊，浊气下流，小便不通，阴被其寒，热流膀胱，身体尽黄，名曰谷疸。额上黑，微汗出，手足中热，薄暮即发，膀胱急，小便自利，名曰女劳疸，腹如水状不治。心中懊憹而热，不能食，时欲吐，名曰酒疸。(《金匮要略·黄疸病脉证并治第十五》)

释义

趺阳脉紧而数，数说明胃有热，胃热盛则能食易饥饿；紧为脾有寒邪，脾阳不能运化食物，所以食后即感到胀满。尺脉浮是肾虚有热，趺阳脉紧，是寒邪伤脾。风寒结合伤脾，使食后即头眩晕，食物不能很好地消化，湿热困阻于胃，阻碍胃消化饮食。湿热邪气困阻膀胱，使小便的形成受到阻碍，故小便就不通畅。由于足太阴脾感受寒湿，又有热邪侵犯膀胱，湿浊的邪气不能排出体外而见全身发黄。这种病称为谷疸。头额部位发黑，伴有微微的汗出，每到傍晚就感觉手足心发热，小腹感觉不适而排小便正常的，这种病称作女劳疸。如果腹部胀满好像里面有水一样，提示脾肾两败，就难以治疗。病人心胸郁闷不舒而且感到烦热，不能进食，时时想呕吐，这种病称作酒黄疸。

名家解读

周扬俊：谷疸症，趺阳脉紧数者，何寒而致紧？何热而致数？尺浮何为伤肾？趺阳紧何为伤脾？风从何生？不详其源，莫知其所治矣。盖天之六气，感人脏腑而应于脉诊，因以数为热、紧为寒矣。然人脏腑气化，亦有风寒湿热燥火，与天气同其名；寒热湿温凉同其性，阴阳表里同其情，浮沉迟数同其病。将何以别天与人之气乎？天气从八风之变，邪自外入，人气从七情食色劳役之伤，邪自内出。谷疸由脏气所化之淫邪为病，非天气也。盖脾胃之土有阴阳，脾阴而胃阳。阴阳离决，二气不合，则胃独聚其阳以成热，为病消谷；脾独聚其阴以成寒，为腹满，于是寒热见紧数之脉，而紧又为之伤脾者，乃肝木挟肾寒乘虚克土，故曰风寒相搏。食入于胃，长气于阳，肝木之风，得阳则动，故食谷则头目眩晕也。肾属水，藏精，实则脉沉，虚则脉浮；而精生于谷，谷不化，则精不生，精不生，则肾无所受，虚而反受下流之脾邪，故曰尺浮伤肾。又曰阴被其寒，阴谓肾，寒谓脾也。此谷气不化，所积之瘀浊，属于脾之寒者，不流则伤肾，属于胃之热者，下流则伤膀胱，由是小便不通，身体尽黄。生于胃热食谷之浊，故曰谷疸。女劳疸，惟言额上黑，不言身黄，简文也。后人虽曰交接水中所致，持其一端耳。然以此连谷疸之后，必胃先有谷气之浊热，下伤于肾而后黑，黑疸因黄而发也。二脏并病，安得不交见其色乎。盖胃阳明也，阳明与宗筋合于气街，饮食入内，宗筋通用，阴精泄脱，而阳明之湿热，乘虚下流于肾之中，肾中之火，亦乘阳明，上下交驰，胃土发越而色黄，相火入炎水中而色黑。二脏并病，故二色并见。其黑色先见于额者，膀胱脉上巅交鼻额，火性炎上，故肾火从膀胱上越。额为神庭，属心部；心，火之主也。心肾子午同化，足经之火，炎就手经，亦必出于额。额，火之巅也。心主汗，火越于此，汗亦出此，所以额黑微汗也。手足心热者，手心乃包络荥穴，足心乃肾之井穴，心肾火盛则应之。薄暮即发，膀胱急，小便自利，乃阳明主阖。日暮阳明收敛，湿热下流，膀胱之气虽满急，其气降，故小便自利。若湿热火郁甚，肾水之气不行，停积于腹，胀如水状者，则肾衰矣，故难治。此以气受病者言之，若血病而黑，则如下条女劳疸云。酒为五谷所酝而成，湿热有毒，其气归心，味归脾胃。胃阳主升，脾阴主降，胃得之，则热甚，脾得之，则阴伤，阴伤则不能降，不降则所饮停而不去，气熏于心，心神不宁，而作懊憹；气痞中焦，故不能食；蓄极乃发，故时欲呕而为疸也。(《金匮玉函经二注》)

【原文2】 夫病酒黄疸，必小便不利，其候心中热，足下热，是其证也。(《金匮要略·黄疸病脉证并治第十五》)

释义

患酒黄疸的患者，必然小便不畅利，他的证候表现是心中烦热，足下有热，这就是酒黄疸的病症。

名家解读

周扬俊：酒为湿热之最。膀胱者，清净之府，津液藏焉，气化所出。若过于酒，伤其气化，小便必难。积气于中，则心热。流于肾则足下热。积成瘀热，发于外而为黄疸也。(《金匮玉函经二注》)

三、治则治法

【原文1】 谷疸之为病，寒热不食，食即头眩，心胸不安，久久发黄为谷疸，茵陈蒿汤主之。(《金匮要略·黄疸病脉证并治第十五》)

释义

谷疸之所以发生，是因为湿热内蕴，恶寒发热，不思饮食，进食就会感觉头目晕眩，心胸部位感觉不舒适，时间久了，湿热瘀结在体内不得外泄，致使皮肤发黄。用茵陈蒿汤主治。

名家解读

（1）黄元御：谷疸之病，湿盛而感风寒，郁其营卫，则病寒热。湿土郁满，不甘饮食。食下不消，浊气上逆，即头目眩晕而心胸不安。久而谷气瘀浊，化而为热，热流膀胱，发为谷疸。茵陈蒿汤，茵陈利水而除湿，栀、黄，泻热而清烦也。(《金匮悬解》)

（2）周扬俊：此汤治阳明瘀热在里，身黄发热，但头汗出，身无汗，剂颈而还，小便不利，渴饮水浆者。又伤寒七八日，身黄如橘子色，小便不利，腹微满者。今又治是证，三者尽属里热，但务去其邪，病状之异弗论矣。此寒热不在表，脾胃内热，达于外而成肌肤寒热者，亦不能食，灵枢曰，肌肤热者，取三阳于下，补足太阴，以出其汗，皆因脾胃热，故不解其表，而遽治其里也。盖茵陈汤治热结发黄，佐栀子去胃热，通小便，更以大黄为使，荡涤之。(《金匮玉函经二注》)

【原文2】 酒黄疸者，或无热，靖言了了，小腹满欲吐，鼻燥，其脉浮者先吐之，沉弦者先下之。(《金匮要略·黄疸病脉证并治第十五》)

释义

酒黄疸的患者，有的不发热，神情安静，说话语言连贯有条理，只是腹胀满欲呕吐，鼻腔干燥。如果脉浮，是湿邪壅阻在上焦，就先用吐法治疗；如果脉沉弦，是病邪停聚于下焦，就先用下法治疗。

名家解读

（1）尤在泾：酒黄疸者，心中必热，或亦有不热，静言了了者，则其热不聚于心中，而或从下积为腹满，或从上冲为欲吐鼻燥也。腹满者可下之，欲吐者可因其势而越之，既腹满且欲吐，则可下亦可吐，然必审其脉，浮者，则邪近上，宜先吐；脉沉弦者，则邪近下，宜先下也。(《金匮要略心典》)

（2）周扬俊：酒入胃而不伤心，则无心热，故神不昏而其言清朗也；不伤肾，则无足热；但酒停于膈，欲吐；阳明气郁，成腹满；阳明脉上入额中作鼻燥。脉浮者，在膈上，积多在阳，先吐上焦，而后治其中满。沉弦者，在膈下，积多在阴，先下其中满，而后治其上焦也。(《金匮玉函经二注》)

（3）黄元御：酒疸，或心中无热，靖言了了，烦乱不生，而腹满欲吐，此缘土湿而胃逆也。肺金莫降，津液不生，是以鼻燥，肺窍于鼻也。其脉浮者，浊瘀在心肺之部，当先吐之。脉沉弦者，浊瘀在肝肾之部，当先下之。以腐败郁阻，心肺不降，是以脉浮，心肺之脉浮。肾肝不升，故脉沉弦，肾脉沉，肝脉弦。吐下之后，腐物涌泄，则心肺下降而肾肝上升矣。(《金匮悬解》)

【原文3】 酒疸，心中热，欲吐者，吐之愈。(《金匮要略·黄疸病脉证并治第十五》)

释义

患酒黄疸的患者，自觉心中烦热，想要呕吐的，表明病邪趋上，顺应病势，采用涌吐法治疗就可以病愈。

名家解读

黄元御：酒疸，心中烦热，欲作呕吐者，吐之则愈。缘其湿热郁蒸，化

生败浊，浊气熏心，故欲作吐。吐其腐败，则恶心呕哕止矣。(《金匮悬解》)

【原文4】 酒疸病心中懊憹或热痛，栀子大黄汤主之。(《金匮要略·黄疸病脉证并治第十五》)

释义

患酒黄疸的患者，出现心中郁闷不舒畅，或者感到心中灼热而痛，是湿热阻滞，气机不通，用栀子大黄汤主治。

名家解读

(1)黄元御：酒疸，心中懊憹，或生热痛，全是湿热熏冲，宫城郁塞。栀子大黄汤，栀子、香豉，清热而除烦，枳实、大黄，泻满而荡瘀也。(《金匮悬解》)

(2)周扬俊：酒热内结。心神昏乱。作懊憹，甚则热痛。栀子、香豉，皆能治心中懊憹，大黄荡涤实热，枳实破结逐停，去宿积也。伤寒论阳明病无汗，小便不利，心中懊憹者，身必发黄，是知热甚于内者，皆能成是病，非独酒也。(《金匮玉函经二注》)

【原文5】 黄家，日晡所发热，而反恶寒，此为女劳得之。膀胱急，少腹满，身尽黄，额上黑，足下热，因作黑疸。其腹胀如水状，大便必黑，时溏，此女劳之病，非水也。腹满者，难治。硝石矾石散主之。(《金匮要略·黄疸病脉证并治第十五》)

释义

素有发黄症状的人，湿热蕴于阳明经，多在傍晚前发热。若此时反出现怕冷，这是患有女劳疸病的缘故。膀胱有急迫感，少腹部胀满，全身皮肤发黄，前额皮肤色黑，两足心有烘热感，这是黑疸病。腹部胀满如水桶样，大便黑色，时常溏泄，这是由于女劳病缘故，不是因水气病。腹部胀满的难治，用硝石矾石散主治。

名家解读

(1)黄元御：黄家，日晡所发热，而反恶寒，此为女劳得之。缘女劳泄其肾阳，水寒土湿，乙木遏陷，不能疏泄水道。一感风邪，卫气内闭，汗尿不行，湿无泄路，瘀蒸肌肤，而发黄色。日晡土旺之时，湿盛热发而木郁阳陷，故足下常热而身反恶寒。木郁水土之内，不能上达，膀胱迫急，少腹满胀，一身尽发黄色，而寒水上逆，额上独黑。久而土负水胜，黄化而黑，因作黑疸。谷滓不从土化，而从水化，大便亦黑，时时溏泄，其腹胀，如水病之状。此系女劳之病，并非水也。腹满者，水木旺而中气败，证为难治。硝矾散，硝石清

热瘀而泻木，矾石收湿淫而泻水也。(《金匮悬解》)

（2）周扬俊：肾者，阴之主也，为五脏之根，血尽属之。血虽化于中土，生之于心，藏之于肝，若肾阴病，则中土莫得而化，心莫得而生，肝莫得而藏，荣卫莫得而行，其血败矣，将与湿热凝瘀于肠胃之间。肾属水，其味咸，其性寒，故治之之药，必用咸寒，补其不足之水，泻其所客之热，荡涤肠胃，推陈致新。(《金匮玉函经二注》)

【原文6】 黄疸腹满，小便不利而赤，自汗出，此为表和里实，当下之，宜大黄硝石汤。(《金匮要略·黄疸病脉证并治第十五》)

释义

黄疸患者腹部胀满，小便不畅而颜色发赤，身上有汗，这是没有感受外邪，但却有里实热，应当攻下泄热，用大黄硝石汤。

名家解读

（1）黄元御：黄疸腹满，小便不利而赤，自汗出，此为表和里实，缘汗孔外泄，水道里瘀，湿不在经络而在脏腑，法当下之。大黄硝石汤，大黄、硝石，泻阳明之湿热，栀子、黄柏，清君相之郁火也。(《金匮悬解》)

（2）周扬俊：邪热内结成腹满、自汗，大黄、硝石荡而去之。膀胱内热致小便不利而赤，黄柏、栀子凉以行之。此下黄疸重剂也。(《金匮玉函经二注》)

【原文7】 诸病黄家，但利其小便；假令脉浮，当以汗解之，宜桂枝加黄芪汤主之。(《金匮要略·黄疸病脉证并治第十五》)

释义

所有黄疸患者，必须通利其小便，使湿热从小便排出。但如果见脉浮的，说明邪在肌表，应顺势利导，用发汗法治疗，宜使用桂枝加黄芪汤主治。

名家解读

（1）黄元御：诸病黄家，皆由湿得，膀胱闭癃，湿无泄路，但当利其小便，以泻湿热，茵陈五苓、猪膏发煎之法是也。假令脉浮，则湿在经络而不在脏腑，此当以汗解之，宜桂枝加黄芪汤，泻其营卫，以散湿邪也。(《金匮悬解》)

（2）周扬俊：黄家大约从水湿得之，经虽云治湿不利小便非其治也，然脉浮者，湿不在里而在表，表热乘虚入里，亦作癃闭，故须以脉别之。汗解、攻下，各有所宜也。而攻下之法，既有浅深轻重，利小便与发汗之方，何独不然乎。是方所主，惟和荣卫，非有发汗峻剂，必表之虚者用之。连翘赤小豆

汤，又是里之虚者用之，利小便亦然，是宜知其大略也。(《金匮玉函经二注》)

【原文8】 诸黄，腹满而呕者，宜柴胡汤。(《金匮要略·黄疸病脉证并治第十五》)

释义

黄疸病患者，有腹部疼痛伴呕吐的，病在少阳，宜用小柴胡汤治疗。

名家解读

(1)黄元御：诸黄，腹痛而呕者，甲木之贼戊土，而胃气上逆也。宜小柴胡汤，柴胡、黄芩，疏甲木而泻相火，参、甘、大枣，培戊土而补中气，生姜、半夏，降逆气而止呕吐也。(《金匮悬解》)

(2)周扬俊：邪正相击，在里则腹满气逆，在上则呕，上犹表也，故属半表半里，小柴胡汤主之。柴胡、黄芩除里热，半夏散里逆，人参、甘草补正缓邪，生姜、大枣和荣卫，合表里，调阴阳也。(《金匮玉函经二注》)

四、名方节选

茵陈蒿汤(《金匮要略》)

茵陈蒿六两，栀子十四枚，大黄二两。

上三味，以水一斗，先煮茵陈，减六升，内二味，煮取三升，去滓，分温三服。小便当利，尿如皂角汁状，色正赤。一宿腹减，黄从小便去也。

方解

方中茵陈蒿、栀子、大黄均为苦寒之品，寒能清热，苦能泄湿，相辅相成，合为清热泄湿、利胆退黄之剂。茵陈蒿苦而微寒，清热利湿、疏肝利胆，是治疗黄疸的专药。栀子苦寒，清热利湿，通三焦而利小便，导湿热从小便而去。大黄苦寒，泻热导滞，推陈致新。方中大黄只用二两，仅及承气汤方中之半，配伍取义与攻下阳明腑实不同，旨在除瘀热，导湿热由大便而出。三药合用，使二便通利，湿热尽去，如方后注曰“一宿腹减，黄从小便去也”。

名家解读

王子接：茵陈散肌表之湿，得大黄则兼泻中焦之热；山栀逐肉理之湿，得大黄则兼泻上焦之郁热。唯其性皆轻浮，故与大黄俱入气分，泄热利小便，建退黄之功，与调胃承气仅泻无形之热同义。无枳实、芒硝，不能疾行大便，故不得妄称为下法。(《绛雪园古方选注》)

硝石矾石散(《金匮要略》)

硝石矾石(烧)等分。

上二味，为散，以大麦粥汁和服方寸匕，日三服。病随大小便去，小便正黄，大便正黑，是候也。

方解

硝石矾石散有消瘀化湿的功能，硝石味苦、咸，性寒，能消瘀除热；矾石性寒，味酸，能化湿利水，佐以大麦，缓硝、矾之悍性。诸药合为消瘀、化湿、养胃之方。硝、矾性峻烈，脾胃两虚本不可用，但因其消瘀化浊，佐以大麦粥养胃，消中寓补，故用之无恐。

名家解读

周扬俊：用硝石为君，《本草》矾石能除固热在骨髓者，骨与肾合，亦必能治肾热可知也。大麦粥汁为之使，引入肠胃，下泄郁气。大便属阴，瘀血由是而出，其色黑；小便属阳，热液从是而利，其色黄也。(《金匮玉函经二注》)

茵陈五苓散（《金匮要略》）

茵陈蒿末十分，五苓散五分。

上二物和，先食饮方寸匕，日三服。

方解

本方以茵陈为君药，推陈致新，除热退黄。佐以五苓散发汗利水，助脾运输，两者合用，取其表里两解，为治黄之良剂。

名家解读

喻嘉言：湿热郁蒸于内，必先燥其肺气，以故小水不行。五苓散开腠理，致津液，通血气，且有润燥之功，而合茵陈之辛凉，清理肺燥。肺金一润，其气清肃下行，膀胱之壅热立通，小便利而黄去矣。(《医门法律》)

甘露消毒丹（《温热经纬》）

飞滑石十五两，淡黄芩十两，绵茵陈十一两，石菖蒲六两，川贝母，木通各五两，藿香，连翘，白蔻仁，薄荷，射干各四两。

各药晒燥，生研细末，见火则药性变热

每服三钱，开水调服，日二次；或以神曲糊丸，如弹子大，开水化服亦可。

方解

方中重用滑石、茵陈、黄芩三药为君，其中滑石清热利湿而解暑；茵陈清热利湿而退黄；黄芩清热燥湿、泻火解毒，三者相伍，清热利湿，两擅其长。以石菖蒲、广藿香、白豆蔻、木通为臣，石菖蒲、广藿香辟秽和中，宣湿浊之壅滞；白豆蔻芳香悦脾，令气畅而湿行；木通清利湿热，导湿热从小便而去。热毒上壅，咽颐肿痛，故佐以连翘、射干、贝母、薄荷，解毒利咽，散结消肿。诸药相合，重在清热利湿，兼事芳化行气，解毒利咽。使湿邪得去，毒热得清，气机调畅，诸证自除。

清瘟败毒饮（《疫疹一得》）

生石膏（大剂六两至八两，中剂二两至四两，小剂八钱至一两二钱），小生地（大剂六钱至一两，中剂三钱至五钱，小剂二钱至四钱），乌犀角（大剂六钱至八钱，中剂三钱至四钱，小剂二钱至四钱），真川连（大剂六钱至四钱，中剂二钱至四钱，小剂一钱至一钱半），生栀子，桔梗，黄芩，知母，赤芍，玄参，连翘，竹叶，甘草，丹皮。

方解

本方为大寒解毒之剂。方中综合白虎、犀角地黄、黄连解毒三方加减，合为一方。白虎汤清阳明经大热，犀角地黄汤清营凉血，黄连解毒汤泻火解毒，加竹叶清心除烦，桔梗、连翘载药上行。共奏清热解毒、凉血救阴之功。

名家解读

余师愚：此十二经泄火之药也。斑疹虽出于胃，亦诸经之火有以助之。重用石膏直入胃经，使其敷布于十二经，退其淫热；佐以黄连、犀角、黄芩泄心肺火于上焦，丹皮、栀子、赤芍泄肝经之火，连翘、玄参解散浮游之火，生地、知母抑阳扶阴，泄其亢甚之火，而救欲绝之水，桔梗、竹叶载药上行，使以甘草和胃也。此皆大寒解毒之剂，故重用石膏，先平甚者，而诸经之火自无不安矣。(《疫疹一得》)

第三章
疟疾（含温疟、瘅疟）

一、病因病机

【原文 1】 此皆得之夏伤于暑，热气盛，藏于皮肤之内，肠胃之外，此荣气之所舍也。此令人汗空疏，腠理开，因得秋气，汗出遇风，及得之以浴，水气舍于皮肤之内，与卫气并居。卫气者，昼日行于阳，夜行于阴，此气得阳而外出，得阴而内薄，内外相薄，是以日作。

其气之舍深，内薄于阴，阳气独发，阴邪内着，阴与阳争不得出，是以间日而作也。

夏伤于大暑，其汗大出，腠理开发，因遇夏气凄沧之水寒，藏于腠理皮肤之中，秋伤于风，则病成矣。夫寒者，阴气也，风者，阳气也，先伤于寒而后伤于风，故先寒而后热也，病以时作，名曰寒疟。

先伤于风而后伤于寒，故先热而后寒也，亦以时作，名曰温疟。

但热而不寒者，阴气先绝，阳气独发，则少气烦冤，手足热而欲呕，名曰瘅疟。

温疟者，得之冬中于风寒，气藏于骨髓之中，至春则阳气大发，邪气不能自出，因遇大暑，脑髓烁，肌肉消，腠理发泄，或有所用力，邪气与汗皆出，此病藏于肾，其气先从内出之于外也。如是者，阴虚而阳盛，阳盛则热矣，衰则气复反入，入则阳虚，阳虚则寒矣，故先热而后寒，名曰温疟。

瘅疟者，肺素有热，气盛于身，厥逆上冲，中气实而不外泄，因有所用力，腠理开，风寒舍于皮肤之内、分肉之间而发，发则阳气盛，阳气盛而不衰则病矣。其气不及于阴，故但热而不寒，气内藏于心，而外舍于分肉之间，令人消烁脱肉，故命曰瘅疟。（《素问·疟论篇第三十五》）

释义

这都是由于夏天伤于暑气，热气过盛，并留藏于皮肤之内，肠胃之外，亦即荣气居留之所。由于暑热内伏，使人汗孔疏松，腠理开泄，一遇秋凉，汗出而感受风邪，或者由于洗澡时感受水气，风邪水气停留于皮肤之内，与卫气相合。卫气白天行于阳分，夜里行于阴分，邪气也随之循行于阳分时则外出，循行于阴分时则内搏，阴阳内外相搏，所以每日发作。

邪气舍留之处较深，向内迫近于阴分，致使阳气独行于外，而阴分之邪留着于里，阴邪与阳气相争而不能即出，所以隔一天才发作一次。

夏天感受了严重的暑气，因而汗大出，腠理开泄，再遇寒凉水湿之气，便留藏在腠理皮肤之中，到秋天又伤风邪，就成为疟疾。所以水寒，是一种阴气，风邪是一种阳气。先伤于水寒之气，后伤于风邪，所以先寒而后热，病的发作有一定的时间，名叫寒疟。

先伤于风邪，后伤于水寒之气，所以先热而后寒，发作也有一定的时间，名叫温疟。

还有一种只发热而不恶寒的，这是由于患者的阴气先亏损于内，因此阳气独旺于外，病发作时，出现少气烦闷，手足发热，恶心想呕，名叫瘅疟。

温疟是由于冬天感受风寒，邪气留藏在骨髓之中，虽到春天阳气生发活跃的时候，邪气仍不能自行外出，及至夏天，因暑热炽盛，使人精神倦怠，脑髓消烁，肌肉消瘦，腠理发泄，皮肤空疏，或由于劳力过甚，邪气才乘虚与汗一齐外出。这种病邪原是伏藏于肾，故其发作时，是邪气从内而出于外。这样的病，阴气先虚，而阳气偏盛，阳盛发热，热极而衰，邪气又回入于阴，邪入于阴则阳气又虚，阳气虚便出现寒冷，所以这种病是先热而后寒，名叫温疟。

瘅疟是由于肺脏素来有热，肺气壅盛，气逆而上冲，以致胸中气实，不能发泄，适因劳力之后，腠理开泄，风寒之邪便乘机侵袭于皮肤之内、肌肉之间而发病，发病则阳气偏盛，阳气盛而不见衰减，于是病就但热不寒了。为什么不寒？因邪气不入于阴分，所以但热而不恶寒，这种病邪内伏于心脏，而外出则留连于肌肉之间，能使人肌肉瘦削，名叫瘅疟。

名家解读

（1）章楠：此明疟邪之由，各有不同，以暑热、水寒、风邪交混而成疟，其邪所伤有先后多寡不同，故发病亦异。如夏伤暑热，汗出腠开，又遇水寒藏于腠理皮肤中，至秋又伤于风，则成疟。水寒为阴，风邪为阳，先伤水寒，后伤风邪，故病发则先寒后热，名曰寒疟；如先伤风邪，后伤寒邪，故病发则先热后寒，名曰温疟；其有素来阴虚阳盛之人，所伤之邪化热，而阴寒之气先绝，则阳邪独发，乃少气力而烦冤，手足皆热而欲呕，以火性炎上故也，名曰瘅疟。由是观之，发于秋后者，多挟暑邪；发于春后者，必由风寒而无暑。或有挟湿者，其湿有外感、内生之不同，脾虚则水液不化，而湿自内生；卫虚则表阳不固，而湿从外受。肝血少，风自内生；肾水亏，热从内发。凡此诸义，皆当知者也。(《医门棒喝三集灵素节注类编》)

（2）王肯堂：疟者，残虐之意，从病从虐，故名曰疟。是病也，多发于秋，以夏伤于暑，故至秋而发也。有先寒后热，先热后寒，单寒无热，单热无寒，大寒大热，微寒微热之异。分而言之，先寒后热者，先得于寒；先热后寒者，先得于热；单寒无热者，外感必重；单热无寒者，内病必多；大寒大热者，邪必深；微寒微热者，邪必浅。又有久寒久热，经几月而不愈者，必其不守禁忌，兼以元气虚弱故也。合而言之，不专于外伤寒邪，亦平日饮食不节，及七情六欲所伤，兼之以脾裹痰而不散，与内之饮食，外之暑气，相结交固，流聚于少阳之分，少阳位人身之半，为阴阳往来必由之路，又在半表半里之间，阴血流过其处，激而生寒，阳气行过其处，激而发热，或阴阳交会，则寒热交作。久而不愈，则结成疟母，藏于胁下。(《医镜》)

【原文 2】 此病（山瘴疟）生于岭南，带山瘴之气。其状，发寒热，休作有时，皆由山溪源岭嶂湿毒气故也。其病重于伤暑之疟。(《诸病源候论·疟病诸候·山瘴疟候》)

释义

此病生于岭南，带山瘴之气。其状，发寒热，休作有时，皆由山溪源岭嶂湿毒气故也。其病重于伤暑之疟。

名家解读

（1）雷丰：瘴疟之证，岭南地方为多也。乃因天气炎热，山气湿蒸，多有岚瘴之毒，人感之者，即时昏闷，一身沉重，或寒甚热微，或寒微热甚，亦有迭日间日而作者，亦有狂言妄语者，亦有口瘖不言者。(《时病论》)

（2）李璆、张致远：岭南，地偏而土薄，无寒暑正气。阳常泄，故冬多暖。阴常盛，故春多寒。阳外而阴内，阳浮而阴闭，故人得病，多内寒而外热，下寒而上热。医者不察，率用北方伤风伤寒法，或汗或下，兼求效太速，十失五六。(《岭南卫生方》)

二、证候

【原文1】 疟之始发也，先起于毫毛，伸欠乃作，寒栗鼓颔，腰脊俱痛，寒去则内外皆热，头痛如破，渴欲冷饮。(《素问·疟论篇第三十五》)

释义

疟疾开始发作的时候，先起于毫毛竖立，继而四体不舒，欲得引伸，呵欠连连，乃至寒冷发抖，下颌鼓动，腰脊疼痛；及至寒冷过去，便是全身内外发热，头痛有如破裂，口渴喜欢冷饮。

名家解读

(1)程国彭：温疟之状，寒热依时而作，大抵热多寒少，或先热后寒，每致神昏谵语，与时行正疟不同。(《医学心悟》)

(2)雷丰：盖寒疟之脉证，弦紧有力，寒长热短，连日而发，或间日而发，发时头痛微汗，或无汗干热。(《时病论》)

(3)郑灵渚：其病(瘴疟)有三：而形状不外于头痛，发热，腰重，脚软，或冷或呕，或泄，或大便秘，或小便赤，面赤，目红，口渴，心烦，胸中大热，舌或黑，狂言谵语，欲饮水，欲坐水中，或吐血，或衄血，或腹痛，或有汗，或无汗诸证。以有寒有热者为寒瘴；或间日，或不间日为易治。以单热不寒者为热瘴，为难治，得间日犹可。以不言语惟噫噫作声者，为痖瘴，为不治。瘴疟之形状，大都如是矣。(《珍本医书集成(七)·瘴疟指南》)

三、治则治法

【原文】

邪疟及新发者，可散可截；虚疟及久者，宜补气血。若过服截药，致伤脾胃，则必延绵不愈矣。(《明医杂著》)

释义

疟病可用宣散或截断方法治疗；虚证及久病者，宜补气血；若过服截疟致脾胃损伤，必致疾病迁延不愈。

名家解读

(1)尤在泾：治之必先助其正气，或急去其邪气。盖正旺则邪自解，邪去则正亦安也。今有人体虚患疟，不数日而作渐晏，势渐衰，神气反昏而不可救，非正虚而邪陷之故欤？(《医学读书记》)

(2)叶天士：温疟者，由伤寒之热未已，再感于寒，变为温疟，或过经坏病，变为温疟。而寒热羁留者，皆因寒热相搏而成，治宜散寒解热为主，并用加减小柴胡汤。如热多倍加柴胡，寒多倍加桂枝，而或柴胡葛根散其寒，石膏知母解其热也。(《叶天士医学全书则叶氏医效秘传》)

（3）郑灵渚：治瘴之法，当知升降浮沉则顺之，寒热温凉则逆之之理，必使心肺之阳降于下焦，俾下元温暖，下元者人身之根本也，温暖则根本固，根本固则邪热退，诸病息矣。(《珍本医书集成（七）·瘴疟指南》)

四、名方节选

截疟七宝饮（《杨氏家藏方》）

常山（一钱），厚朴，青皮，陈皮，炙甘草，槟榔，草果仁（各五分）。

上细切，作一服，酒水各半盏，寒多加酒，热多加水，煎八分，露星月一宿，空心冷服，忌热茶汤一日，至午食温粥。

方解

方中常山祛邪截疟，槟榔、陈皮、甘草理气降逆，草果、厚朴、青皮燥湿运脾，全方共奏祛邪截疟、理气运脾之功。

名家解读

汪昂：此足少阴、太阴药也。常山引吐行水，能吐老积饮，槟榔能下食积痰结，草果能消太阴膏粱之痰，陈皮利气，厚朴平胃，青皮伐肝（疟为肝邪），皆为温散行痰之品；加甘草入胃，佐常山以吐疟痰也。《玉机微义》曰：上方乃温脾燥烈之药，盖作脾寒治也，用之亦效者，值病人阴阳相并，脾气郁结，浊液凝痰，闭塞中脘，因得燥热，亦以暂开，所以气通而疾止。若中气虚弱，内有郁火之人，复用燥热，愈劫愈虚，咎将谁执？杨仁斋曰：疟有水有血，惟水饮所以作寒热，惟瘀血所以憎寒热。常山能逐水固也，若是血证，当加五灵脂、桃仁为佐，入生姜、蜜同煎。苟无行血之品，何以收十全之功耶？《保命集》云：疟夜发者乃邪气深远而入血分，为阴经有邪，宜加桃仁于桂枝麻黄汤中，发散血中之风寒。按疟昼发属气，夜发属血。(《医方集解》)

第四章
痢　疾

一、病因病机

【原文 1】 犯贼风虚邪者，阳受之；食饮不节，起居不时者，阴受之。阳受之，则入六腑，阴受之，则入五脏。入六腑，则身热不时卧，上为喘呼；入五脏，则䐜满闭塞，下为飧泄，久为肠澼。(《素问·太阴阳明论篇第二十九》)

释义

凡是贼风虚邪伤人，外表阳气先受侵害，饮食起居失调，内在阴气先受损伤。阳分受邪，往往传入六腑；阴气受病，每多累及五脏。邪入六腑，可见发热不得安卧，气上逆而喘促；邪入五脏，则见脘腹胀满、闭塞不通，在下为大便泄泻，病久而产生痢疾。

名家解读

（1）章楠：此即申上文，或从内，或从外，所从不同，而病异名也。阳主外，风为阳，从外来，故阳受之；阴主内，食饮属阴伤内，故阴受之。阳受入于腑，阴受入于脏，各从其类也。腑为阳主外，故受邪则有身热、不时卧、上为喘呼诸表证也；脏为阴主内，故受病则有䐜满闭塞、下为飧泄、肠澼诸里证也。(《医门棒喝三集灵素节注类编》)

（2）罗美：肠澼之成，以阴不胜阳，阳入阴而乘之，使热郁下焦，传道之官失职，久而乃成。成则数欲大便而不得快，或刮积而痛，或下澼澼声，聚如蟹沫。其病如今之痢，实痢之别种也。痢以暑邪及夏月饮食滞腻停积而成，及秋而发，亦有非时而发者，此非肠澼之厉也。肠澼，起足三阴，厥热留滞，与手少阴、手厥阴热邪移下而大肠受之，故其症虽与痢同，而实为诸阴根柢之邪所致。何则？阴者地气也，其气主内，若起居不时，饮食不节，积虑房劳，皆足伤阴，阴伤则一身之阳袭而下陷，因入五脏而乘阴位，阳陷于阴而不得舒升，则䐜满闭塞，久为肠澼。(《内经博议》)

【原文2】 少阴之胜，心下热，善饥，齐下反动，气游三焦，炎暑至，木乃津，草乃萎，呕逆躁烦，腹满痛，溏泄，传为赤沃。(《素问·至真要大论篇第七十四》)

释义

少阴热气偏胜，则病心下热，常觉饥饿，脐下有动气上逆，热气游走三焦；炎暑到来，树木因之流津，草类因之枯萎，人们病呕逆，烦躁，腹部胀满而痛，大便溏泄，传变成为血痢。

名家解读

(1) 黄元御：少阴火胜则金败，心下发热，呕逆躁烦者，君相上逆，肺金被克之病，脐痛腹满，溏泄赤沃者，相火下陷，大肠被克之病（手少阳三焦以相火主令，病则下陷，足少阳胆从相火化气，病则上逆)。赤沃，红痢也。(《黄元御解内经·素问悬解》)

(2) 张介宾：少阴之胜，君火盛也。少阴之脉起心中，出属心系，故心下热而善饥。少阴之脉络小肠，而热乘之，故脐下反痛。心火盛则热及心包络，包络之脉历络三焦，故气游三焦。其在天则炎暑至，在物则木乃津，草乃萎。火在上焦则呕逆躁烦，在中焦则腹满痛，在下焦则溏泄传为赤沃。赤沃者，利血尿赤也。(《类经·下》)

二、证候

【原文1】 肠鸣腹痛，里急后重，泄利频并，脓血稠黏。(《万氏家传保命歌括》)

释义

(痢疾) 症见肠鸣、腹痛，里急后重，泻下脓血便，质稠且黏。

名家解读

皇甫中：湿热之积干于血分则赤，干于气分则白，赤白兼下者，气血俱病也。豆汁色者，湿胜也。如五色之相染，五脏俱病也。纯红者，热毒入深也。鱼脑色者，脾虚不运，陈积脱滑下凝也。如鼻冻胶者，脏腑虚冷脱滑也。如白脓者，虚坐努责而出，气受热邪瘀结也。如屋漏水，枣腐色者，元气惫弱之盛也。后重里急，至圊不能便，下迫窘痛，大肠经滞不通，湿热内盛也。

（《明医指掌》）

【原文2】（痢疾）其所下者，或赤或白，或脓或血，有痛者，有不痛者，有里急后重者，有呕恶胀满者，有噤口不食者，有寒热往来者，虽有变态多端，终不外乎表里寒热。而于虚实之辨，更为切要。（《叶选医衡》）

释义

痢疾其症见下利，或见色红或见色白，或见便脓血或见便鲜血，或痛或不痛，或伴有里急后重，或伴有恶心、呕吐、腹胀，有口噤不能食者，有寒热往来者，症状变化多端，但也只是寒热虚实之异。

名家解读

罗振湘：痢疾者，大便下利红白如胶状之谓也。有下纯红者谓之赤痢；有下纯白者谓之白痢。与痔疮、肠风等病相似，其实大有分别。痔疮下脓血，必肛门肿痛；肠风下血，必然轻微。且二症发生时，身体无特别苦状，每日更衣（古人入厕必更衣）不过二三次。若痢疾轻者，亦有四五次，重者尝至数十次。其初起时，必腹中胀痛，或头痛、恶寒发热、身痛，或有汗，或无汗，或呕或渴，或不欲食，或舌上有苔（苔有白色、黄色、黑色之分），或里急后重（即欲便不便，又谓之虚坐努责），或小便赤色，有数日后头痛、恶寒发热自止者，有十余日后而头痛寒热仍在者，有初起并不见有头痛寒热者。症各不同，以人之体气寒热实虚，与所感之邪在表入里，因而变化，故不免有大同小异。（《治痢南针》）

三、治则治法

【原文】

溲而便脓血，气行血止，行血则便自愈，调气则后重自除。（《素问病机气宜保命集·泻痢论第十九》）

释义

小便利而便脓血，行气而血自止，血行则下利止，气行则下重感消。

名家解读

（1）徐灵胎：凡脾气不实，饮食不化，昼夜无度，无红白积者，此为脾泻，其方不一，当随症施治。（《慎疾刍言》）

（2）龚廷贤：脉宜微细，忌洪大。身宜凉，不宜热。痢疾不分赤与白，俱作温热治可得，初起壮盛先宜通，久痢虚弱当调塞。壮盛人初痢，利之去积滞，湿热一清除，痢疾斯已矣。（《龚廷贤医学全书·云林神彀》）

四、名方节选

芍药汤（《素问病机气宜保命集》）

芍药（二两），当归、黄连（各半两），槟榔（二钱），木香（二钱），甘草（二钱，炙），大黄（三钱），黄芩（半两），官桂（一钱半）。

上㕮咀，每服半两，水二盏，煎至一盏，食后温服。如血痢，则渐加大黄。如汗后脏毒，加黄柏半两，依前服。

方解

方中重用芍药，配当归调和营血，配甘草缓急止痛；黄连、黄芩苦寒燥湿以解肠中热毒。在本方中，大黄配芩、连则清中有泻、导热下行；配木香、槟榔能行气导滞，皆属“通因通用”之法。方中肉桂，配在苦寒药中是为“反佐”，能防止苦寒伤阳，冰伏湿热之邪；配和血药则有加强行血之功。综上配伍，其“行血”与“调气”的配伍方法，是针对气血瘀滞的赤痢而设置。

名家解读

陈修园：方中当归、白芍以调血，木香、槟榔以调气，芩、连燥湿而清热，甘草调中而和药；又用肉桂之温是反佐法，芩、连必有所制之而不偏也。或加大黄之勇是通滞法，实痛必大下之而后已也。余又有加减之法：肉桂色赤入血分，赤痢取之为反佐；而地榆、川芎、槐花之类，亦可加入也。干姜辛热入气分，白痢取之为反佐；而苍术、砂仁、茯苓之类，亦可加入也。（《时方歌括》）

第五章 霍　乱

一、病因病机

【原文 1】 土郁之发，岩谷震惊，雷殷气交，埃昏黄黑，化为白气，飘骤高深，击石飞空，洪水乃从，川流漫衍，田牧土驹。化气乃敷，善为时雨，始生始长，始化始成。故民病心腹胀，肠鸣而为数后，甚则心痛胁䐜，呕吐霍乱，饮发注下，胕肿身重。(《素问·六元正纪大论篇第七十一》)

释义

土气郁而发作起来，山岩深谷惊动，雷声震于气交，尘埃黄黑昏暗，湿气蒸发化为白气，疾风骤雨飘动于高山深谷，落在岩石上反向天空飞溅，山洪暴发，河水漫衍，水退之后，田野之间土石嵬然，好像一群放牧的马。土的报复之气发作之后，化气方始得以敷布而云雨及时，万物才能生长化成。因此人们多患心腹胀满，肠鸣而频频不利，甚至心痛胁胀，呕吐霍乱，痰饮，泄泻，肌肤浮肿，身体困重。

名家解读

（1）孙志宏：经曰：岁土不及，风乃大行，民病飧泄、霍乱，体重腹痛，筋骨繇复。是证虽因饮食过度，七情内伤，风寒湿热外感，诚因暑火所致，发必夏秋，盖夏时腠理开豁，暑气易入，或坐卧阴湿，当风取凉，风寒之邪，客于三焦，传于脾胃，更伤饮食劳役。复感风寒外束，则内邪杂揉，阳气不能外舒，变为郁热，致阴阳反戾，清浊相干。阳气暴升，阴气顿坠，上下否鬲，邪客胃多吐，邪客脾多泻。受邪浅乃得上下分为易治；若深者，邪恣中焦，上不得吐，下不得泻，搅腹颠倒，挥霍撩乱，大痛危甚，此干霍乱也。急治则生，

失治则死。(《简明医彀》)

(2)王宗显：夏秋之间，天气暄热，腠理正疏，风邪易入。暑湿时侵，多生此症。(《医方捷径指南全书》)

【原文2】 霍乱者，由人温凉不调，阴阳清浊二气有相干乱之时，其乱在于肠胃之间者，因遇饮食而变发，则心腹绞痛。其有先心痛者，则先吐；先腹痛者，则先利；心腹并痛者，则吐利俱发。挟风而实者，身发热，头痛体疼而复吐利；虚者，但吐利，心腹刺痛而已。亦有饮酒、食肉、腥脍、生冷过度，因居处不节，或露卧湿地，或当风取凉，而风冷之气归于三焦，传于脾胃，脾胃得冷则不磨，不磨则水谷不消化，亦令清浊二气相干，脾胃虚弱，便则吐利。水谷不消，则心腹胀满，皆成霍乱。(《诸病源候论·霍乱病诸候》)

释义

霍乱，是由于其人寒温失调，阴阳清浊之气相干而紊乱，其乱在于肠胃之间，适遇饮食不节，相互变化而发病，为突然脘腹绞痛。如其胃脘先痛的，则先见呕吐；先腹痛的，则先泻下；脘腹俱痛者，则吐泻并作。如其挟有风邪而表实者，则见发热，头痛，身痛而又上吐下泻；如没有表证者，则吐泻和脘腹刺痛而已。还有的是由于饮酒食肉，荤腥、生冷吃得太多，生活起居又不加节制，或睡于露天潮湿的地方，或当风取凉，以致风冷之邪入于三焦，而传于脾胃，脾胃感受冷邪，就不能磨化水谷，水谷不消化，亦可使清浊紊乱，脾胃虚弱的就上吐下泻，水谷不消的就心腹胀满，都会成为霍乱病。

名家解读

(1)王怀隐：夫脏腑冷热不调，饮食过度，使阴阳二气清浊相干，而变乱于肠胃间之所致也。而呕吐者，是冷气客于腑脏，脾气不和而利者，是肠胃俱虚，而挟宿冷，水谷不理，大肠滑利，故洞下不止。其邪气上攻于心，则令心痛，下攻于腹，则令腹痛。若吐利过多，气血虚损，营卫不理，则手足逆冷转筋，此皆真邪交错，肠胃变乱，故名霍乱也。(《太平圣惠方·上》)

(2)严用和：人生禀命，以五脏为主，应乎五行，本于五味。素问云：阴之所生，本在五味。过食尚乃有伤，何况饱食豘脍，复餐乳酪，海陆百品，无所不啖，眠卧冷席，多饮寒浆，胃中诸食结而不消，阴阳二气壅而反戾，挥霍之间，变成吐利，此名霍乱。(《重订严氏济生方》)

二、证候

【原文 1】 问曰：病发热、头痛、身疼、恶寒、吐利者，此属何病，答曰：此名霍乱。(《伤寒论·辨霍乱病脉证并治》)

释义

问：病有发热头痛，身疼恶寒，上吐下泻的，这是什么病？答：霍乱。

名家解读

钱潢：此言有表证之霍乱也。发热头痛，身疼恶寒者，寒邪在表也。吐利者，寒邪在里也。言伤寒之邪，在太阳而发热头痛，身疼恶寒，则无吐利。若伤寒之邪，在阴经而有吐利恶寒，则无发热头痛。此虽较前又多表证，酷似伤寒，然吐利仍在，故此亦名霍乱。(《伤寒溯源集》)

【原文 2】 其证心腹卒痛，呕吐下利，发热憎寒，头痛眩晕，或泻而不吐，或吐而不泻，先心痛则先吐，先腹痛则先泻，心腹俱痛则吐泻俱作。甚则转筋颓顿，手足厥逆。(《医方选要》)

释义

（霍乱）症见突然的胸痛或腹痛，呕吐，下利，恶寒发热，头痛，眩晕，或见泻下而无呕吐，或见呕吐而无腹泻，若先胸痛则先呕吐，若先腹痛则先腹泻，或胸痛腹痛俱现则呕吐腹泻同时出现，甚则出现转筋，神衰委顿，手足厥冷。

名家解读

雷丰：其证呕吐泻利，腹中大痛，脉多微涩，或沉而伏，或大而虚。其风甚者，则头痛寒热。寒甚者，则转筋厥冷。暑甚者，则大渴引饮。(《时病论》)

三、治则治法

【原文】

凡治霍乱者，必宜以和胃健脾为主。健者，培补之谓，因其邪气已去而胃气受伤，故非培补不可也。和者，调和之谓，以其胃气虽伤，而邪犹未尽，故非察其邪正而酌为调和不可也。(《景岳全书》)

释义

治疗霍乱宜健脾和胃。健脾，健脾益气，因祛邪而伤胃气，故健脾益气必不可少。和，调和，因胃气已伤而邪气未尽除，故宜邪正兼顾，不可专顾扶正或祛邪。

名家解读

梁廉夫：凡霍乱吐泻之后，胃气未清，一切饮食之物，稍迟为佳，虽粥汤亦不可急与。若其邪滞复聚，则为害不小。(《不知医必要》)

四、名方节选

藿香正气散

治四时不正之气、寒疫时气、山岚瘴气、雨湿蒸气，或中寒腹痛吐利、中暑冒风吐泻、中湿身重泄泻，或不服水土、脾胃不和、饮食停滞、复感外寒、头痛憎寒，或呕逆恶心、胸膈痞闷，或发热无汗者并皆治之。

藿香（二钱），紫苏，陈皮，厚朴（姜汁炒），半夏（姜汁炒），白术（去芦），茯苓（去皮），桔梗，大腹皮，白芷，甘草（炙），各一钱。

上锉一剂，生姜枣煎，温服。霍乱转筋加木瓜；腹痛加炒芍药，寒痛加官桂，冷甚加干姜；饮食不化，心下痞闷加香附、砂仁；米谷不化加神曲、麦芽；肉食不化加山楂；心下痞加枳实、青皮；中暑冒风加香薷、扁豆；时气憎寒壮热加柴胡、干葛；发热加麦门冬、淡竹叶；口渴作泄，小便不利，合五苓散；湿热相搏，霍乱转筋，烦渴闷乱，合黄连香薷散，心腹绞痛加木香；若频欲登厕不通利者，加枳壳。

方解

方中广藿香辛散风寒，芳香化浊，且兼升清降浊，善治霍乱；配以紫苏叶、白芷辛香发散，助广藿香外解风寒，兼可芳化湿浊；半夏、陈皮燥湿和胃，降逆止呕；白术、茯苓健脾运湿，和中止泻；厚朴、大腹皮行气化湿，畅中除满；桔梗宣肺利膈，既利于解表，又益于化湿；生姜、大枣、甘草调和脾胃，且和药。诸药相伍，使风寒外散，湿浊内化，清升浊降，气机通畅，诸证自愈。

名家解读

张秉成：夫四时不正之气，与岚瘴、疟疾等证，无不皆由中气不足者，方能受之。而中虚之人，每多痰滞，然后无形之气，挟有形之痰，互结为患。故此方以白术、甘草补土建中者，即以半夏、陈皮、茯苓化痰除湿继之。但不正之气，从口鼻而入者居多，故复以桔梗之宣肺，厚朴之平胃，以鼻通于肺，而口达乎胃也。藿香、紫苏、白芷，皆为芳香辛散之品，俱能发表宣里，辟恶祛邪；大腹皮独入脾胃，行水散满，破气宽中；加姜、枣以和营卫，致津液，和中达表。如是则邪有不退，气有不正者哉？（《成方便读》）

第六章 阴阳毒

一、病因病机

无文献。

二、证候

【原文 1】 阳毒之为病，面赤斑斑如锦文，咽喉痛，唾脓血。五日可治，七日不可治，升麻鳖甲汤主之。

阴毒之为病，面目青，身痛如被杖，咽喉痛。五日可治，七日不可治，升麻鳖甲汤去雄黄蜀椒主之。(《金匮要略·百合狐惑阴阳毒病脉证治第三》)

释义

本条主要论述阴阳毒的证治。

阴阳毒系感受疫毒所致。阳毒者，热毒壅甚于血分，现于面部，则见红斑如锦纹；灼伤咽喉，则咽喉疼痛；热甚肉腐则见吐脓血；阴毒者，疫毒侵犯血脉，瘀血凝滞，阻塞不通，现于面部则色青；筋脉阻塞，血流不畅，不通则痛，则遍身疼痛如被杖；疫毒壅结咽喉则咽喉疼痛。

名家解读

（1）尤在泾：毒者，邪气蕴蓄不解之谓。阳毒非必极热，阴毒非必极寒。邪在阳者为阳毒，邪在阴者为阴毒也。而此所谓阴阳者，亦非脏腑气血之谓，但以面赤斑斑如锦纹、咽喉痛、唾脓血，其邪着而在表者谓之阳；面目青、身痛如被杖、咽喉痛、不唾脓血，其邪隐而在表之里者谓之阴耳。故皆得辛温升散之品，以发其蕴蓄不解之邪；而亦并用甘润咸寒之味，以安其邪气经扰之阴。五日邪气尚浅，发之犹易，故可治；七日邪气已深，发之则难，故不可治。其蜀椒、雄黄二物，阳毒用之者，以阳从阳，欲其速散也；阴毒去之者，恐阴邪不可劫，而阴气反受损也。(《金匮要略心典》)

（2）巢元方：此谓阴阳二气偏虚，则受于毒。若病身重腰脊痛，烦闷，面赤斑出，咽喉痛，或下利狂走，此为阳毒。若身重背强，短气呕逆，唇青面黑，四支逆冷为阴毒。或得病数日，变成毒者，或初得病，便有毒者，皆宜依证急治。(《诸病源候论》)

（3）巢元方：夫欲辨阴阳毒病者，始得病时，可看手足指，冷者是阴，不冷者是阳。若冷至一二三寸者病微，若至肘膝，为病极，过此难治。阴阳毒病无常也，或初得病便有毒，或服汤药，经五六日以上，或十余日后不瘥，变成毒者。其候身重背强，喉咽痛，糜粥不下；毒气攻心，心腹烦痛，短气，四支厥逆，呕吐；体如被打发斑，此皆其候。重过三日则难治阳毒者，面目赤，或便脓血；阴毒者，面目青面体冷。若发亦斑，十生一死，若发黑斑，十死一生。阳毒为病，面目斑斑如锦纹，喉咽痛，清便脓血，七日不治，五日可治，九日死，十一日亦死。(《诸病源候论》)

三、治则治法

无文献。

四、名方节选

升麻鳖甲汤方（《金匮要略·百合狐惑阴阳毒病脉证之第三》）

升麻二两，当归一两，蜀椒（炒去汗）一两，甘草二两，雄黄半两（研），鳖甲手指大一片（炙）。

方解

君药升麻开壅闭、疗发斑，解时毒戾气，治疗热毒蕴结所致的咽喉肿痛，透毒外达；臣药鳖甲滋阴养血、软坚散结，治血脉瘀滞不通；佐药甘草和中解毒，雄黄、蜀椒辛温，燥湿杀毒，加强散邪之力，助升麻解毒避秽之用，蜀椒与雄黄相配，以阳从阳，取其辛散温行之性，当归配鳖甲滋阴散血，开腠理、行血脉，使既结之毒热得以速散，共奏清热解毒、活血化斑之功。

名家解读

（1）陈修园：升麻入阳明、太阳二经，升清逐秽，辟百邪，解百毒，统治温疠阴阳二病。如阳毒为病，面赤斑如锦纹；阴毒为病，面青，身如被杖，咽喉痛，毋论阴阳二毒，皆已入营矣。但升麻仅走二经气分，故必佐当归通络中之血，甘草解络中之毒，微加鳖甲守护营神，俾椒、黄猛劣之品攻毒透表，不能乱其神明；阴毒去椒、黄者，太阳主内，不能透表，恐反动疠毒也。《肘后》《千金方》阳毒无鳖甲者，不欲其守，亦恐留恋疠毒也。(《陈修园医学全书》)

第七章
蛔虫病

一、病因病机

无文献。

二、证候

【原文1】 问曰：病腹痛有虫，其脉何以别之？师曰：腹中痛，其脉当沉，若弦，反洪大，故有蛔虫。(《医宗金鉴》)

释义

本条论述的是蛔虫腹痛的脉象特点。一般里寒所致的腹痛，其脉当弦或沉，今脉见洪大，而无热象，脉证不符，此乃蛔虫扰动气机逆乱所致，诊断蛔虫病同时还要结合其他症状，如心腹疼痛，常口吐清涎或见面部白斑，甚至呕虫，大便常发现蛔虫卵等，同时应当注意脉洪大是蛔虫病的脉象之一，非所有的蛔虫病都可见洪大脉。

名家解读

(1) 黄元御：腹中痛者，肾肝之邪，水寒而木郁也。肾脉沉，肝脉弦，是其脉当沉若弦。乃反洪大，是木郁而生上热也。木郁热闭则虫生，故有蛔虫也。(《黄元御医书全集》)

(2) 尤在泾：腹痛脉多伏，阳气内闭也，或弦者，邪气入中也；若反洪大；则非正气与外邪为病，乃蛔动而气厥也。然必兼有吐涎，心痛等证。(《金匮要略心典》)

【原文2】 伤寒脉微而厥，至七八日肤冷，其人躁无暂安时者，此为脏厥非蛔厥也。蛔厥者，其人常自吐蛔，今病者静，而复时烦者，此为脏寒。蛔上入膈，故烦，须臾复止，得食而呕，又烦者，蛔闻食臭出，其人当吐蛔也。蛔厥者，乌梅丸主之，又主久利。(《伤寒论·辨厥阴病脉征并治》)

释义

脉微而厥，是为虚寒之候，至七八日更进而周身肤冷，不烦而躁，无暂安时者，这为纯阴的脏厥，而非寒热错杂的蛔厥。蛔厥者，其人经常吐蛔虫，这种病表现安静，不似脏厥的躁无暂安时，其所以复时烦者，是因胃中寒，蛔虫上入膈故烦，须臾蛔虫得暖而安，则烦亦即止。得食而呕又烦者，是因蛔虫闻食臭出，故使呕且烦，也因此患者当自吐蛔虫，乌梅丸主之。

本方不仅治上述的蛔厥，对久利不止者，亦治之。

名家解读

（1）柯韵伯：其人静而时烦，与躁无暂安时者，回殊矣。此与气上撞心，心中疼热，饥不能食，食即吐蛔者，互文以见意也。看厥阴诸证，与本方相符，下之利不止，与又主久利句合，则乌梅丸为厥阴主方，非只为蛔厥之剂矣。(《伤寒论三家注》)

（2）余无言：本条诸家解释，均难当意，前后词句，似颇费解，而实则借少阴病之脏厥，以反证厥阴病之蛔厥也。本条当分三节看。第一节，自首句起，至其人当吐蛔止。曰伤寒脉微而厥，脉微是少阴病，故第二七二条谓少阴之为病，脉微细，可证。第二八五条谓少阴病，下利清谷，手足厥逆，脉微欲绝，又可证。是脉微而厥，为少阴病，无疑义也。曰至七八日，肤冷，其人躁无暂安时句，与第二八五条身反不恶寒句，含义正同。盖言不恶寒，则反恶热，可知因恶热而烦躁，自属必然之势，又可知。此成无己、喻嘉言辈，所谓群阴格阳者也。第二八八条亦曰少阴病，吐利，手足厥冷，烦躁欲死。首句曰少阴病，则必脉微细也，以脉微厥冷，烦躁欲死，与本条之脉微而厥，躁无安时，又无不吻合。故曰，此为脏绝，言为少阴脏寒之吐利而厥，非为厥阴脏寒之吐蛔而厥也。然犹恐人认证不清，特再叮咛曰，蛔厥者，其人当吐蛔，是明言与少阴寒厥之只有吐利而决不吐蛔者，又不同矣。

第二节曰，今病者静，是与少阴之躁，不同也。曰而复时烦，是有时而烦，与躁无暂安时，又不同也。曰此为脏寒，蛔上人膈，故烦，是与少阴脏寒吐利而烦，又不同也。虽烦而须臾复止，是呼应时烦句也，得食而呕又烦者，是说明吐之因也。蛔闻食臭出者，是说明吐之果也。唯以吐蛔，为蛔闻食臭而然，似乎知一未知二也。余意藏血之肝脏寒甚，而肠中亦寒甚而温微，蛔本为肠寄生虫，以人之食为食，以人之温为温，此时温食两缺，岂不为饥寒所迫，不遑宁居，一旦偶闻食气，饥者甘食，于是夺关而出矣。

第三节曰，蛔厥者，乌梅丸主之，是明厥阴病之蛔厥，与少阴之吐利而厥，治法不同。少阴之下利，里寒外热而厥，通脉四逆汤证也。少阴之吐利。烦躁欲死而厥，吴茱萸汤证也。若本条之时烦，吐蛔而厥，则彼两方非其治，伤故特出乌梅丸以主之。除温化里寒之外，兼用安虫之乌梅，杀虫之蜀椒，补气之人参，养血之当归，不可谓不周也，然而危矣。末曰，又主久利，言久利肠寒，蛔不上逆而下行者，亦可治之也。经文虽未明言，可于本方之组合测知之，否则久利一证，固有四逆理中在也，而何取于乌梅丸乎。(《伤寒论新义》)

三、名方节选

乌梅丸方（《伤寒论·辨厥阴病脉证并治第十二》）

乌梅三百枚，细辛六两，干姜十两，黄连十六两，附子六两（炮，去皮），当归四两，黄檗六两，桂枝六两（去皮），人参六两，蜀椒四两（出汗）。

方解

方重用乌梅，以安蛔止痛为君药，大辛大热之川椒，细辛，附子，干姜，桂枝温脾肾肠中之寒，使脏温蛔安；黄连，黄柏乃苦寒之品，既可下蛔，又可清上部心肝之热；人参，当归补气益血，扶正安脏，共奏温脏安蛔下虫，驱邪顾正之功。

名家解读

（1）吴谦：蛔厥主以乌梅丸，又主久利者，以此药性味苦酸辛温寒热并用，能解阴阳错杂，寒热混淆之邪也。(《医宗金鉴》)

（2）成无已：蛔厥虽厥而烦，蛔吐已则静，不若脏厥而躁无暂安也，病人脏寒脾虚，故宜与乌梅丸，温脏安蛔。(《注解伤寒论》)

（3）尤在泾：蛔厥，蛔动而厥，心痛，吐涎，手足冷也。蛔动而上逆，则当吐蛔；蛔暂安而复动，则病亦静而复时烦也。然蛔之所以时安而时上者何也？虫性喜温，脏寒则虫不安而上膈；虫喜得食，脏虚则蛔复上而求食，故以人参、姜、附之属，益虚温胃为主，而以乌梅，椒，连之属，苦酸辛气味，以折其上入之势也。(《金匮要略心典》)

第八章
鬼疰（劳瘵）

一、病因病机

【原文1】 五虫皆能杀人，惟肺虫为急。肺虫居肺叶之内，蚀人肺系，故成瘵疾，咯血声嘶，药所不到，治之为难。（《普济本事方·诸虫飞尸鬼疰》）

释义

许叔微在本条原文论述了劳瘵的病因和临床症状。五虫即心虫、脾虫、肾虫、肝虫、肺虫。其中肺虫致病较急，肺虫侵袭肺脏腐蚀肺叶，肺失宣降清肃而出现咳嗽咳痰、咯血声嘶的临床表现，许叔微指出该病治疗困难，预后较差。

名家解读

（1）朱震亨：劳瘵，此阴虚之极，痰与血病有虫者。虚劳身瘦属火，因火烧烁故也。肉脱甚，难治；不受补者，亦难治。（《丹溪心法》）

（2）龚廷贤：夫阴虚火动，劳瘵之疾，盖由相火上乘肺金而成之也。伤其精刚阴虚而火动，耗其血则火亢而金亏，人身之血犹水也，血之英华最厚者精也，不谨也，纵其欲而快其心，则精血渗涸，故脏腑津液渐燥，则火动熏肺而生痰，因其燥则痰结肺管，不利于出，故咳而声干。（《寿世保元》）

【原文2】 劳瘵主乎阴虚，痰与血病。青蒿（一斗五升），童便（三斗），文武火熬，约童便减二斗，去蒿，熬至一斗，入猪胆汁七个，再熬数沸，甘草末收之。（《金匮钩玄·劳瘵》）

释义

本条主要论述了痨瘵的病因、病理产物以及治疗药物。即痨瘵的主要的病因是阴虚火旺，《素问·阴阳应象大论》有言“壮火之气衰，少火之气壮，壮火食气，气食少火，壮火散气，少火生气”，可致气阴两虚，甚至阴损及阳。阴虚内热，肺燥失润，主通调水道功能失职而津液不布，灼津成痰，灼伤肺络而见咳血，故痰和血是痨瘵的主要病理产物。

猪本为水畜，胆寄相火，味苦性寒，归肺、肝、胆经，可清肺化痰，清热解毒；《本草经解》：“人尿，气寒，味咸，无毒。疗寒热头痛温气，童男者尤良。小便气寒，禀天冬寒之水气，入足太阳寒水膀胱经；味咸无毒，得地北方之水味，入足少阴肾经。气味俱降，阴也；《本草经集注》：“青蒿味苦，寒，无毒。主治疥瘙痂痒，恶疮，杀虱，留热在骨节间，明目；甘草一则调和诸药，二则调中培土以生金。四药合用，共奏滋阴降火之效。

名家解读

（1）朱丹溪：劳瘵之证，非止一端。其始也，未有不因气体虚弱，劳伤心肾而得之，以心主血，肾主精，精竭血燥，则劳生焉。故传变不同，骨蒸，殗碟，复连尸疰。夫疰者，注也，自上至下，相传骨肉，乃至灭门者有之。其证脏中有虫啮心肺间，名曰瘵疾，难以医治。传尸劳瘵，寒热交攻，久嗽咯血，日见羸瘦，先以三拗汤与莲心散煎，万不一失。(《中医非物质文化遗产临床经典读本丹溪心法》)

（2）孙文胤：痨者，劳也，犹妄作劳，以成病也，从病从劳，故名曰痨。虚损者，痨瘵之始，痨瘵者，虚损之终，由劳伤而成虚损，由虚损而成痨瘵也。(《丹台玉案》)

二、证候

【原文1】 若病势深沉，变为虚损，或尸虫入肺，喉痒而咳者，更佐以月华丸……消风热，杀尸虫。(《医学心悟·咳嗽》)

释义

咳嗽若迁延不愈或病势加重则可变为虚损之证，若尸虫侵蚀肺脏，临床症状出现咽喉发痒，咳嗽咳痰，均可使用月华丸治疗，同时月华丸也可退风热，杀尸虫。

名家解读

上海中医学院附属龙华医院：如果病势发展由肺脾而及于肾脏以至阴阳俱虚，又须用补养肾阴，扶助肾阳等法，对方药的选择尤为重要，正如《理虚元鉴》所说：“治虚有三本，肺、脾、肾是也”。确是治疗肺痨病的经验总结。

(《黄文东医案》)

【原文2】睡中盗汗，午后发热，哈哈咳嗽，倦怠无力，饮食少进，甚则痰涎带血，咯吐出血，或咳血、吐血、衄血，身热，脉沉数，肌肉消瘦，此名劳瘵。(《明医杂著·劳瘵》)

释义

本条论述了痨瘵的证候。主要证候表现为盗汗、午后潮热、咳嗽、咳血、发热、肌肉消瘦。午前属阳，午后属阴，病人阴液亏虚，无力抗邪，正邪交争，热有定时，故为午后潮热；盗汗即睡即汗出，醒即汗收，阳入于阴则睡，阳出于阴则醒，阴液亏虚，阳气浮越，挟津外出，故而盗汗；阴虚内燥，失于濡养，则肺气宣肃失职，肺气上逆，发为咳嗽，而肺伤络破，则出现为咳血。

名家解读

(1)张介宾：至若劳瘵之有不同者，则或以骨蒸，或以干嗽，甚至吐血吐痰，营卫俱败，尪羸日甚，此其积渐有日，本末俱竭而然(《景岳全书》)

(2)李用粹：痨瘵外候，睡中盗汗，午后发热，烦躁咳嗽，倦怠无力，饮食少进，痰涎带血，咯唾吐衄，肌肉消瘦。(《证治汇补》)

三、治则治法

【原文1】治之之法，一则杀其虫，以绝其根本，一则补其虚，以复其真元。(《医学正传·劳极》)

释义

本条论述了肺痨的治疗原则，一则抗痨杀虫以治其标，二则补虚培元以治其本。

名家解读

张建国等人：本病当以补虚、杀虫为总的原则。补虚者，调补培元，重在肺脾肾三脏，常言“理虚有三本，旨在肺脾肾”。如何补虚，应根据三脏特点。肺恶寒热，喜细润，脾喜甘淡而恶湿，肾喜滋润而恶燥。“肺为五脏之天，脾为百骸之母，肾为一身之根”。在用药时必须彼此相顾，切记偏极。(《肺结核的辨证治疗》)

四、名方节选

月华丸(《医学心悟》)

天冬(去心蒸)，麦冬(去心蒸)，生地(酒洗)，熟地(九蒸晒)，山药

（乳蒸），百部（蒸），沙参（蒸），川贝母（去心蒸），真阿胶（各一两），茯苓（乳蒸），獭肝广三七（各五钱）。

用白菊花二两，去蒂，桑叶二两（经霜者）熬膏，将阿胶化入膏内，和药稍加炼蜜为丸，如弹子大。每服一丸，噙化，日三服。

方解

方中麦冬、天冬、生地黄、熟地黄养阴润肺，为君药；百部、川贝母润肺化痰，獭肝、阿胶补肺养血止血，共为臣药；山药、茯苓健脾益气，脾肺双补；桑叶、菊花清肺热止咳为治标之法。全方共奏滋阴润肺、镇咳止血之效。

名家解读

任艳玲：古人指月亮或月亮周围的光环为月华，古有“清阴往来远，月华散前墀”和“舟子夜离家，开舲望月华”等诗句。又因肺属阴，为五脏之华盖，犹如月亮之光彩华美。本方能滋阴润肺。治疗肺结核，故名月华丸。（《中医从肾治未病理论与方药》）

第九章
时气温病

一、病因病机

【原文1】 或曰：子言伤寒与时疫有霄壤之隔，今用三承气及桃仁承气、抵当、茵陈诸汤，皆伤寒方也。既用其方，必同其证，子何言之异也？曰：夫伤寒必有感冒之因，或单衣风露，或强力入水，或临风脱衣，或当檐出浴，当觉肌肉粟起，既而四肢拘急，恶风恶寒，然后头疼身痛，发热恶寒，脉浮而数。脉紧无汗为伤寒，脉缓有汗为伤风。时疫初起，原无感冒之因，忽觉凛凛，以后但热而不恶寒。然亦有所触，因而发者。或饥饱劳碌，或焦思气郁，皆能触动其邪，是促其发也。不因所触，无故自发者居多；促而发者，十中之一二耳。(《瘟疫论广翼》)

释义

本条原文主要对比伤寒与时气温病的病因病机及其发病特点，此处时疫即指时气温病。

有人问：你说伤寒和时疫有天壤之别，不能认为是一样的疾病，然而时疫的治疗仍用三承气汤及桃仁承气汤、抵当汤、茵陈诸汤等伤寒经方。既然使用的方剂相同，其辨出的证型必定也是一样的，你如何断定这两种疾病不一样呢?

我的回答是：患伤寒一定有感受触冒外邪的病因，或穿衣单薄感受风邪，或强力劳动后有入水，或当风脱衣，或刚洗浴完毕后出门受凉，必定后自觉肌肉颤抖，继而四肢拘挛难以屈伸，怕风怕冷，头身疼痛，发热恶寒，脉浮数。脉浮紧而无汗为伤寒，脉浮缓而有汗为伤风。患者感受时疫之初，原本无感冒的病因，忽然有寒冷的感觉，此后便只觉发热而无恶寒。然而也有因感受触冒温邪而患时疫的患者。饮食不节，劳累过度，或情志不遂等，都能触发加重邪气使人生病。无任何诱因；而发病的患者居多；外邪触动发病的，十个患者中就由一两个是这样。

名家解读

贾树杰：吴有性在温疫流行时独辨其为温疫，而非伤寒，创立了一整套辨证论治的方法，超脱六经辨证，另辟新径，而大获奇效。(《吴有性学术思想浅析》)

【原文2】 时行病者，是春时应暖而反寒，夏时应热而反冷，秋时应凉而反热，冬时应寒而反温，非其时而有其气，是以一岁之中，病无长少，率相似者，此则时行之气也。从立春后，其中无。暴大寒，不冰雪，而人有壮热为病者，此则属春时阳气，发于冬时，伏寒变为温病也。从春分以后至秋分节前，天有暴寒者，皆为时行寒疫也。一名时行伤寒。此是节后有寒伤于人，非触冒之过也；若三月、四月有暴寒，其时阳气尚弱，为寒所折，病热犹小轻也；五月、六月阳气已盛，为寒所折，病热则重也；七月、八月阳气已衰，为寒所折，病热亦小微也。其病与温及暑病相似，但治有殊耳。(《诸病源候论·时气候》)

释义

时气类疾病，主要指春季应暖而反寒，夏季应热而反冷，秋季应凉而反热，冬季应寒而反温，亦即四季之节，时气不应其节气，故而一年旦因此而患病，则无论年长年少，症状皆相类似，故将此种不应时令节气而致病伤人之邪气，称之为时行邪气。立春之后，春季应暖之时而其气未至，天气严寒无冰雪，而见其人壮热发病时，此即为春日之阳发冬令时节，伏寒之疾变生为温病之故。春分节气之后至秋分节气天气严寒者，均为时行寒邪所致，又称之为时行伤寒。患此病者，均系春分节气之后时行寒邪之气伤于机体，并非不慎受邪。三四月间天气严寒，此时阳气势弱，为时行寒气所伤，故患病发热热势轻微；五六月间阳气较盛，虽为时行寒气所伤，但患病发热时仍可热势较重；七八月间阳衰退，为时行寒气所伤，故患病发热时热势轻微。此病症状表现与温病、暑病相似，但治则治法各不相同。

名家解读

时令不正之气候，会导致“病无长少，率相似者”的时气病，也就是疫病。书中还具体论述了不同季节气候反常所导致的不同疫病。(《公共卫生史》)

二、证候

【原文1】 伤寒感邪在经，以经传经；时疫感邪在内，邪溢于经，经不自传。伤寒感发甚暴，时疫多有淹缠二三日，或渐加重，或淹缠五六日，忽然加重。(《温疫论·上卷·辨明伤寒时疫》)

释义

伤寒感受邪气在经络，于六经中传变；时疫感受邪气于膜原，外溢于经络，经络中不相传变。伤寒感受邪气发病迅速，时疫感受邪气后多起病较慢，两三日始发病，或一开始即发病，后逐渐加重，或潜伏五六日，突然加重发病。

名家解读

陈利平、吴整军:《温疫论》首次提出温病的辨证与伤寒不同，不可沿用六经辨证的方法套用温疫的辨证，原因是“伤寒必有感冒之因时疫初起原无感冒之因”，“伤寒邪感在经，以经传经，时邪以邪在内，内溢于经，经不自传”，温疫的初起邪在膜原，病邪离开膜原之后的传变分为：出表、入里、表里分传等9种传变的辨证方法。(《〈温疫论〉对中医感染病学的影响》)

三、治则治法

【原文1】 伤寒初起，以发表为先；时疫初起，以疏利为主。种种不同。其所同者，伤寒、时疫皆能传胃，至是同归于一，故用承气汤辈，导邪而出。要之，伤寒、时疫，始异而终同也。(《温疫论·上卷·辨明伤寒时疫》)

释义

伤寒最初发病，治法以解表为主，时疫发病之初，治法以疏利通达膜原为主。伤寒与温病有多方面不同。其所相同的，伤寒、时疫病邪都能传至胃肠，最终都是归于一处，所以可以用承气类方导邪外出。总而言之，伤寒、时疫的病因不同而传变后所到达的病位相同。

名家解读

张玥：表面上看，“下不厌迟”与“客邪贵乎早逐”两种治法似乎背道而驰，其实本质是相同的，即二病均可传胃，并在治疗上均使用下法，只是对攻下时机的选择有所不同。正如吴氏《温疫论·辨明伤寒时疫》中“其所同者，伤寒时疫皆能传胃，至是同归于一，故用承气汤辈，导邪而出”，即所谓“本

同”。(《〈温疫论〉“客邪贵乎早逐”探由》)

【原文 2】 时疫之邪，始则匿于膜原，根深蒂固，发时与营卫交并，客邪经由之处，营卫未有不被其所伤者。因其伤，故名曰溃。然不溃则不能传，不传邪不能出，邪不出而疾不瘳。时疫下后，多有未能顿解者，何耶？盖疫邪每有表里分传者，因有一半向外传，则邪留于肌肉，一半向内传，则邪留于胃家。邪留于胃，故里气结滞。里气结，表气因而不通，于是肌肉之邪，不能即达于肌表。下后里气一通，表气亦顺。向者郁于肌肉之邪，方能尽发于肌表，上或癍或汗，然后脱然而愈。伤寒下后无有此法。(《瘟疫论广翼》)

释义

时疫之邪，其始则邪气伏匿于膜原之中，病位深入而邪气难以祛除，起病时邪气与营卫之气交集，其所居之处，没有不阻滞气机损伤营卫的，凭借此而使机体损伤的，称之为溃。邪气不溃则不能传，邪仍伏于膜原之中，不传则邪不能出于膜原，邪不外出则疾病不能痊愈。时疫之邪使用下法治疗后，大多是不能马上解除的，为什么呢？原来邪气多有表里分传，则出现一半向外传，使邪留于肌肉；一半向内传，则邪留于胃家。邪气结滞于胃，使用下法后里气通顺，表气也随之调顺。之前郁结于肌肉的邪气，才能完全从肌表解除，在身体上部或发斑疹或汗出而解，疾病便在不经意间痊愈。伤寒使用下法后则不须经表里分消而痊愈。

名家解读

刘纳文：疫邪离开膜原，往往有多种传变，吴又可总结为有但表而不里，有但里而不表者，有表而再表，有里而再里者……九种方式，并进一步指出但表而不里者或自斑消，或从汗解，即见到所谓“三斑四汗”(斑疹、紫云斑、桃花斑；自汗、盗汗、狂汗、战汗)，这与病邪停留的部位有关，凡疫邪留于气分的，则见战汗；留于血分的，则见发斑。(《〈瘟疫论〉学术思想探讨》)

【原文 3】 诸烦热时气温病，灸大椎百壮。(《千金翼方》)

释义

所有烦热之证，时气温病，可以灸大椎穴一百壮进行治疗。

名家解读

庞亚铮等人：吴氏认为症见躁烦、口干咽痛、面赤火盛的实热证与阴虚内热等热症不宜灸，这一论点则具有片面性，唐代《千金翼方》指出“诸烦热时气温病，灸大椎百壮”，认为热证可以用灸，而同时代的《理瀹骈文》则指出热证使用灸法的医理是“一则得热则行也，一则以热能引热，使热外出也，即从治之法也”，说明在当时不仅认为热证可灸，还指出热证可灸的机理。(《〈神灸经纶〉灸法学术思想探析》)

【原文4】 风主疏泄，寒主凝泣，二气虽有不同，然皆冷而不热，其中人也，郁而不宣，方其初受在表，均宜温散，麻黄汤、桂枝汤、芎苏、十神、神术等方，皆散寒之剂，非解热之剂。时行之气，属湿温二气合成，热而不冷，其中人也，立蒸而腐败，方其初传在表，既宜辛凉，大青龙汤、六神通解散、九味羌活汤、葳蕤汤、大羌活汤、人参败毒散，皆解热之剂，非散寒之剂也。(《广瘟疫论》)

释义

风主疏泄，寒主凝泣，两气性质虽然不一样，然而都有寒冷而不温热的特性，其气侵袭人体，肌表郁闭而不能宣发，起初只侵袭肌表，都可以使用温散之剂，如麻黄汤、桂枝汤、芎苏散、十神汤、神术散等方剂，都是具有散寒而非解热之功效的方子。时令反常的气候，属于湿气和温气两气相合而成，具有温热而非寒凉的特性，其气侵袭人体，立即熏蒸而腐败，起初只侵袭肌表，宜使用辛凉之剂，如大青龙汤、六神通解散、九味羌活汤、葳蕤汤、大羌活汤、人参败毒散等，都是具有解热而非散寒之功效的方子。

名家解读

徐喆：戴天章指出伤寒与温热时气的不同，首先是辛温与辛凉解表的截然相反，这为后世温病学的辛凉解表学说开了先声。(《伤寒温病源流探析》)

四、名方节选

黄连解毒汤(《外台秘要》引《崔氏方》)

黄连三两，黄芩、黄柏各二两，栀子十四枚(擘)

上四味，切，以水六升，煮取二升，分二服。

方解

本方治时疾三日已汗解，因饮酒复剧，苦烦闷干呕，口燥呻吟，错语不得卧。(《外台秘要》)。又说出自《肘后备急方》，主治伤寒时气温病，若已六七日，热极，心下烦闷，狂言见鬼，欲起走。

方中黄连清泻心火，兼泻中焦之火，为君药；黄芩泻上焦之火，为臣药；黄柏泻下焦之火，栀子泻三焦之火，导热下行，引邪热从小便而出，二者为佐药。泻火解毒为主。火毒炽盛，上扰神明，见烦热谵语；血热妄行见吐血；血溢肌肤，见发斑；热盛伤津，见口燥咽干；舌红少苔，脉数有力之症。

名家解读

黄煌：本方为古代热病的常用方，传统的清热泻火方。具有抑菌、抗内毒素、抗炎、解热等作用，适用于以神昏错语、烦躁失眠、心悸、舌红口燥、脉滑数等为特征的疾病。可用于急性传染病和急性中毒性疾病引起的中毒性脑病。(《黄煌经方使用手册》)

第十章
痧　症

一、病因病机

【原文1】 痧症寒热不由外感，往往毒从鼻吸而入，搏激肌表。(《痧胀玉衡》)

释义

痧症之恶寒发热不是因邪气从皮毛而入，大多是因为邪气从口鼻吸入，充斥肌表而表现出的症状。

名家解读

赵美丽：痧症为病，不同于一般外感，而是感受了一种痧毒之气而致。这种痧毒之气属时行疫气、厉气、秽气，多于夏月暑热时作乱。在传感途径上，郭氏承袭了明代医家吴又可"戾气自口鼻侵入人体"之说，认为"痧症寒热不由外感，往往毒从鼻吸而入，搏激肌表""是时行之气所感，由呼吸而入"。(《古代痧症的病因病机和证候表现研究》)

【原文2】 痧者寒热之湿气皆可以为患，或四时寒湿凝滞于脉络，或夏月湿热郁遏于经隧，或鼻闻臭气而阻逆经气，或内因停积而壅塞府气，则胃脘气逆，皆能胀满作痛，甚至昏愦欲死。(《古方经注》)

释义

原文全面概括了痧症病机。寒热之湿气均可导致痧症，或者四时寒湿之气凝结滞留于脉络，或是夏月湿热之邪郁遏于经脉，或者从口鼻吸入臭气而经气逆乱，或者因饮食停滞或毒邪凝聚而壅塞脏腑之气，则胃气上逆，均可导致胀满疼痛，严重者昏迷不醒，危及生命。

名家解读

黎子正：痧证是由于感受四时不正之气，或为秽浊毒邪化热凝聚，使气机闭塞，气血瘀滞而引起的内科急症。(《时病笔谈》)

二、证候

【原文1】 湿热证，初起即胸闷不知人，瞀乱大叫痛，湿热阻闭中、上二焦，宜草果、槟榔、鲜菖蒲、芫荽、六一散各重用，或加皂角、地浆水煎。

自注：此条乃湿热俱盛之候。而祛湿药多清热药少者，以病邪初起即闭，不得不以辛通开闭为急务，不欲以寒凉凝滞气机也。(《湿热论》)

释义

湿热证，病初起时即感胸闷，不省人事，头晕眩冒，疼痛不已，病机为湿热之邪阻滞中、上二焦之气机，可重用草果、槟榔、鲜菖蒲、芫荽、六一散以燥湿逐秽，行气透表，清利湿热，或加皂角水、地浆水通窍解毒。

名家解读

李士懋、田淑霄：此湿热俱盛内闭气机之“痧证”。因湿热秽浊之气，阻闭气机，发病急，病势重，初起即“胸闷不知人，瞀乱大叫痛”等危重症状，称为“痧证”，或“痧胀”。“胸闷”，因气机闭塞，闷乱至甚，搔抓欲裂胸，血痕累累。“大叫痛”，胸腹皆可绞痛、胀痛，甚至满地乱滚，呼号不已，欲利不利，欲吐不吐。“瞀乱不识人”，乃目黑神乱。舌苔厚糙，或为积粉，舌质绛，脉沉伏细涩滞。(《平脉辨证温病求索》)

【原文2】 毒中脏腑之气，闭塞不通，上攻三阳颠顶，故痛入脑髓，发晕沉重，不省人事，名真头痛，旦夕死。急刺颠顶泄毒，药惟破毒清脏为主。毒中脏腑之血，壅瘀不流，上冲三阳头面肌肉，故肌肉肿胀，目闭耳塞，心胸烦闷，急刺颠顶及其余青筋，药宜清血分，破壅阻为要。(《验方新编·卷二十二·痧症·头痛痧》)

释义

毒邪侵袭脏腑之气分，阻塞气机，气机不畅，上逆于巅顶头部之三阳经，所以疼痛至脑髓，眩晕头重，神志不清，称为真头痛，极易迅速致死。须立即刺破巅顶穴位放血泻毒，药物使用有解毒清脏之功效的为主。毒邪侵袭脏腑之血分，壅塞瘀阻不通，上冲头面肌肉之三阳经，所以出现肌肉肿胀，眼睛睁不开，耳朵听不见，心烦胸闷的症状，须立即刺破巅顶及肿胀青筋部位的穴位，药物应当使用有凉血破气逐瘀功效的为主。

名家解读

林士毅等人：指出热毒闭塞脏腑之气血、上攻脑髓的病机，治疗当以解毒凉血清脏为主。(《真头痛初探》)

【原文3】 大凡才觉寒栗似伤寒，而状似疟，但觉头痛，浑身壮热，手足厥冷。乡落多用艾灸，以得沙为良。(《叶氏录验方》)

释义

痧症表现为恶寒战栗，类似伤寒，又似疟疾，只感觉头痛，浑身大热，手足逆冷。人们大多使用艾灸治法，使皮肤出痧即为有效。

名家解读

王莹莹等人：叶氏所指痧病的主要症状表现为“寒栗、头痛、壮热、手足厥冷”，并用饮艾汤试之，通过艾灸使皮肤充血出现瘀斑，即为得沙，并因此得“沙病”之名。(《历代痧之病名及其内涵研究》)

三、治则治法

【原文1】 其治之大略，有三法焉，如痧在肌肤者，刮之而愈；痧在血肉者，放之而愈。此二者，皆其疾之浅焉者也，虽重亦轻，若夫痧之深而重者，胀塞肠胃，壅阻经络，直攻乎少阴心君，非悬命于斯须，即将危于旦夕，扶之不起，呼之不应，即欲利之放之，而痧胀之极，已难于刮放矣——则刮放之外又必用药以济之。(《痧胀玉衡》)

释义

痧症治疗的大致方法，有刮、放、药三法。痧在肌肤或入于气分，应采用刮的方法，使痧毒尽透肌表而出以治愈；痧在血肉的，痧毒难以外透肌表，应采用放的方法，使痧毒随血而出以治愈。这两种情况，都是痧症的轻证，虽然疾病严重但病位轻浅，如果痧症病情深重，痧毒壅塞脏腑经络，直入手少阴心经，则性命难保，昏迷不醒，扶着不能自动起身，呼叫不能使之回应，即使想用刮放的治疗方法，然而痧毒病位之深重，已经不是单用刮放二法所能祛除的了，因此必定还需加用药物以治疗。

名家解读

杨金生、刘文龙：临证是不能将此三法机械割裂开来，应视病情而定单用或合用，至若“痧气肆行，不拘表里，传变皆周，当三法兼用”。(《〈痧胀玉衡〉中治痧常用方药研究》)

【原文 2】 胀者，气之闭也；气为毒壅，故作肿作胀。所以治痧，先当治气。如食阻其气于上则吐之；食壅其气于中则消之；食化而结其气于下则导之，凡诸积之阻滞概然。凡下窍闭者，多上吐，或吐蛔或吐血，当导气于下。中窍闭则下泻，或泻水或泻蛔，当行气于中。上窍闭而复升则作闷，或头疼或上肿，俱当用清凉引下之。至如气为毒壅必伤血分，若乃血为毒凝，活血为上；血为毒壅，破血为先；血为毒聚且结，败血为要；故治痧必兼治血，盖血活毒瓦斯行，血破毒瓦斯走，血败毒瓦斯散。如是，毒瓦斯不留，治斯效也。(《痧胀玉衡》)

释义

痧胀的主要病机为气机痹阻，气为痧毒所壅闭，所以表现为或肿或胀。因此治疗痧症的大法，应当先调理气机。若食阻痧气于上而食积不久，则采用吐法；食壅痧气于中，则应采用消法；食结痧气于下而宿食不化，需采用攻下消导之法，大概这就是所有食积导致的痧气阻滞之治疗方法了。下窍壅闭的，大多从上窍吐出蛔虫或血，应当采用消导之法使气下行而愈。中窍闭塞则泄泻或泄出蛔虫，应当行中窍之气。若上窍闭塞而气机上行则表现为闷胀，或头胀痛或面目肿胀，皆当用清凉之法引邪而下。痧毒壅塞气机，久之必伤及血分，如果血为痧毒所凝结，则治以活血为主；血为痧毒所壅滞，则治以破血为主；血为痧毒所结滞，则治以败血为要。总之，治胀必治气，治气必治血，这是由于血活痧气行，血破痧气走，血败痧气散，如此，毒气不留，则显效。

名家解读

李贤俏：由于痧症的主要病机为热毒逆乱、气血壅闭，所以调理气血可谓治痧的要术。(《〈痧胀玉衡〉学术思想研究》)

【原文 3】 肌肤痧，用油盐刮之，则痧毒不内攻。血肉痧，看青紫筋刺之，则痧毒有所泄。肠、胃、脾、肝、肾，三阴经络痧，治之须辨经络脏腑，在气在血，则痧之攻内者，可消、可散、可驱，而绝其病根也。(《痧胀玉衡·治痧三法》)

释义

肌肤痧，用油盐刮除驱出体外，那么痧毒就不会入里侵袭脏腑经络。血肉痧，在痧毒出现的痧筋刺破放血，那么痧毒就能随血流出而有所出路。与肠、胃、脾、肝、肾有络属关系的足三阴经经络痧，治疗时应当按照经络、脏腑辨证，痧毒是入于气分还是血分，以此为基础选择合适的放血部位消除、驱散病邪而治愈。

名家解读

卢文辉等人：放痧即为刺络放血，是在痧症出现的痧筋处刺破，放出毒血的方法。《痧胀玉衡》中认为“痧者，暑热时疫恶毒之气”，又认为“痧者，凶疾也”。根据《内经》“菀陈则除之”“疾出以去盛血，而复其真气”的思想，用放血的方法，可以祛除暑热时疫恶毒，以达到去其毒血，复人体之正气。（《〈痧胀玉衡〉刺络放血探析》）

【原文 4】 比见岭南人，初有此者，即以茅叶，茗茗，刮去。及小伤皮则为佳，仍数涂苦苣菜汁，佳……已深者，针挑取虫子，正如疥虫，着爪上映光方见行动也。若挑得，便就上灸三四壮，则虫死病除。（《肘后备急方》）

释义

痧症在两晋时指“沙虱虫”，即是恙虫病。相比岭南人，刚开始出现痧毒导致的皮疹时，立即用茅叶、嫩芽等尖尖的植物进行挑刺、刮除。以形成小的皮外伤为宜，更多次用苦苣菜汁涂抹于患处，更利于伤口的愈合……病邪已经深入的，用针挑取“沙虱虫”，如疥虫一般，依附在手上照着亮光才能够看见其行动。若挑除成功，就在伤口处灸上三四壮，则痧毒除尽而痊愈。

名家解读

陈春艳等人：沙虱毒初起以皮疹为主，伴有刺痛，兼有寒热头痛等症，治疗可采取挑、刮等方法，从而将沙虱虫排出体外，本病因沙虱虫致病，用类似刮痧的方法治病，这也是刮痧方法运用的雏形。（《痧症与刮痧源流考》）

【原文 5】 古方不载……所感如伤寒，头痛呕恶，浑身壮热，手足指未微厥，或腹痛闷乱、须臾能杀人……心腹绞痛，冷汗出，胀闷欲绝，俗谓搅肠沙，今考之，此证乃名干霍乱，此亦由山岚瘴气，或因饥饱失时、阴阳暴乱而致。（《世医得效方》）

释义

古方中没有记载……所感受的病邪如同伤寒一般，头痛呕吐恶心，全身高热，手足指端稍感逆冷，或者腹痛烦闷，顷刻间可以导致死亡……心胸腹部绞痛、出冷汗、胀满闷痛难以忍受，俗称“搅肠沙”，现在考证出，此证是干霍乱（痧症），是因为感受山中雾气瘴气，或饮食不按时，时而过度饥饿时而过度饱胀、阴阳失调而导致的。

名家解读

陈春艳等人：从这段话来看“沙”是指一种病症，“搅肠沙”就是指心腹

绞痛、高热头痛、欲吐不得吐、欲泻不得泻、烦闷难耐、冷汗自出、手足发凉的干霍乱证。(《痧症与刮痧源流考》)

四、名方节选

救中汤(《温病条辨》卷二)

蜀椒(炒出汗)三钱,淡干姜四钱,厚朴三钱,槟榔二钱,广皮二钱。

加水五杯,煮取二杯,分二次服。

方解

本方温中散寒,行气止痛,用川椒、干姜温中散寒止痛,厚朴、陈皮、槟榔行气止痛。全方苦辛温通,"急驱浊阴,所以救中焦之真阳也"主治卒中寒湿,内夹秽浊,眩冒欲绝。腹中绞痛,脉沉紧而迟,甚则伏,或欲吐不得吐,欲利不得利。

名家解读

畅洪升:本方即《金匮要略》大建中汤去人参、胶饴,加厚朴、槟榔、广皮而成,具有温中泻浊、行气止痛功效,用于寒湿秽浊积滞所致的各种脾胃病,今用于多种消化道疾病,包括溃疡、胆道蛔虫症、肠滴虫等。吴鞠通加减法:"兼转筋者,加桂枝三钱,防己五钱,薏苡仁三钱,厥者加附子二钱。"(《吴鞠通传世名方》)

第十一章
麻 疹

一、病因病机

【原文 1】 古谓麻即疹也，疹出如麻成朵，痘出如豆成粒，皆象其形而名也，夫胎毒一也。痘出于五脏，脏属阴，阴主血，故痘有形而有汁，其证寒热备有也，疹出于六腑，腑属阳，阳主气，故疹有形而无浆，其形多实热而无寒也。(《龚廷贤医学全书》)

释义

本条原文主要对比麻疹与痘疮病机的异同。

古时称的麻就是疹，疹的大小如同麻一般成朵出现，痘则如同豆子一般大小一粒粒出现，二者都是类比它们的各自特性而命名的，但都属于胎毒的范畴。痘发病于五脏，五脏归属于阴，阴主血，所以痘有一定的形状并且包含汁液，其证型有寒有热；疹则发病于六腑，六腑归属于阳，阳主气，因此疹有一定的形状却不包含浆液，病机多为实热而少有寒证。

名家解读

王永炎等人：如此，则麻疹病因初以为“天行疫气”所由起，宋时乃新有“胎毒”之说，而明代万密斋即沿此说以为痘疮、麻疹、水痘三症俱由胎毒所生，因胎毒发生位置之深浅而分三等。据《医学正传》曰：“母因失节慎，纵欲恣食，秽毒之气，藏于脏腑而疮疹发，所受由浅深为稀稠。”《保赤全书》曰：“古谓麻，即疹也，疹出如麻成朵，痘出如豆成粒，皆象其形而名之也，夫胎毒一也。痘出于脏，脏属阴，阴主血，故痘有形而有汁，其症寒热备有也；疹出于六腑，腑属阳，阳主气，故疹有形而无浆，其症实热而无寒也。”是种胎毒之说，亦即后世衣钵相传之说法，按痘疮与麻疹共为传染流行，且又同属一生只患一次，故有倡二者同为一病，不过因毒之深浅，脓之有无，或发于腑，或发于脏，而发症略呈差别而已。(《任应秋医学全集卷8》)

【原文2】 疹小而碎者，少阴心火也，阴道常乏，故小而密。(《证治准绳幼科》)

释义

麻疹形小而碎，病机为手少阴心经之心火所致，损伤阴津而阴液匮乏，浆液甚少或无，因此形小而排列密集。

名家解读

从前人所论指出麻疹是属于温病之类，而且关系到肺胃两经的一种疾病。肺主皮毛，初期邪在肺部肌腠之间，以津津微汗为佳，如毛窍闭塞，麻疹不得出，应治肺，宜开宜宣，故首应散表，使腠理开畅，疹邪透达，病毒得以外泄，证自轻减，用发表药时宜慎辛温，过早使用寒凉药，疹亦不能透达，过用辛温，反增热壅。胃主肌腠，小儿多有食积，热盛毒壅，以致肌腠闭塞疹不得出，故治胃宜清宜降，视其何种壅滞，依法疏导，疹自透发。因此，麻疹初期，在肺经宜疏其外邪之郁闭，在胃经宜清其内实之壅滞。此乃治疗初期麻疹之要诀也。另外小儿很少虚证，但亦有体质虚弱，患有营养不良、疳疾之病儿，感染麻疹后正气不足，面色皖白，疹淡不红，宜用补托之法，以防疹毒内陷。总之，初期透表这一关非常重要，不得其当，后患无穷，甚至病毒内陷，造成死亡，不可不慎。其次，在出疹期应逐渐使用清热解毒之药，麻疹系病毒感染，治疗麻疹整个过程中，均应配以清热解毒之药，但初期应以七表三清，疹透之后，继以五表五清，逐渐变为七清三表，始终应贯穿散之法表。麻疹属温邪，最易伤阴，出疹期又多汗出和吐泻，三者皆能伤阴，故在恢复期应以养阴润肺为要。

因此，散表、清热解毒、养阴为医治麻疹三个重要环节。(《北京市老年中医经验选编第2集》)

【原文3】 是疹有病，皆是毒火，疹之难出难长者，皆因毒火凝滞气血，以致不快也。(《痘疹正宗·卷二》)

释义

痘疹致病，其病机都是火热毒邪所侵，痘疹发透时间长，是因为火热毒邪煎熬阴血，气血凝滞而运行不畅，导致痘疹发透受其限制。

名家解读

对费建中的学术主张，宋麟祥颇为推崇，他在《痘疹正宗》卷上中说：

费氏“独能发前人之未发，有高人之识，有异人之胆，痘论自此可定，长夜由此而开，大有功于天下后世者也”。在病源方面，认为：“是痘为病，皆是毒火，痘之难出难长者，皆因毒火凝滞气血，以致不快也。”治疗当“逐其毒，清其火，即所谓调和也”，“火在气者，重清其气而凉其血；火在血者，重凉其血兼清其气。所以攻毒不嫌于早，治火要在适时。”提出“破瘀行滞、凉血解毒”的治疗大法，并立归宗汤为治痘主方（大黄、生地、赤芍、青皮、牛蒡子、木通、荆芥穗、山楂），指出“不论痘始终，以此为主”。（《儿科心鉴》）

【原文4】 面燥黑赤，目胞亦赤，呵欠顿闷，乍凉乍热，咳嗽喷嚏，手足梢冷，夜卧惊悸，多睡并疱疹证，此天行之病也。（《小儿药证直诀》）

释义

其中所论的疱疹即今之麻疹，并指出其具有流行性。

患者颜面燥热暗沉红肿，胞睑也是红肿的，或打呵欠，烦闷不已，或忽冷忽热，时而咳嗽打喷嚏，或四肢末梢发凉，或夜间休息惊醒，或多睡，且长有疱疹的，这是患了具有很强传染性和流行性的疾病。

名家解读

刘士芳：宋代著名的儿科大家、幼科鼻祖钱乙在《小儿药证直诀》中所说的疮疹，应当包含了麻疹、天花、水痘、斑疹等一系列疾病。但从《小儿药证直诀·卷上·脉证治法·疮疹候》“面燥腮赤，目胞亦赤，呵欠顿闷，乍凉乍热，咳嗽嚏喷，手足梢冷，夜卧惊悸多睡”所描述的症状来分析，应是麻疹无疑，尽管书中并无“麻疹”一词。钱乙还在《伤寒疮疹同异》章中提出在症状与治疗方法上应当与伤寒相鉴别。（《麻疹的古今文献研究》）

二、证候

【原文1】 痘疹发热之初，多似伤寒，惟麻疹则咳嗽喷嚏，鼻流清涕，眼胞肿，其泪汪汪，面浮腮赤，或呕恶，或泄利，或手掐眉目鼻面，此为异耳。（《证治准绳5科幼》）

释义

痘疹发病前期之发热，大多类似伤寒的症状，唯独麻疹则出现咳嗽打喷嚏，鼻流清涕不止，胞睑肿胀，两眼泪水汪汪，面浮肿而两腮发红，或恶心呕吐，或泄泻下痢，或手掐按眉眼鼻面以缓解面部不适感，这就是麻疹鉴别于其他痘疹疾病的证候。

名家解读

麻为阳邪，善袭阳位。肺位居最上，为五脏之华盖，主气属卫，外合皮毛，开窍于鼻。麻毒时邪由口鼻侵入，首犯肺卫，致肺气失宣，卫阳郁遏，出现发热恶寒、咳嗽流涕、目赤多泪、畏光羞明等肺卫表证，此为疹前期。因风为百病之长，易夹其他邪气致病，麻毒为阳热之邪，故本期症状类似风热感冒，《证治准绳·幼科·麻疹》说："痘疹发热之初，多似伤寒，惟麻疹则咳嗽喷嚏，鼻流清涕，眼胞肿，其泪汪汪，面浮腮赤，或呕恶，或泄利，或手掐眉目鼻面，此为异耳。"（《全国中医药专业技术资格考试大纲与细则中医儿科专业中级最新版》）

【原文2】 其症类多咳嗽多嚏，眼中如泪，多泄泻，多痰，多热，多渴，多烦闷，甚则躁乱，咽痛唇焦，神昏，是其候也。（《古今名医汇粹》）

释义

麻疹症状大多为咳嗽、打喷嚏，眼中泪水汪汪，泄泻下痢，有痰，发热，口渴，烦闷，严重者出现躁乱不已，咽喉疼痛，口唇干燥，神志不清，这都是其常见证候。

名家解读

王军：缪氏认为痧疹之本在于手太阴肺、足阳明胃二经之火热发而为病，并将其症状总结为：咳嗽多嚏，眼中如泪，多泄泻，多痰多热，多渴，多烦闷，甚则躁乱咽痛，唇焦，神昏。对于痧疹治疗，缪氏提出不宜依证施治，唯当治本。"本者，手太阴、足阳明经之邪热也。解其邪热，则诸症自退矣"。取法清凉发散为主。药用辛寒、甘寒、苦寒以升发之。唯忌酸收，最宜辛散，误施温补，祸不旋踵。将石膏、荆芥穗、干葛、西河柳、麻黄、鼠粘子列为辛散药内。痧疹多喘，喘者热邪壅肺，此时不宜使用定喘药，以免敛邪，唯应大剂竹叶石膏汤加西河柳、玄参、薄荷等。若热势甚者，即用白虎汤加西河柳，清解肺胃热邪，切忌过用升麻，服之必喘。（《石膏的临床运用》）

【原文3】 咳嗽喷嚏，面肿腮赤，目胞浮肿，眼泪汪汪，鼻流清涕，呵欠闷顿，乍凉乍热，手足稍冷，夜卧惊悸，或恶心呕哕，或以手掐面目唇鼻者，是即出疹之候。（《景岳全书》）

释义

若出现咳嗽打喷嚏，面部肿胀两腮发红，胞睑肿胀，两眼泪水汪汪，鼻流清涕不已，打呵欠，烦闷不已，忽冷忽热，四肢末梢发凉，夜间休息惊醒，或恶心呕吐呃逆，或手掐按眉眼鼻面以缓解面部不适感的，这就是麻疹见形期的证候。

名家解读

高梦鸽：张介宾指出“咳嗽喷嚏，面肿腮赤，目胞浮肿，眼泪汪汪，鼻流清涕，呵欠顿闷，乍凉乍热，手足稍冷，夜卧惊悸，或恶心呕哕，或以手掐面目唇鼻者，是即出疹之候。”他还认为其症与痘疹、伤寒类似，故提出“凡是疹证，必其面赤，中指冷而多嗽，又必大热五六日，而后见红点遍身，此其所以与痘、与伤寒有异也。”(《明代儿科学成就与特点研究》)

三、治则治法

【原文1】 凡疹热六日而出，一定之规也。若医人无识，用药太早耗散元气，及至出时，变害多矣。或嗽而变喘，或出一二日即隐，或作大泻，或合目而喘，此医人用药不当之害也。吾家治法，定不在五日内用药，必待见疹，方用徐徐升表。然用药亦有次第，凡一剂必作十余次饮之，况疹在皮肤之间，若作一次服，则药性催之太急，每致谵语烦躁，故当慎之。(《景岳全书系列小儿则》)

释义

麻疹都是发热六日而出疹，这是固定的规律。倘若医者没有认识到这一点，使用药物过早耗散真元之气，等到出疹之时，则产生变症而害处甚多。或咳嗽而喘，或出疹一两日即隐退，出疹不畅，或大泻不止，或闭目发喘，这都是医者用药不正确而发生的害处。我的治法，必定不在发病五日之内使用药物，一定等到出现疹子之时，才开始使用升散发表的药物治疗。然而使用药物也讲究先后，一剂药一定要分成十余次饮用，况且皮疹在皮肤之间，如果一剂药一次服完，则药物催疹发出操之过急，常常会导致神志失常胡言乱语，烦躁不安，所以应当谨慎用药。

名家解读

黄英志：此服药之理，疹属肺，因肺药不厌频而少，非若景岳不论上下脏腑之分别，一概以大剂服之。

但使见有确真，发无不当，则于未出之前，或解或补，必有得预防之力，以潜消其毒者。其毒在内，岂可潜消？必由表而出，此万氏之高见也。若照景岳，孟浪大剂，大误。(《叶天士医学全书》)

【原文2】 疹喜清凉而恶湿……此固其大法也……疹忌内实，只惟解散……既出之后，疹宜补阴以制阳。(《张介宾景岳全书》)

释义

麻疹宜清凉而忌湿热内困……这是麻疹的主治大法……疹忌用寒凉而使毒热内伏，只宜清解发散毒热之邪……等到疹子已经出透之后，治疗应滋补阴血以防阳热之邪的损耗。

名家解读

龚廷贤：何也？盖疹热甚，则阴分受其熬煎，而血多虚耗，故治以清火滋阴为主，而不可少动其气，所以人参、白术、半夏及诸燥悍之剂，首尾当深忌也。世知痘证所系之重，而不知疹之杀人尤甚，方书多忽而不备，良可太息矣。(《龚廷贤医学全书》)

【原文3】 治法当以清凉发散为主，用药辛寒、甘寒、苦寒以升发之。惟忌酸收，最宜辛散，误施温补。(《古今名医汇粹》)

释义

麻疹应当以清凉发散为主治法治则，可使用药性为辛寒、甘寒、苦寒的药物以清解发散之。唯独忌讳使用酸收之法使毒邪内伏，而辛散之法最为适宜，但并非使用温补之法。

名家解读

缪论辛凉发散以治肺胃热邪，自是有识之语，奈何药用升散，干葛、西河柳、麻黄种种辛温，与辛凉一说自相矛盾。麻黄、葛根不可用，叶香岩言之；西河柳不可用，吴鞠通言之。亦既日时气瘟疫辛温诸品皆在所禁，升散一法尤非所宜。(《近代中医珍本集五官科分册第2版》)

【原文4】 首尾当滋阴补血为主，不可一毫动气，当从缓治，所以人参、白术、半夏燥悍之剂，升阳升动，阳气上冲，皆不可用也。又必内多实热，故四物汤加黄连、防风、连翘，以凉其中而退其阳也。(《古今医鉴》)

释义

麻疹治疗应当把滋养阴血之法贯穿始终，不可一味地使用阳热之剂伤津耗气，而应从缓而治，人参、白术、半夏等燥焊之品，易升阳动阳，使阳热之气上冲，故全都不能使用。又因麻疹病性必定大多属实热，须四物汤再加黄连、防风、连翘以清热而退阳。

名家解读

朱锦善：这是因为“麻疹出自六腑，先动阳分而归于阴经，故标属阴而本属阳，其发热必大，与血分煎熬，故血多虚耗”，张景岳也有相似的观点。

（《儿科寒温两派学术争鸣的源流与影响》）

【原文5】 麻疹主治大法，疹宜发表透为先，最忌寒凉毒内含，已出清利无余热，没后伤阴养血痊。（《医宗金鉴》）

释义

麻疹的主要治疗大法，应当先使用表发之法，使疹毒排尽出透。而最为忌讳过用寒凉毒热之邪深伏。若疹已出透，又应当使用清利之品，以清除余热，疹退后期，因麻疹属阳热，已损耗阴血，故须以养血为主，以保万全。

名家解读

裘庆元：贵透彻，宜先用表发，使毒尽达于肌表。若过用寒凉冰伏毒热，则必不能出透，多致毒气内攻，喘闷而毙至。若已出透者，又当用清利之品，使内无余热，以免疹后诸证。且麻疹属阳热，甚则阴分受伤，血为所耗，故没后须以养血为主，可保万全。此首尾治疹之大法，至于临时权变，惟神而明之而已。（《三三医书精校本第1册》）

【原文6】 麻证本耗卫血，总宜补血养阴，退火润燥，切忌香燥补气风药，以致不救，麻之一切病症，不出乎解表清热，养血润燥，四者而已。（《郁谢麻科合璧》）

释义

麻疹本就损耗卫气营血，大体都应该补血养阴，泻火润燥，必定忌用清香燥热及补气、风药之类的药物，导致病情加重难以治愈。麻疹这一类病证，其治疗不外乎解表、清热、养血、润燥这四大治法罢了。

名家解读

吴少祯：养血润燥法是由杨开泰提出的，他在《郁谢麻科合璧》中主张："麻证本耗卫血，总宜补血养阴，退火润燥，切忌香燥补气风药，以致不救。"朱载扬深得此旨，认为"疹热甚则阴分受其煎熬而血多虚耗"，因而，其治疗"麻始终以血为主，血足则大便自顺。出麻未有血不虚者，故滋阴降火为治麻不易之诀"。（《中国儿科医学史》）

四、名方节选

升麻葛根汤（《阎氏小儿方论》）

干葛细锉，升麻，芍药，甘草锉，炙。各等分。

上同为粗末，每服四钱，水一盏半，煎至一盏，量大小与之，温服无时。

方解

本方辛凉解肌，解毒透疹。本方原治痘疹，后多用于麻疹初起。方中升麻甘辛而凉，主入阳明、解肌透疹，清热解毒，为君药。葛根辛凉，内清里热而生津，外开腠理以发汗，尤能解肌透疹，为臣药。此君臣相伍，解肌透疹，解毒清热，相得益彰。芍药和营泄热，为佐药。甘草解毒益气，既助升、葛解毒清热，又与芍药相合，养阴和中，使汗出疹透而不伤气阴，兼为佐使。

名家解读

孙世发：本方为常用的发表透疹方剂。小儿麻疹、疮疡、瘟疫初起，病在肺胃，热毒是其主要病机，故用药宜散宜解，不宜重浊降泄。方中升麻、葛根均为辛凉发散之品，又具解毒之力辅以芍药之和营、甘草之解毒，组成以宣散为特点的解毒透疹方剂。本方药性平和，是透疹的基础方。若热毒炽盛，或气阴已伤，则本方力已不逮，宜据证加减，或易方而治。(《名方配伍分析与应用》)

竹叶柳蒡汤（《先醒斋医学广笔记》）

西河柳 15g，荆芥穗 3g，干葛 4.5g，蝉蜕 3g，薄荷叶 3g，鼠粘子（炒，研）4.5g，知母（蜜炙）3g，玄参 6g，甘草 3g，麦门冬（去心）9g，竹叶 3g。

方解

本方透疹解表，清热生津。主治痧疹初起，透发不出。方中西河柳、牛蒡子、竹叶为君，辛凉宣透，清热开泄，解肌发表；蝉蜕、薄荷、葛根、荆芥为臣，辛透泄热，解表祛风；知母、玄参、麦冬为佐，清热解毒，滋阴凉营；甘草为使，清热解毒，调和诸药。诸药同用，能解肌透疹，故治痧疹透发不出者。

名家解读

韩仲成：方中西河柳入血分而发泄，善能解表透疹，故为方中主药，但其性温，所以又用散风热而解毒的牛蒡子和清泄上焦烦热的竹叶共同作为主药，为清解表里之纲。荆芥、葛根开腠理，疏皮毛，以助透疹，知母、玄参清烦热，生津液，以助治里，并为辅药，宜于麻疹透发不出、里热伤津之候，并可防止透疹之品过于发散所致汗多伤津之弊；薄荷散风热，蝉蜕泄肺热，麦冬清热生津，甘草和中解毒，并为佐使之品。如此配合，清里而不碍解表，发散而不助里热，麻疹透而诸证得平，所以是透疹良方。若里热炽甚，可加石膏、粳米是合白虎汤于内，加强清热生津之功。缪希雍主张，“痧疹乃肺胃热邪所致”“痧疹不宜依证施治，唯为治本。本着手太阴足阳明二经之邪热也”。西河柳是缪希雍治麻疹之主药，本方即廖氏治麻疹初起常用者，并未冠方名，后人揣其意而加今名，遂沿用成习。

本方既能解肌透疹，又兼清热解毒，生津除烦，比升麻葛根汤更为全面。但方中主药西河柳发散力强，用量不宜过大，疹点已透者更不可再用。（《中医方剂讲用》）

第十二章
水　痘

一、病因病机

【原文 1】 水痘皆因湿热成，外证多与大痘同。形圆顶尖含清水，易胀易靥不浆脓。

［注］水痘发于脾、肺二经，由湿热而成也。初起与大痘相似，面赤唇红，眼光如水，咳嗽喷嚏，唾涕稠黏，身热二三日而始出，其形尖圆而大，内含清水，易胀易靥，不作脓浆。(《医宗金鉴·痘疹心法要诀》)

释义

若邪气内侵，蕴结肺脾，脾失运化，水湿内聚，与邪毒抟结，湿热蕴蒸，透于肌表，则疱疹布露，发为水痘。

名家解读

陈宏晓：从古至今，未闻有因水痘毙命者，此不过小儿脾胃湿热，因风而发，故其证常多痒。(《湖湘名医典籍精华·新订痘疹济世真诠》)

【原文 2】 水痘者是外感时气而所生也，亦少者为顺，多者逆也。(《外科启玄·明痘夹水痘论》)

释义

指出水痘的发生跟外感时气有关，小儿脏腑娇嫩，形气未充，故易感邪而发病。水痘时邪经口鼻入侵，肺气失宣，故本病之初有发热、流涕、咳嗽等肺卫表证。

名家解读

(1) 鲁伯嗣：凡小儿斑疮之候，乃天行时气，热不能解，蕴积于胃，而胃主肌肉，毒气熏发于肌肉，状如蚊子所啮，乃成斑毒也。赤者十生一死，黑

者十死一生。(《婴童百问·麻证水痘第九十九问》)

(2)张璐：止于五六日之间，其邪气之轻浅可知。皆由风热郁于肌表而发。小儿肌肉嫩薄，尤多此证。(《张氏医通》)

【原文3】 小儿在胎十月，食五脏血秽，生下则其毒当出。故疮疹之状，皆五脏之液。(《小儿药证直诀·疮疹候》)

释义

钱乙将水痘之病因归于胎毒。

名家解读

(1)李梴：痘证不过气血毒，毒乃胎家淫火食秽，停蓄脏腑，生后啼声一发，悉归命门。遇岁火运，时行传染；或冬暖遇春夏而发；或因伤寒热病失汗，下而变成；或因外感风寒，内伤生冷而发；或因跌仆惊恐蓄血而发，发则命门火动，煎熬左肾，夹脊逆流自头额而下克丙火，不聚于面，令散四肢，所禀气血实则胜毒，为顺；气血虚则毒胜，为逆；气血与毒相等则险。凡言顺者，不必药治；逆者，治之无效；险者，必用药救。(《医学入门》)

(2)张璐：方书所谓痘毒之发，传于心为斑，传于肝为水痘，传于肺为疹，传于脾为痘，其沿街里巷一概出痘者，此则岁气并临，疫疠传染，岂可概为胎毒哉。(《张氏医通》)

(3)王肯堂：痘证之证，有谓在母腹中时食秽血而致者，有谓在交媾时欲火所钟者，盖皆胎毒也。宋元以来，医家之说，大抵皆然。而近又有天行疫病，与伤寒同，则是外感，了与胎毒无干。不知伤寒之病，人有不患之者，而痘则人人不得而免；伤寒则既病之后，不能保其不再病；而痘疹一出之后永不复出，如此则所谓胎毒是也。痘疹之症，其始也，未有不本于胎毒；其既也，未始不成于外感。(《肯堂医论·卷上·痘疹发微》)

二、证候

【原文1】 肝为水疱，以泪出如水，其色青小。(《小儿药证直诀·疮疹候》)

释义

描述了水痘具有泪出如水、颜色发青、体积较小的特点。

名家解读

(1)王肯堂：上水疱者，俗谓之水痘也。(《证治准绳·五幼科》)

(2)程云鹏：水疱者，形大皮薄，内含一包清水，是毒气壅遏留伏于内，

热气冲突，毛孔开张，驱逐津液而先行也。(《慈幼新书》)

(3) 张璐：水痘者，色淡浆稀，故曰水痘。色赤者，曰赤痘。将发之时，亦皆发热。由红点而水泡，有红盘，由水泡脓泡而结疕，但水痘则皮薄色娇，赤痘则红润形软。总不似正痘之根窠圆净紧束也。且见点起发灌浆结痂。(《张氏医通》)

【原文2】 其疮皮薄，如水疱，破即易干者，谓之水痘。(《小儿卫生总微论方·疮疹论》)

释义

南宋《小儿卫生总微论方》为首次提出水痘病名，并指出了水痘的症状特点皮薄如水泡。

名家解读

(1) 徐春甫：痘出稠密，如蚕种，顶面平白。摸之不碍手。痘中有清水者，此则为疹子。大者名曰水痘，非痘疮也。(《古今医统大全》)

(2) 陈复正：水痘似正痘，外候面红唇赤，眼光如水，咳嗽喷嚏，涕唾稠黏，身热二三日而出，明净如水泡，形如小豆，皮薄，痂结中心，圆晕更少，易出易靥，温之则痂难落而成烂疮，切忌姜椒辣物，并沐浴冷水，犯之则成姜疥水肿。(《幼幼集成》)

三、治则治法

【原文】 至于初发热时，便宜表散毒气，分消则痘出必稀。热壮盛者，痘出必重。解散热轻，痘出亦轻。此必然也。(《古今医统大全·痘疹泄秘》)

释义

徐春甫认为，水痘初发之时，宜散邪解表；若热重，则要清里。解表以三酥饼、败毒散、犀角地黄汤，安神清热疏里以辰砂六一散、紫草饮。秘甚者大黄丸少少与之，使热毒疏通自无后患。

名家解读

(1) 王肯堂：此表证，发于腑也。亦与疹子同，又轻于疹，发热一二日而出，出而即消，易出易靥，不宜燥温，但用轻剂解之，麦汤散主之，羌活散、消毒饮、麦煎散俱可服，又当服大连翘汤以解之。(《证治准绳·幼科》)

(2) 冯兆张：夫痘由中而达外，用药因期而变通，以常而言之，则发热三日而后见标，出齐三日而后起胀，蒸长三日而后灌脓，浆满三日而后收靥，其发热三日当托里解表，使其易出，亦有气弱而不能出者，当微补其气，气和则出快矣。但初不可用芪，恐腠理一密，其痘难出也。四五六日，以清凉解毒为主，清凉则无血热枯肠之患，解毒则无壅滞黑陷之危惟有气虚症候者，当清凉解毒又所当忌，以杜泻泄毒伏之虞。七八九日，以灌脓为主，治法当温补气血，气血流行而成浆自易，若有不能行浆者，是必气弱血枯，或气涩血滞，腠理固密，故即精气虽盛，不易疏通，所以有是患也，宜外用水杨汤法，而内以宣血补血、行气补气之药可也。（《冯氏锦囊秘录·出论因痘而施治法》）

四、名方节选

荆防败毒散（《摄生众妙方·卷八》）

柴胡，羌活，前胡，桔梗，川芎，茯苓，枳壳，独活，荆芥，防风各一钱五分，甘草五分。

【用法】用水一盅半，煎至八分，温服。

方解

方中荆芥、防风、独活、羌活发汗解表，开泄腠理，使时气随汗而解，为君药。柴胡、枳壳、桔梗调畅气机，为臣药。川芎行血和营，前胡、茯苓渗湿，三药合用既可解表祛邪，又可疏通气血津液，为佐药。甘草调和药性为使药。诸药合用，具有发汗解表、消痘止痛之功。

名家解读

（1）吴谦：因毒火郁遏，伤于阴血，血热相搏，故浮游之火，散布皮肤之间，与痘相类而出，片片如云头突起者。（《医宗金鉴·外科心法要诀》）

（2）张景岳：发散痘疹俱可用，及时气风毒邪热。（《景岳全书》）

第十三章 痄腮

一、病因病机

【原文1】 毒肿，是风热湿气搏于皮肤，使血气涩不行，蕴积成毒，其肿赤而热是也。(《诸病源候论·小儿杂病诸侯》)

释义

论述了痄腮的病因是毒肿，因风热湿气，局部气血郁而不散，脉络凝滞，壅滞颊腮，以发热和腮肿为主要特点。在诸多医学著作中亦称之为“蛤蟆瘟”“鸬鹚瘟”等。

名家解读

（1）窦汉卿：此毒受在牙根耳聍，通过肝肾，气血不流，壅滞颊腮，此是风毒肿。(《疮疡经验全书》)

（2）徐春甫：下之，外以侧柏汁调蚯蚓粪敷之。大头虾蟆之候，尽因风热温邪在于高颠之上，宜败毒散加羌活、黄芩、酒浸大黄随病加减，不可峻用降药。(《古今医统大全》)

（3）顾世澄：时毒痄腮乃风寒郁热，耳边腮颐结肿，恶寒发热掀赤口干，每年仲春小阳时令必多此症，有只肿一边者，有先肿一边，一二日又肿一边者，有两边齐肿者。(《疡医大全》)

【原文2】 痄腮乃风热、湿痰所生，有冬温后天时不正感发传染者多。(《外科正宗·痄腮》)

释义

指出痄腮病因是风热痰湿。所谓天时不正，是指应暖反寒，应寒反热，气候变化剧烈，外邪易于伤人，并指出了痄腮具有传染性。

名家解读

（1）俞根初：风温将发，更感时毒，乃天行之疠气。感其气发者，故名大头天行病。又系风毒，故名大头风。状如伤寒，故名大头伤寒。病多互相传染，长幼相似，故通称大头瘟。多发于春冬两季，间有暑风夹湿热气蒸，亦多发此病。(《重订伤寒论》)

【原文3】 痄腮之症，初起恶寒发热，脉沉数，耳前后肿痛，隐隐有红色，肿痛将退，睾丸忽胀；亦有误用发散药，体虚不任大表，邪因内陷，传入厥阴脉络，睾丸肿痛，而耳后全消者。盖耳后乃少阳胆经部位，肝胆相为表里，少阳感受风热，邪移于肝经也。(《冷庐医话·杂病》)

释义

陆以恬认为，因足厥阴肝经之脉挟胃属肝络胆，上于胃经并行。足阳明之脉上抵头角下耳后。当时毒病邪入胃，引动在里伏热，外邪引动内热，胆胃之火随经络循行，上攻腮颊，致使少阳经脉失和，气血郁滞，运行不畅，凝聚局部则见腮下漫肿，坚硬疼痛。足少阳胆经和足厥阴肝经又为表里关系，病则相互传变，热邪病毒，循肝胆之脉下行，肝经之脉绕阴器，故见睾丸肿痛。这种根据时毒邪气对痄腮进行归经的医家还有很多。

名家解读

（1）俞根初：人体手足六经，惟三阳与厥阴诸经，皆上头面清窍，必先辨其为太阳时毒、少阳时毒、阳明时毒、厥阴时毒、三阳同受时毒、少厥并受时毒，分际斯清。(《重订伤寒论》)

（2）孙一奎：多是少阳、阳明二经之火上壅，热极而生风也。故肿每在两颊车及耳前后。当用清降二法，防风通圣散加减治之。感之轻者，只清之亦自消散，不必加硝黄，恐药过于病也。(《赤水玄珠》)

【原文4】 痄腮属足阳明胃经，或外因风热所乘，或内因积热所致。(《外科枢要·论痄腮》)

释义

薛己认为，痄腮的发生除了与外感邪气有关，还明确地阐明了脾胃因素在发病中的重要作用。

名家解读

吴谦：痄腮胃热是其端，初起焮痛热复寒，高肿焮红风与热，平肿色淡热湿原。

［注］此证一名鬃发，一名含腮疮。生于两腮肌肉不着骨之处，无论左

右，总发端于阳明胃热也。初起焮痛，寒热往来。若高肿、色红、焮热者，系胃经风热所发；若平肿色淡不鲜者，由胃经湿热所生。如则俱以柴胡葛根汤表之。若口渴便秘，宜四顺清凉饮解之。表里证俱解，肿痛仍作者，势必成脓，宜托里消毒散托之。脓熟者针之，体虚者宜平补之。其余治法，按痈疽溃疡门。此证初起，若过服凉药，令毒攻喉者险。(《医宗金鉴·外科心法要诀》)

二、证候

【原文1】 夫鸬鹚瘟者，因一时风温偶袭少阳，络脉失和。生于耳下，或发于左，或发于右，或左右齐发。初起形如鸡卵，色白濡肿，状若有脓，按不引指，但酸不痛，微寒微热；重者或憎寒壮热，口干舌腻。初时则宜疏解，热甚即用清泄，或挟肝阳上逆，即用熄风和阳。此证永不成脓，过一候自能消散。(《疡科心得集·辨鸬鹚瘟耳根痈异证同治论》)

释义

本条不仅指出痄腮的病因、病机、部位、临床特征，而且指出永不成脓是本病的特点，描述详尽。还指出指经过7天的时间，轻症可不药而愈。

名家解读

张景岳：大头瘟者，以天行邪毒客于三阳之经，所以憎寒发热，头目颈项或咽喉俱肿，甚至腮面红赤，肩背斑肿，状如虾蟆，故又名为虾蟆瘟。大都此证多属风热，然亦有表里虚实之辨。(《景岳全书》)

【原文2】 温毒咽痛喉肿，耳前耳后肿，颊肿，面正赤，或喉不痛，但外肿，甚则耳聋，俗名大头温、虾蟆温者。(《温病条辨·风温、温热、温疫、温毒、冬温》)

释义

瘟毒者，秽浊也。凡地气之秽，未有不因少阳之气而自能上升者，春夏地气发泄，故多有是证；秋冬地气，间有不藏之时，亦或有是证；人身之少阴素虚，不能上济少阳，少阳升腾莫制，亦多成是证；小儿纯阳火多，阴未充长，亦多有是证。咽痛者，经谓“一阴一阳结，谓之喉痹”。盖少阴少阳之脉，皆循喉咙，少阴主君火，少阳主相火，相济为灾也。耳前耳后颊前肿者，皆少阳经脉所过之地，颊车不独为阳明经穴也。面赤者，火色也。甚则耳聋者，两少阳之脉，皆入耳中，火有余则清窍闭也。

名家解读

秦景明：此症乃四时不正之气，感而发之也。如春时应暖反寒，夏时应热反凉，秋时应凉反热，冬时应寒反温，非其时而有其气。感之者，寒热交作，以致项前结肿，状若鲠腮，故俗呼之。极易传染。(《幼科金鉴》)

三、治则治法

【原文】

治之宜早，药不宜速。恐过其病，上热未除，中寒已作，有伤人命矣。(《此事难知·大头病论》)

释义

本病为风毒为患，起病急，进展快，故须速治，但药力要缓。

名家解读

（1）俞根初：法当内外并治。治之速，十全七八；不速治、十死八九。内治，以辛凉发散，宣气解毒为主。(《重订伤寒论》)

（2）张景岳：大头虾蟆瘟治法：凡病在头目，内火未盛者，先当解散，宜正柴胡饮，或败毒散。(《景岳全书》)

四、名方节选

普济消毒饮（《东垣试效方·杂方门·时毒治验》）

黄芩、黄连各半两，人参三钱，橘红（去白），玄参、生甘草各二钱，连翘、鼠粘子、板蓝根、马勃各一钱，白僵蚕（炒）七分，升麻七分，柴胡二钱，桔梗二钱。

上件为细末，服饵如前法，或加防风、薄荷、川芎、当归身，㕮咀，如麻豆大，每服称五钱，水二盏，煎至一盏，去滓，稍热，时时服之。食后如大便硬，加酒煨大黄一钱或二钱以利之，肿势甚者，宜砭刺之。

方解

方中重用黄连、黄芩清泄上焦热毒为君药；牛蒡子、连翘、薄荷、僵蚕疏散上焦风热为臣药；玄参、马勃、板蓝根、桔梗、甘草清利咽喉，并增强清热解毒作用，陈皮理气而疏通壅滞，使气血流通而有利于肿毒消散，共为佐药；升麻、柴胡升阳散火，疏散风热，使郁热疫毒之邪宣散透发，并协助诸药上达头面，共为使药。诸药合用，使疫毒得以清解，风热得以疏散。

名家解读

（1）吴昆：昆谓芩、连苦寒，用之以泻心肺之火；而连翘、玄参、板蓝根、鼠粘子、马勃、僵蚕，皆清喉利膈之物也，缓以甘草之国老，载以桔梗之舟楫，则诸药浮而不沉；升麻升气于右，柴胡升气于左，清阳升于高巅，则浊邪不得复居其位。经曰邪之所凑，其气必虚，故用人参以补虚。而陈皮者，所以利其壅滞之气也。又曰大便秘者加大黄，从其实而泻之，则灶底抽薪之法尔！（《医方考》）

（2）吴塘：治法总不能出李东垣普济消毒饮之外。其方之妙，妙在以凉膈散为主，而加化清气之马勃、僵蚕、银花，得轻可去实之妙；再加元参、牛蒡、板蓝根，败毒而利肺气，补肾水以上济邪火；去柴胡、升麻者，以升腾飞越太过之病，不当再用升也，说者谓其引经，亦甚愚矣！凡药不能直至本经者，方用引经药作引，此方皆系轻药，总走上焦，开天气，肃肺气，岂须用升、柴直升经气耶？去黄芩、黄连者，芩、连里药也，病初起未至中焦，不得先用里药，故犯中焦也。(《温病条辨》)

（3）张秉成：治大头天行，初觉憎寒壮热，渐次头目肿胀，喘促上气，咽喉不利，口渴舌燥等证。夫疫者乃天地病气所钟，故染而病也，其状相同，甚则一方皆染，有若疫使之然。然疫病种种不同，总不离乖戾恶毒之气，而解毒者必以清。即如此证之大头瘟，其邪之客于上焦者可知，故以酒炒芩、连之苦寒，降其上部之热邪；又恐芩、连性降，病有所遗，再以升、柴举之，不使其速下；僵蚕、马勃解毒而消肿，鼠、元、甘、桔利膈以清咽，蓝根解疫毒以清热，橘红宣肺滞而行痰，连翘、薄荷皆能轻解上焦，消风散热。合之为方，岂不名称其实哉！（《成方便读》）

第十四章 寒疫

一、病因病机

【原文】 其实伤寒之病确在乎立冬之后，寒水主政之时，一交春令，风木主政，便不可以伤寒名之。即有寒热为病，与伤寒相似者，便是先贤所谓春应温而反寒，寒疫之病也。(《时病论》)

释义

这种伤寒病发生在立冬之后，此时自然界寒水主政，一到春令之时，自然界风木主政，就不可以用伤寒来命名了。患者有恶寒发热的表现，与伤寒病相似，这就是先贤所说的春天应该出现发热的症状而病人反而出现恶寒的，这就是寒疫。

名家解读

（1）吴鞠通：世多言寒疫者，究其病状，则憎寒壮热，头痛骨节烦疼，虽发热而不甚渴，时行则里巷之中，病俱相类，若役使者然；非若温病之不甚头痛骨痛而渴甚，故名曰寒疫耳。盖六气寒水司天在泉，或五运寒水太过之岁，或六气中加临之客气为寒水，不论四时，或有是证，其未化热而恶寒之时，则用辛温解肌；既化热之后，如风温证者，则用辛凉清热，无二理也。(《温病条辨》)

（2）庞安时：《病源》载从立春节后，其中无暴大寒，又不冰雪，而人有壮热病者，此属春时阳气，发于冬时，伏寒变为温病也。从春分以后至秋分节前，天有暴寒，皆为时行寒疫也。三月、四月，或有暴寒，其时阳气尚弱，为寒所折，病热犹轻；五月、六月，阳气已盛，为寒所折，病热则重；七月、八月，阳气已衰，为寒所折，病热亦微，其病与温病、暑病相似，但治有殊耳。

(《伤寒总病论》)

二、证候

【原文】 其初起头痛、身疼，寒热无汗，或作呕逆，人迎之脉浮紧者，宜用辛温解表法治之。(《时病论》)

释义

寒疫的症状表现初起时是头痛、身疼，寒热无汗，有的患者出现可呕逆。人迎脉浮紧，宜用辛温解表法来治疗。

名家解读

世多言寒疫者，究其病状，则憎寒壮热，头痛骨节烦疼，虽发热而不甚渴，时行则里巷之中，病俱相类，若役使者然；非若温病之不甚头痛骨痛而渴甚，故名曰寒疫耳。盖六气寒水司天在泉，或五运寒水太过之岁，或六气中加临之客气为寒水，不论四时，或有是证，其未化热而恶寒之时，则用辛温解肌；既化热之后，如风温证者，则用辛凉清热，无二理也。(《温病条辨》)

三、治则治法

【原文 1】 辛温解表法治初起风寒寒疫，及阴暑秋凉等证。

防风一钱五分，桔梗一钱五分，杏仁一钱五分（去皮尖，研），广陈皮一钱，淡豆豉三钱，加葱白五寸煎。(《时病论》)

释义

治疗寒疫可以用辛温解表法。药用防风 4.5g，桔梗 4.5g，苦杏仁 4.5g，广陈皮 3g，淡豆豉 9g。

名家解读

寒疫者，非时感冒之暴寒，亦时行之气也。伤寒例曰、从春分以后，至秋分节前，天有暴寒，皆时行寒疫也。其症憎寒恶风，头痛身热，或用消风百解散，或用六神通解散加减。大抵此病与温病及暑病相似，但治理有殊耳。然温暑之热，自内而出，寒疫之邪，寒抑阳气，乃外感者也。故治宜解表。若温暑，又兼表里者也。(《叶天士医学全书》)

【原文 2】 寒疫，实时行之伤寒病也。既冒寒邪，当以辛温散表。若内无积热，太阳见症者，冬月北方用麻黄桂枝汤，南方用羌独败毒散等。若表邪未散，即内有积热者，亦止宜羌活冲和汤等和解，未可用清凉。若阳明见症者，冬月北方葛根汤，南方升麻干葛汤。少阳见症者，北方柴胡

桂枝汤，南方柴胡防风汤。若寒邪已散，里有结热，仍照伤寒清里之法。(《时病论》)

释义

寒疫是与时令有关的时行伤寒病。感受寒邪，应当辛温散表。如果体内没有积热，而表现出太阳病症状的人，冬天北方患者用麻黄汤、桂枝汤，南方患者用羌独败毒散等。如果表邪没有消散，而患者体内有积热者，宜用羌活冲和汤等方来和解，不可以用清凉方治疗。如果患者出现阳明病的症状，冬天北方患者用葛根汤，南方患者用升麻干葛汤。出现少阳病症状的，北方患者用柴胡桂枝汤，南方患者用柴胡防风汤。如果患者在表的寒邪消散，而体里有结热的，治疗仍然可以仿照治疗伤寒病的清里方法。

名家解读

寒疫者，非时感冒之暴寒，亦时行之气也。伤寒例曰、从春分以后，至秋分节前，天有暴寒，皆时行寒疫也。其症憎寒恶风，头痛身热，或用消风百解散，或用六神通解散加减。大抵此病与温病及暑病相似，但治理有殊耳。然温暑之热，自内而出，寒疫之邪，寒抑阳气，乃外感者也。故治宜解表。若温暑，又兼表里者也。(《叶天士医学全书》)

四、名方节选（方解、名家解读）

麻黄汤方（《中医必读百部名著·外台秘要方》）

麻黄（五两去节），葛根（四两），栀子二七枚（擘），葱（切）一升，香豉一升（绵裹）。

上五味㕮咀。以水八升，先煮麻黄、葛根三两沸，去沫，纳诸药，煎取二升五合，绞去滓，分为三服，服别相去如人行五六里，更进一服。不利，覆取汗，后以粉粉身，忌风及诸热食。

方解

麻黄味苦辛性温，入肺与膀胱经，善开腠理，具有发汗解表、宣肺平喘之功，故本方用以为君药。由于本证属卫郁营滞，故单用麻黄发汗，只能解卫气之闭郁，所以又用透营达卫的桂枝为臣药，解肌发表，温经散寒，既可助麻黄发汗解表之力，又能使邪气去而营卫和。苦杏仁降利肺气，与麻黄相伍，一宣一降，以复肺气之宣降，增强宣肺平喘之功，为佐药。炙甘草既能调和宣降之麻杏，又能缓和麻桂相合峻烈之性，使汗出不致过猛而伤耗正气，是使药而兼佐药之用。四药合用，表寒得散，肺气宣通，则诸证自乎。麻黄、桂枝相

配，一发卫气之郁以开畴理，一透营分之郁以和营卫，相须为用，以增强发汗解表之功，是本方的主要配伍特点。(《方剂学》)

名家解读

(1)李时珍《本草纲目》：麻黄乃肺经专药，故治肺病多用之，张仲景治伤寒无汗用麻黄，有汗用桂枝……津液为汗，汗即为血也，在营则为血，在卫则为汗。夫寒伤营，营血内涩，不能外通于卫，卫气闭固，津液不行，故无汗发热而憎寒。夫风伤卫，卫气外泄，不能内护于营，营气虚弱，津液不固，故有汗发热而恶风。然风寒之邪，皆由皮毛而入，皮毛者，肺之合也。肺主卫气，包罗一身，天之象也。是证虽属乎太阳，而肺实受邪气。其证时兼面赤怫郁，咳嗽有痰，喘而胸满诸证，非肺病乎？盖皮毛外闭，则邪热内攻，而肺气郁滞。故用麻黄、甘草同桂枝，引出营分之邪，达之肌表，佐以杏仁泄肺而利气。(《麻黄汤》)

(2)钱潢《伤寰溯源集》：麻黄气味轻薄，辛温发散肺经，开鬼门之专药也。仲景治太阳伤寒，皆用手太阴药者，以肺主皮毛故也。用甘草者，经云寒淫所胜，平以辛热，佐以苦甘是也。一剂之中，唯桂枝为卫分解肌之药，而能与麻黄同发营分之汗者，以卫居营外，寒邪由卫入营，故脉阴阳俱紧。……盖皮毛外闭，则邪热内政，而肺气郁滞，故麻黄、甘草同桂枝引出营分之邪，达之肌表，佐以杏仁，泄肺而利气，是则麻黄汤虽太阴发汗重剂，实为发散肺经火郁之要药也。(《麻黄汤》)

(3)郑钦安：麻黄辛温，开腠理而发汗；杏仁苦温，疏利肺气而治喘；桂枝辛甘温，协同麻黄，增强其发汗作用；甘草甘平，协和诸药，药虽四味，方又周匝。本方为开表逐邪发汗之峻剂，为太阳病表实之主方。汪昂曰：麻黄中空，辛温气薄，肺家专药，而走太阳，能开腠而散寒；桂枝辛温，能引营分之邪达于肌表；杏仁苦甘，能散寒而降气；甘草甘平，发散而和中。麻黄与杏仁相配伍，可以解表散邪，降逆平喘。曹颖甫谓：麻黄为伤寒之圣药。独怪近人畏忌麻黄徒以荆芥、防风、豆豉、牛蒡等味，敷衍病家，病家亦以其平易而乐。(《麻黄汤》)

(4)柯韵伯：此为开表逐邪发汗之峻剂也。古人用药用法象之义。麻黄中空外直，宛如毛窍骨节，故能去骨节之风寒，从毛窍而出，为卫分发散风寒之品；桂枝支条纵横，宛如经脉系络，能入心比液，通经络而出汗，为营分散解风寒之晶；杏仁为心果，温能助心散寒，苦能清肺下气，为上焦逐邪定喘之品；甘草甘平，外拒风寒，内和气血，为中宫安内攘外之晶。此汤入胃行气于玄府，输精于皮毛，斯毛脉合清而溱溱汗出，在表之邪，其尽去而不留，痛止喘平，寒热顿解，不烦啜粥而藉汗于谷也。其不用姜、枣者，以生姜之性横散解肌，碍麻黄之上升；大枣之性滞泥于隔，碍杏仁之速降。此欲急于直达，稍缓则不迅，横散则不峻矣。若脉浮弱、汗自出者，或尺脉微迟者，是桂枝所主，非此方所宜。盖此乃纯阳之剂，过于发散，如单刀直入之将，投之恰当，一战成功，不当则不戢而召祸，故用之发表，可一而不可再，如汗后不解，便当以桂枝汤代之。若汗出不透，邪气留连于皮毛骨肉之间，又有麻桂各半与桂枝二麻黄一之妙用；若阳盛于内而无汗者，又有麻黄杏仁石膏连翘赤小豆等剂，此皆仲景心法也。予治冷风哮与风寒湿三气成痹等证，用此辄效，非伤寒一证可拘也。(《方剂学》)

(5)《绛雪园古方选注》：麻黄汤，破营方也。试观立方大义，麻黄轻清入肺，杏仁重浊入心，仲景治太阳初病，必从心营肺卫之意也。分言其功能，麻黄开窍发汗，桂枝和阳解肌，杏仁下气定喘，甘草安内攘外，四者各擅其长，百非诸药所能及。兼论其相制之法，桂枝外监麻黄之发表，不使其大汗亡阳；甘草内守麻黄之出汗，不使其劫阴脱营。去姜、枣者，姜性上升，又恐碍麻黄发表；枣味缓中，又恐阻杏仁下气。辗转回顾，无非欲其神效，一剂奏绩。若喜功屡用，必不戢而召亡阳之祸矣，故服已又叮咛不须啜粥，亦恐有留恋麻黄之性也。(《方剂学》)

小柴胡汤方(《中医必读百部名著·外台秘要方》)

柴胡(八两)，人参(三两)，甘草三两(炙)，黄芩(三两)，生姜(三两)，半夏半升(洗)，大枣十二枚(擘)。

上七味，切，以水一斗二升，煮取六升，去滓，更煎取三升，分三服。微覆取汗，半日便瘥。如不除，更服一剂。忌海藻、菘菜、羊肉汤。

方解

方中柴胡味苦平微寒，主升主散，为少阳经专药，用之轻清升散，可清透少阳半表之邪从外而解，用量半斤，为方中最大，为方中之君药。黄芩味苦寒，善清少阳相火，使半里之邪得以内彻，故为臣药，配合柴胡，一散一清共解少阳半表半里之邪。半夏和胃降逆止呕，散结消痞，为佐药。人参、甘草补中扶正，以助祛邪，防邪内陷，为佐药。生姜和大枣，前者助半夏和胃，后者助参、草益气，姜枣相合，益胃气，生津液，调和营卫，为方中之使药。诸药配伍和解少阳之邪，兼以扶正，可使上焦得通，津液得下，胃气因和，身濈然汗出而解。

名家解读

（1）程郊倩：方以小柴胡名者，配平少阳而取义。至于制方之旨，及加减法，则所云上焦得通，津液得下，胃气因和，尽之矣。（《小柴胡汤》）

（2）许宏《金镜内台方义》：病在表者宜汗，病在里者宜下，病在半表半里之间者宜和解。此小柴胡汤，乃和解表里之剂也。柴胡味苦性寒，能入胆经，能退表里之热，祛三阳不退之邪热，用之为君；黄芩味苦性寒，能泄火气，退三阳之热，清心降火，用之为臣；人参、甘草、大枣三者性平，能和缓其中，辅正除邪，甘以缓之也；半夏、生姜之辛，能利能汗，通行表里之中，辛以散之也，故用之为佐为使。各有所能，且此七味之功能，至为感应。能解表里之邪，能退阳经之热，上通天庭，下彻地户。此非智谋之士，其孰能变化而通机妥。（《小柴胡汤》）

（3）吴昆《医方考》：邪在表则恶寒，邪在里则发热，邪在老表半里，则恶寒且热，故令寒热往来；少阳之脉行于两胁，故令胁痛；其经属于胆，胆汁上溢，故口苦；胆者，肝之府，在五行为木，有垂枝之象，故脉弦。柴胡性辛温，辛者金之味，故用之以平木，温者春之气，故就之以入少阳；黄芩质枯而味苦，枯者能浮，苦则能降，君以柴胡，则入少阳矣；然邪之伤火，常乘其虚，用人参、甘草者，欲中气不虚，邪不得复传入里耳！

是以中气不虚之人，虽有柴胡证俱，而人参在可去也；邪初入里，里气逆而烦呕，故用半夏之辛以除呕逆；邪半在表，则荣卫争，故用姜、枣之辛甘以和荣卫。（《小柴胡汤》）

（4）方有执《伤寒论条辨》：柴胡，少阳之君药也；半夏辛温，主柴胡而消胸胁满；黄芩苦寒，佐柴胡而主寒热往来；人参、甘、枣之甘温者，调中益胃，止烦呕之不时也。此小柴胡之一汤，所以为少阳之和剂欤。（《小柴胡汤》）

（5）汪昂《医方集解》：此足少阳药也，胆为清净之腑，无出无入，其经在半表半里，不可汗吐下，法宜和解。邪入本经，乃由表而将至里，当彻热发表，迎而导之，勿令传太阴。柴胡味苦微寒，少阳主药，以升阳达表为君。黄芩苦寒，以养阴退热为臣。半夏辛温，能健脾和胃以散逆气而止呕；人参、甘草，以补正气而和中，使邪不得复传入里为佐。邪在半表半里，则营卫争，故用姜、枣之辛甘以和营卫，为使也。（《小柴胡汤》）

（6）李时珍：少阳证虽在半表半里，而胸膈痞满，实兼心肺上焦之邪，必须喜呕，默默不欲食，又兼脾胃中焦之证，故用黄芩以治手足少阳相火，黄芩亦少阳药也。（《小柴胡汤》）

（7）任应秋《中医各家学说》：所谓和法，实具调理之意，故亦有称为和解者凡病邪并不盛，而正气却不强时，最宜用和解之法。人皆知小柴胡汤证，是用和法的典型，而《伤寒论》对小柴胡证的病机解释说："血弱气尽，腠理开，邪气因入，与正气相搏，结于胁下，正邪分争，往来寒热，休作有时，嘿嘿不欲饮食，脏腑相连，其痛必下，邪高痛下，故使呕也，小柴胡汤主之。"可见"血弱气尽，腠理开，邪气因入，与正气相搏，正邪分争"，正足以说明正渐衰、邪不盛的病机。而小柴胡汤之所以为和解主方，亦正因其与病机相适应之故。…小柴胡汤组合的本身，就是在扶正祛邪，清里达表，此之谓和解。所以前人在施用和法的同时，还有汗、吐、下三禁之说，以正气既虚，不禁其汗吐下，邪不太盛，亦用不着汗吐下也。(《小柴胡汤》)

大柴胡汤方（《外台秘要方》）

柴胡（半斤），大黄（二两），黄芩（二两），芍药（二两），枳实四枚（炙），半夏五两（洗）。

上八味，切，以水一斗二升，煮取六升，去滓，更煎取三升，温服一升，日三服。当微利。忌羊肉、饧。

方解

方中用柴胡、黄芩以和解少阳。内有热结，症见心下痞硬或心下满痛，郁郁微烦，大便不解或协热下利，故加大黄、枳实以行气导滞，泻下热结。因里气不虚，人参之补，甘草之缓，反非所宜，故去之。倍用生姜者，是佐柴胡以解少阳半表半里之邪，而合半夏治不止之呕，同时大量配芍药可治腹中实痛，枳实配芍药可治气血不和腹痛烦满不得卧。如此配伍，即不悖于少阳禁下的原则，并可药而表里双解，实为一举两得之法。

名家解读

（1）柯韵伯：此热结在气分，不属有形，故十余日复能往来寒热也。若热结在胃，则蒸蒸发热，不复知有寒矣。往来寒热，故倍生姜，佐柴胡以解表；热结在里，故去参、甘之温补，加枳、芍以破结。按大柴胡是半表半里气分之下药，并不言及大便硬与不大便；其心下急，心下痞硬，是病在胃口，而不在胃中；结热在里，不是结热在胃，且下利则地道已通，仲景不用大黄之意晓然。若以下之二字，妄加大黄，不亦谬乎？大、小柴胡，俱是两解表里之剂，大柴胡主下，小柴胡主和；和无定体，故小柴胡除柴胡、甘草外皆可进退，下有定局，故大柴胡无加减法也。(《小柴胡汤》)

（2）吴昆《医方考》：伤寒阳邪入里，表证未除，里证又急者，此方主之。表证未除者，寒热往来，胁痛，口苦尚在也；里证又急者，大便难而燥实也。表证未除，故用柴胡、黄芩以解表；里证燥实，故用大黄、枳实以攻里。芍药能和少阳，半夏能治呕逆，大枣、生姜，又所以调中而和荣卫也。(《方剂学》)

(3)《伤寒缵论》：此汤治少阳经邪渐入阳明之腑，或误下引邪内犯，而过经不解之证。故于小柴胡方中除去人参、甘草助阳恋胃之味，而加芍药、枳实、大黄之沉降以涤除热滞也。与桂枝大黄汤同义。彼以桂枝、甘草兼大黄，两解太阳误下之邪；此以柴胡、芩、半兼大黄，两解少阳误下之邪，两不移易之定法也。

(4)《伤寒论辨证广注》：大柴胡汤即小柴胡汤加减。何为乎不留人参也？余答云：小柴胡汤中用人参者，乃辅正气以除邪气也；大柴胡汤证，为邪实而正未虚……故去人参而加大黄、枳实。去甘草亦恐其满中而不用。其留大枣者，和诸药之性也。其加芍药者，非酸以涌泄之意，取其和营而助阴也。况病热之人，止虞阴虚，勿虑阳损。(《方剂学》)

(5)吴谦《医宗金鉴·删补名医方论》：柴胡证在，又复有里，故立少阳两解法也。以小柴胡汤加枳实、芍药者，仍解其外以和其内也。去参、草者，以里不虚；少加大黄，以泻结热；倍生姜者，因呕不止也。斯方也，柴胡得生姜之倍，解半表之功捷；枳实得大黄之少，攻半里之效徐，虽云下之，亦下中之和剂也。(《方剂学》)

(6)《重订通俗伤寒论》：少阳证本不可下，而此于和解中兼以缓下者，以邪从少阳而来，渐结于阳明，而少阳证未罢，或往来寒热，或胸痛而呕，不得不借柴胡、生姜以解表，半夏、黄芩以和里。但里证已急，或腹满而痛，或面赤燥渴，或便秘溺赤，故加赤芍以破里急，枳实、生军以缓下阳明将结之热；佐以大枣，以缓柴胡、大黄发表攻里之烈性，而为和解少阳阳明、表里缓治之良方。但比小柴胡专于和解少阳一经者力量较大，故称大。(《方剂学》)

【原文2】

升麻干葛汤(《伤寒大白》)

升麻，干葛，芍药，炙甘草。

阳明表邪烦躁，难用原方葛根汤辛温，以此方治之。若无汗恶寒，加羌活、防风，去白芍；胸前饱闷，加枳壳、桔梗；烦渴消水，加知母、石膏。

方解

方中升麻入肺胃经，味辛甘性寒，解肌透疹为君药。葛根入胃经，味辛甘性凉，解肌发表，升津除热为臣药。芍药和营泄热为佐。炙甘草既可配芍药增强益阴之力，又可调和诸药，是为佐使之用。四药配伍，共奏疏风解肌，透疹解毒之功。

名家解读

（1）《医方考》：小儿初间发热壮盛，为风寒，为痘疹，莫能的辨，此方稳当，宜主用之。表热壮盛，此邪实于表也。经曰：轻可以去实，故用升麻、葛根以疏表，甘草佐之，可以和在表之气。芍药佐之，可以和在表之荣。去其实邪，和其荣卫，风寒则解，痘疹则出，诚初间之良剂也。如至四五日，痘中挟疹者，亦此方主之。

（2）《古今名医方论》：此为阳明初病，解表和里之剂，可用以散表热，亦可用以治里虚，一方而两擅其长也。矢身热汗自出，不恶寒反恶热，是阳明之本证。仲景未尝立治表之方，见阳明初起，汗出多而恶寒者，便用桂枝汤；反无汗而喘者，仍用麻黄汤。症同太阳，而称阳明者，是阳明之自病，而非太阳转属也。此方下用麻、桂者，恐伤肌肉之表，汗太过而亡津。升麻、葛根提胃脘之阳，散肌肉之浮热；芍药、甘草泻肝胆之火，以解胃腑之实热，有汗则发，无汗则止，功同桂枝，而已远于姜、桂，且不须啜稀粥以助阳也。胃实为阳明之里症，仲景制承气三方。然阳明初病，往往有移热于脾而下利者。《内经》所谓暴注下迫，皆属于热也。下利正是胃实之兆，故太阳、阳明合病，必自下利，仲景制葛根汤以表散之，是从阴引阳法。此方即仿其义，去姜、桂之辛热，以升麻代麻黄，便是阳明表剂，而非太阳表剂矣。葛根禀性甘凉，可以散表实，协升麻以上升，则使清阳达上，而浊阴降下可知；芍药收敛阴精，甘草缓急和里，则下利自止可知。治里仍用表药者，以表实下利，而非里实故也。痘疹自里达表，出于少阴而发于太阳，初起则内外皆热，故亦宜于凉散耳。

（3）《伤寒论辨证广注》：方中用升麻、葛根、甘草，乃辛甘发散风寒之义。但其中白芍药一味，惟发热有汗者宜用之，如畏寒无汗者，不宜用也。愚意须以赤芍药代之为稳。

（4）《医方集解》：此足阳明药也。阳明多气多血，寒邪伤人，则血气为之壅滞，辛能达表，轻可去实，故以升、葛辛轻之品，发散阳明表邪；阳邪盛则阴气虚，故用芍药敛阴和血，又用甘草调其卫气也。升麻、甘草升阳解毒，故又治时疫。斑疹已出者勿服，恐重虚其表也；伤寒未入阳明者勿服，恐反引表邪入阳明也。

（5）《医方论》：此方用升麻、葛根，以升散阳明，又恐升提太过，致人喘满，故用芍药、甘草酸收甘缓以佐之。究竟互相牵制，不如独用葛根为君加牛蒡、连翘、桔梗、薄荷等，斑疹、时疫则加马勃、青黛等，未为不可也。

第十五章
风　温

一、病因病机

【原文】 风温者，初春阳气始开，厥阴行令，风夹温也。(《温病条辨》)

释义

风温病的发生，是因为初春自然界和人体阳气刚刚生发，厥阴之气当令，风邪夹杂温邪而发病。

名家解读

雷丰：风温之病，发于当春厥阴风木行令之时，少阴君火初交之际。陈平伯谓：春月冬季居多，春月风邪用事，冬初气暖多风，风温之病，多见于此。其实大为不然，不知冬月有热、渴、咳嗽等证，便是冬温，岂可以风温名之？即按六气而论，冬令如有风温，亦在大寒一节，冬初二字，大为不妥。推风温为病之原，与春温仿佛，亦由冬令受寒，当时未发。肾虚之体，其气伏藏于少阴；劳苦之人，伏藏于肌腠。必待来春，感受乎风，触动伏气而发也。(《时病论》)

二、证候

【原文1】 曰：常证何？曰：太阳病发热而渴，不恶寒者为温病，此常证也。(《时病论》)

释义

问：风温病常见的证候有哪些？答：太阳病出现发热口渴，不恶寒的表现。这就是风温病的常见证候。

名家解读

（1）喻嘉言：春月厥阴风木主事，与时令之温，不得分而为两，凡病温者，皆为风温之病也。即如初春之时，地气未上升，无湿之可言也；天气尚微寒，无毒之可言也；时令正和煦，无疫之可言也；而所以主病者，全系于风。试观仲景于冬月正病，以寒统之，则春月正病，定当以风统之矣。(《时病论》)

（2）叶天士：风温者，春月受风，其气已温。《经》谓春气病在头，治在上焦。肺位最高，邪必先伤，故手太阴气分先病。失治则入手厥阴心包络，血分亦伤。故足经顺传，如足太阳传阳明，人皆知之；肺病失治，逆传心包络，人多不知。(《叶天士医学全书》)

（3）凌嘉六：春温者，伏气也；风温者，发汗已，而灼热者也。古人论之详矣。近有感冒春之温气，随感而发，其邪每有口鼻吸受，先伤肺卫，肺中邪郁，必从热化，脉数发热，或肺痹咳嗽，或胸满烦渴，或气窒不舒，外寒如战栗。(《时病论》)

【原文2】 若发汗已，身灼热者，名曰风温。风温为病，脉阴阳俱浮，自汗出，身重，多眠睡，鼻息必鼾，语言难出。若被下者，小便不利，直视失溲；若被火者，微发黄色，剧则如惊痫，时瘛瘲；若火熏之，一逆尚引日，再逆促命期。(《伤寒论》)

释义

如果误用辛温发汗的方法治疗，患者出现身体灼热的，这就是风温病。风温病的表现，脉浮取沉取都是浮大有力的。患者神昏多睡，鼻子呼出粗气热气，胡言乱语。如果风温病误用攻下的方法治疗，就会出现小便量少排出不畅，患者眼球转动不灵活，大便失禁。如果误用火法外治，病情轻一点的全身皮肤发黄，严重的患者就会惊悸抽搐，全身皮肤发黄，像被火熏过一样。如果用一种错误的方法治疗，患者尚可延续几日生命，如果几种错误的方法都使用，就会很快危及患者性命。

名家解读

（1）张隐庵：名曰温者，积寒成热而发也，宜辛凉发散，杨云：此语误矣，非治此证之法。条内无“太阳病”三字，是无表邪也，何必辛凉发散。微汗出而解。若误用辛温之药，发汗已，身反灼然发热者，名曰风温。盖发汗则阴液外泄，风热之邪更甚，而身如烧灼也。脉阴阳俱浮者，风热之邪，自里出表，故浮也。风热伤气，故汗出而身重多眠也。杨云：此证最易出汗，故条中有自汗之文，不必以辛温误散而然也。肺气通于鼻而主皮毛，风热在表，而睡息必鼾也。夫心主言，肺主声，肺热受伤，故语言难出，此因风热过甚，而阴气消沮，故为病如是焉。若被妄下，则愈亡阴液于后，而小便不利于前矣，津液伤则州都之官失守，不能约束而失溲矣。足太阳之脉，入目系而出项，津液内亡，则目系不能转而直视矣。若加以火攻，风火交炽，脾土转病，身必发黄。火攻之甚剧，则神志散越，如惊如痫，时瘛时瘲矣。是以一逆尚可苟延时日，如再以火熏之，是再逆促命期矣。杨云：注家皆以此条承上文而来，故所注如此。其实，上条乃温病提纲，此条并不与上条连贯也。汪按：杨评极精，然病名风温而脉浮，参以辛凉，未为过也。自汗固不必由于误表，然误表致成此候者亦有之，后文白虎加人参汤，石膏亦辛甘之味。(《中医古籍珍本集成：温病卷·温热经纬》)

（2）沈尧封：温热二病，古人往往互称，医者只须认定脉证，拟何方治，不必拘于名式。《难经》云：热病之脉，阴阳俱浮。本条云：风温为病，脉阴阳俱浮。两证脉相同也。三阳合病，但欲眠睡，身重难以转侧。本条身重多眠，两证相似也。热病合热，俱主以白虎汤，则此条虽无主治，似可从白虎汤拟法。(《中医古籍珍本集成：温病卷·温热经纬》)

（3）章虚谷：太阳外感之邪，若发汗已，必热退身凉矣。今热邪从少阴而发，既经外发，当清其热，乃误发其汗，反伤津气，助其邪势，故身更灼热，因而勾起其肝风，鼓荡其温邪，故名曰风温。其为病也，虚阳外浮，热邪漫溢，故脉阴阳俱浮。津液外泄，自汗不止，气乏神昏，则身重多眠睡。内风上鼓，而机窍窒塞，故鼻息必鼾，语言难出，其非外受风邪之证可见矣。若被下者，谓未经误汗，非谓汗后又下也。盖邪伏少阴，热灼水枯，咽干口燥，法当急下，此热已发出太阳，而少阴空虚，若下之伤阴，则小便不利，而直视失溲，则气亦脱矣。如未被汗下而被火攻者，外火助内热，熏蒸而发黄，剧则火邪扰心如惊痫，肝风炽盛而瘛，皆败坏之象也。若止火熏之，一逆尚可引日苟延，若既汗又下而再逆之，更促其命期也。(《中医古籍珍本集成：温病卷·温热经纬》)

（4）王孟英：彼冬温春温之先犯手太阴者，皆曰风温，乃吸受之温风也。此伏邪内发，误汗致逆者，亦曰风温，乃内动之虚风也。然风温在肺，只宜清解。若误以辛热之药汗之，亦有自汗多眠，鼻鼾难语之变。余治梁宜人一案可质也。案见续编。(《中医古籍珍本集成：温病卷·温热经纬》)

（5）杨如侯：太阳病，发热而渴，不恶寒，为温病；若发汗已，身灼热者，曰风温，风温为病，脉阴阳俱浮，自汗出，身重多眠睡，鼻息必鼾，语言难出。若被下者，小便不利，直视失溲；若被火者，微发黄色，剧则如惊痫，时瘛瘲；若火熏之，一逆尚引日，再逆促命期。此乃标示温病误治变为风温之提纲也。夫仲景提出温病，即复申言温病误治之变证，曰：若发汗已，身灼热者，名曰风温。是仍太阳病温误发其汗，与更感于风者自是不同。然亦名风温何也？既曰太阳，不即显少阴证。惟误汗，则其证本温，复以辛热之药汗之，则阴津外出，表里增热，脉必尺寸俱浮，正以风与温混。肾水不能独沉，其证自汗身重，肾有病也；多眠睡，鼻息鼾，语言难，肾有病也。始先太阳，因汗使少阴之候，同时荐至，危且殆矣。古律垂戒云：风温治在少阴，不可发汗，发汗者死。岂知太阳亦不可发汗，发汗则亦同于风温之少阴乎？缘医者误认为伤寒，而用正汗药也。若不发汗而误下者，伤膀胱之气化，小便不利，津液大伤，直视失溲，一脏一腑，同时两绝矣。至误被火劫者，则热伤营气，而热瘀发黄，剧则热甚风生，而惊痫，盖因乱其神明，扰其筋脉也。然则于三者之中，一逆已待毙，再犯则立危矣。(《时病论》)

（6）陈平伯：风温为病，脉阴阳俱浮，自汗出，身重，多眠睡，鼻息必鼾，语言难出，凡此皆误汗劫液后变见之证，非温病固有此证也。(《时病论》)

（7）王孟英：冬温、春温之先犯手太阴者，皆曰风温，乃吸受之温风也。此伏邪内发，误汗致逆者，亦曰风温，乃内动之虚风也。(《时病论》)

【原文3】 风温者，春月受风，其气已温。(《中医古籍珍本集成：温病卷·温热经纬》)

释义

患风温病的人，是在春季感受风邪，此时自然界的气已经转温。

名家解读

王孟英：此言其常也，冬月天暖，所感亦是风温，春月过冷，亦有风寒也。经谓春病在头，治在上焦。肺位最高，邪必先伤，此手太阴气分先病，失治则入手厥阴心包络，血分亦伤。盖足经顺传，如太阳传阳明，人皆知之。(《中医古籍珍本集成：温病卷·温热经纬》)

三、治则治法

【原文1】 肺病失治，逆传心包络，人多不知者。俗医见身热咳喘，不知肺病在上之旨，妄投荆、防、柴、葛，加入枳、朴、杏、苏、菔子、楂、麦、橘皮之属，辄云解肌消食。有见痰喘，便用大黄礞石滚痰丸，大便数行，上热愈结。幼稚谷少胃薄，表里苦辛化燥，胃汁已伤，复用大黄

大苦沉降丸药，致脾胃阳和伤极，陡变惊痫，莫救者多矣。(《中医古籍珍本集成：温病卷·温热经纬》)

释义

肺病没有及时恰当治疗，邪气就会逆传心包，很多医家都不明白这个道理。不高明的医生见患者身热咳喘，不知道肺病在上焦的要旨，胡乱地使用荆、防、柴、葛，加入枳、朴、杏、苏、菔子、楂、麦、橘皮之类的药物，称为解肌消食。见患者咳痰喘息，便用大黄礞石滚痰丸，导致患者大便次数增多，在上部的热邪也结聚得愈加严重。患者胃气衰弱，而使用表里苦辛化燥的药物，使患者胃中津液受损，再用大黄一类大苦沉降的丸药，就会导致患者脾胃的阳气损伤严重，以至于突然发作惊痫，这时候难以挽救的属大多数。

名家解读

袁班之：《证治心传》"治病必审四时用药说"：春病温燥，邪犯上焦，病有顺传、逆传之证，热极旁流，顺传胃府，误投辛温，久延入营，耗液伤阴，神昏痉厥，或咳甚失血，或胃实失下。(《现代中医疫病理论与实践》)

【原文2】 风温肺病，治在上焦。夫春温忌汗，初病投剂，宜用辛凉。若杂入消导发散，徐云：须对证亦可用。(《中医古籍珍本集成：温病卷·温热经纬》)

释义

风温肺病，治疗中心在上焦。春温病禁忌使用发汗的方法治疗，适宜使用辛凉之药。如果在方中加入消导发散的药物，徐先生说，在对症治疗的情况下也可以使用。

名家解读

徐云：须对证亦可用。不但与肺病无涉，劫尽胃汁，肺乏津液上供。头目清窍，徒为热气熏蒸，鼻干如煤，目瞑或上窜无泪，或热深肢厥，狂躁溺涩，胸高气促，皆是肺气不宣化之征。斯时若以肺药少加一味清降，使药力不致直趋肠中，

雄按：所谓非轻不举也，重药则直过病所矣。而上痹可开，诸窍自爽，无如市医佥云结胸，皆用连、蒌、柴、枳，苦寒直降，致闭塞愈甚，告毙者多。

又：此证初因发热喘嗽，首用辛凉清肃上焦，徐云：正论。如薄荷、连翘、牛蒡、象贝、桑叶、沙参、栀皮、蒌皮、花粉。若色苍热胜烦渴，用石膏、竹叶辛寒清散，痧疹亦当宗此。若日数渐多，邪不得解，芩、连、凉膈亦

可用。至热邪逆传膻中，神昏目瞑，鼻窍无涕，诸窍欲闭，其势危急，必用至宝丹或牛黄清心丸。

徐云：急救非此不可。病减后余热，只甘寒清养胃阴足矣。（《中医古籍珍本集成：温病卷·温热经纬》）

四、名方节选（方解、名家解读）

桑菊饮（《温病条辨》）

杏仁二钱，连翘一钱五分，薄荷八分，桑叶二钱五分，菊花一钱，苦梗二钱，甘草八分，苇根二钱。

方解

方中桑叶味甘苦性凉，疏散上焦风热，且善走肺络，能清宣肺热而止咳嗽，用以为君。菊花散风热，清利头目而肃肺；杏仁、桔梗宣利肺气而止咳，三者共为臣药。连翘清热解毒，薄荷疏散风热；芦根清热生津而止渴，共为佐药。甘草调和诸药，为使，且与桔梗相合而利咽喉。诸药相伍，使上焦风热得以疏散，肺气得以宣畅，则表证解，咳嗽止。

名家解读

（1）吴鞠通：此辛甘化风、辛凉微苦之方也。盖肺为清虚之脏，微苦则降，辛凉则平，立此方所以避辛温也。今世佥用杏苏散通治四时咳嗽，不知杏苏散辛温，只宜风寒，不宜风温，且有不分表里之弊。此方独取桑叶、菊花者：桑得箕星之精，箕好风，风气通于肝，故桑叶善平肝风，春乃肝令而主风，木旺金衰之候，故抑其有余，桑叶芳香有细毛，横纹最多，故亦走肺络而宣肺气。菊花晚成，芳香味甘，能补金水二脏，故用之以补其不足。风温咳嗽，虽系小病，常见误用辛温重剂销烁肺液，致久嗽成劳者，不一而足。圣人不忽于细，必谨于微，医者于此等处，尤当加意也。（《温病条辨》）

（2）李畴人《医方概要》：此方比银翘散更轻。桑叶、菊花泄风宣肺热，杏仁泄肺降气，连翘清热润燥，薄荷泄风利肺，甘、桔解毒利咽喉，能开肺泄肺，芦、苇根清肺胃之热，合辛凉轻解之法，以泄化上焦肺胃之风温。（《中医实用经典100方》）

（3）蔡陆仙《中国医药汇海·方剂部》：桑菊饮亦辛凉解表之通用方也。虽较银翘散之力轻微，然有桑叶、菊花之微辛轻散，又益以薄荷之辛以透上解表，凉以宽畅胸膈；得连翘以清心，桔、杏以宣肺，苇茎、甘草并成其清热宣透，畅行肺气之功能。则凡病之属于风温、风热，症之见有身微热、咳嗽、汗不畅、口微渴者，投之亦有宣肺清热。凉膈透表之功。不过不能冀其如时雨之降，得大汗而解也。此可与银翘散其斟酌用之。(《中医实用经典100方》)

桂枝汤（《温病条辨》）

桂枝六钱，芍药（炒）三钱，炙甘草二钱，生姜三片，大枣（去核）两枚

微火煮取三升，去滓，适寒温，服一升。服已须臾，啜热稀粥一升余，以助药力。温覆令一时许，遍身漐漐微似有汗者益佳，不可令如水流离，病必不除。若一服汗出病差，停后服，不必尽剂。若不汗，更服依前法。又不汗，后服小促其间，半日许令三服尽。若病重者，一日一夜服，周时观之。服一剂尽，病证犹在者，更作服，若不汗出，乃服至二三剂。禁生冷、黏滑、肉面、五辛、酒酪、臭恶等物。

银翘散（《温病条辨》）

连翘一两，银花一两，苦桔梗六钱，薄荷六钱，竹叶四钱，生甘草五钱，芥穗四钱，淡豆豉五钱，牛蒡子六钱。

上杵为散，服六钱，鲜苇根汤煎，香气大出，即取服，勿过煎。

方解

（1）桂枝汤

方中桂枝为君，助卫阳，通经络，解肌发表而祛在表之风邪。芍药为臣，益阴敛营，敛固外泄之营阴。桂芍等量合用，一治卫强，一治营弱，散中有收，汗中寓补，使表邪得解，营卫调和。生姜辛温，既助桂枝辛散表邪，又兼和胃止呕；大枣甘平，意在益气补中，且可滋脾生津。姜枣相配，是为补脾和胃、调和营卫的常用组合，共为佐药。炙甘草调和药性，合桂枝辛甘化阳以实卫，合芍药酸甘化阴以和营，功兼佐使之用。综观本方，药虽五味，结构严谨，发中有补，散中有收，邪正兼顾，阴阳井调，故而柯琴在《伤寒附翼》中赞桂枝汤“为仲景群方之冠，乃滋阴和阳，调和营卫，解肌发汗之总方也”。

（2）银翘散

吴鞠通宗《素问・至真要大论》“风淫于内，治以辛凉，佐以苦甘”之训，综合前人治温之法，以重用金银花、连翘为君，既有率凉透表，清热解毒的作用，又具芳香辟秽的功效，在透解卫分表邪的同时，兼顾了温热病邪多夹秽浊之气的特点。薄荷、牛蒡子味辛而性凉，疏散风热，清利头目，且可解毒利咽荆芥穗、淡豆豉辛而微温，助君药发散表邪，透热外出，此两者虽属辛温，但辛而不烈，温而不燥，与大队辛凉药配伍，可增辛散透表之力，都为臣药。竹叶清上焦热，芦根清热生津，桔梗宣肺止咳化痰，同为佐药。甘草即可调和诸

药，护胃安中，又可合桔梗清利咽喉，是属佐使之用。

本方配伍特点有二，一是辛凉之中配伍少量辛温之品，既有利于透邪，又不悖辛凉之旨。二是疏散风邪与清热解毒、芳香辟秽之品相配，具有外散风热、透邪解表，兼清热毒、芳香辟秽之功，构成清疏兼顾之剂。

名家解读

（1）《金镜内台方议》：中风者，乃风邪之气伤人卫气，而成此证也。卫气受风则强，强则自汗出而常恶风。卫强则荣弱，荣弱则发热，头体痛，脉浮而缓。是以自汗恶风，发热体痛，脉浮而缓者，乃中风症也。经曰：风淫于内，以辛散之，以甘缓之。乃用桂枝为君，以散邪气而固卫气。桂枝味辛甘性热，而能散风寒、温卫气，是辛甘发散为阳之义也。芍药味酸性寒，能行荣气，退热，理身痛，用之为臣。甘草、大枣味甘而性和，能谐荣卫之气而通脾胃之津，用之为佐。姜味辛性温，而能散邪佐气，用之为使。先圣配此五味之药以治伤寒者，乃专主中风之症，而行解肌之法也。若非自汗恶风之症，不可服也。经曰桂枝下咽，阳盛则毙者，是也。（《方剂学》）

（2）《医方考》：风之伤人也，头先受之，故令头痛。风在表则表实，故令发热。风为阳，气亦为阳，同类相从，则伤卫外之气，卫伤则无以固卫津液，故令汗出。其恶风者，卫气不能卫也。其脉缓者，卫气不能鼓也。上件皆太阳证，故曰太阳中风。桂枝味辛甘，辛则能解肌，甘则能实表。经曰：辛甘发散为阳。故用之以治风。然恐其走泄阴气，故用芍药之酸以收之。佐以甘草、生姜、大枣，此发表而兼相里之意。（《方剂学》）

（3）《绛雪园古方选注》：桂枝汤，和方之祖，故列于首。《太阳篇》云，桂枝本为解肌，明非发汗也。桂枝甘草辛甘化阳，勋太阳融会肌气。芍药甘草酸甘化阴，启少阴奠安营血。姜通神明，佐桂枝行阳。枣泄营气，佐芍药行阴。一表一里，一阴一阳，故谓之和。加热粥，内壮胃阳助药力，行卫解腠理郁热，故曰解肌。邪未入营，而用白芍者，和阳解肌，恐动营发汗，病反不除。观此足以贯通全部方法，变化生心，非仲圣其孰能之？（《方剂学》）

（4）《医宗金鉴·伤寒论注》：凡风寒在表，脉浮弱自汗出者，皆属表虚，宜桂枝汤主之。名曰桂枝汤者，君以桂枝也。桂枝辛温，辛能发散，温通卫阳。芍药酸寒，酸能收敛，寒走营阴。桂枝君芍药，是于发散中寓敛汗之旨；芍药臣桂枝，是于和营中有调卫之功。生姜之辛，佐桂枝以解表；大枣之甘，佐芍药以和中。甘草甘平，有安内攘外之能，用以调和中气，即以调和表里，且以调和诸药。以桂、芍之相须，姜、枣之相得，借甘草之调和，阳表阴里，气卫血营，并行而不悖，是刚柔相济以相和也。而精义在服后须臾啜热粥以助药力。盖谷气内充，不但易为酿汗，更使已入之邪不得少留，将来之邪，不得复入也。又妙在温覆令一时许，絷絷微似有汗，是授人以微汗之法。不可令如水流漓，病必不除，是禁人以不可过汗之意也。此方为仲景群方之冠，乃解肌发汗，调和营卫之第一方也。凡中风、伤寒，脉浮弱，汗自出而表不解者，皆得而主之。其他但见一二证即是，不必悉具。（《方剂学》）

（5）《温病条辨》：温病忌汗，汗之不惟不解，反生他患。盖病在手经，徒伤足太阳无益；病自口鼻吸受而生，徒发其表亦无益也。且汗为心液，心阳受伤，必有神明内乱、谵语癫狂、内闭外脱之变。再，误汗虽曰伤阳，汗乃五液之一，未始不伤阴也。《伤寒论》曰“尺脉微者为里虚，禁汗”，其义可见。其曰伤阳者，特举其伤之重者而言之耳。温病最善伤阴，用药又复伤阴，岂非为贼立帜乎？此古来用伤寒法治温病之大错也……本方谨遵《内经》“风淫于内，治以辛凉，佐以苦甘；热淫于内，治以咸寒，佐以甘苦”之训；又宗喻嘉言芳香辟秽之说，用东垣清心凉膈散，辛凉苦甘。病初起，且去入里之黄芩，勿犯中焦；加银花辛凉，芥穗芳香，散热解毒；牛蒡子辛平润肺，解热散结，除风利咽；皆手太阴药也。合而论之，经谓“冬不藏精，春必病温”；又谓“藏于精者，春不病温”；又谓“病温，虚甚死”。可见病温者，精气先虚。此方之妙，预护其虚，纯然清肃上焦，不犯中下，无开门揖盗之弊，有轻以去实之能，用之得法，自然奏效。此叶氏之法，所以迥出诸家也。（《方剂学》）

（6）张秉成《成方便读》：治风温温热，一切四时温邪，病从外来，初起身热而渴，不恶寒，邪全在表者，此方吴氏《温病条辨》中之首方。所治之温病与瘟疫之瘟不同，而又与伏邪之温病有别。此但言四时之温邪，病于表而客于肺者，故以辛凉之剂轻解上焦，银花、连翘、薄荷、荆芥皆辛凉之品，轻扬解散，清利上焦者也，豆豉宣胸化腐，牛蒡利膈清咽，竹叶、芦根清肺胃之热而下达，桔梗、甘草解胸膈之结而上行。此淮阴吴氏特开客气温邪之一端，实前人所未发耳。（《中医实用经典100方》）

（7）李畴人《医方概要》：治温邪初起，以牛蒡宣利肺气而滑利窍；豆豉发越少阴陈伏之邪，为君。以银花、连翘甘凉轻清，宣泄上焦心肺之邪为臣。荆芥散血中之风；薄荷辛凉，宣肺胃之热而泄风；竹味清心肺；甘、桔解毒开肺，载诸药上浮；芦根清胃热，合辛凉轻剂而肺胃上焦风温，但热无寒。咳嗽不爽，加杏仁、象贝；口燥，加花粉；热重加山栀、黄芩；脉洪口渴，石膏亦可加。吴氏以银翘散为主，治津气内虚之人。（《中医实用经典100方》）

（8）盛心如《实用方剂学》：银花、连翘为治温病之主药。薄荷、荆芥以散风；竹叶、甘草以清热（此四味为佐）。用桔梗为使，轻扬以开其上；加苇根为引，甘淡以泄于下。而以牛蒡、淡豉为臣，通玄府以逐邪，俾为汗解。此亦辛凉苦甘之旨，诚为外感风温，初起在表，无汗之主方。本方根据河间凉膈散而加减复方之制也。(《中医实用经典100方》)

（9）蔡陆仙《中国医药汇海·方剂部》：银翘散为近世治温热病辛凉解表之通方。方中有薄荷、牛蒡、竹叶、豆豉之辛凉宣散，又君以银花、连翘之清解心热，俾心热清则肺得清肃，而又金风送爽，飒飒生凉，肺气宣散，皮毛之壅热自开矣。况有桔梗、芦根以直接宣清肺热，更何患口渴之不清，身热之不解耶？（《中医实用经典100方》）

（10）秦伯未《谦斋医学讲稿》：一般用银翘散，多把银花、连翘写在前面。我认为在温病上采用银翘散，当然可将银、翘领先，但银、翘是否是君药，值得考虑。如果银、翘是君，那么臣药又是什么呢？我的意见，银翘散的主病是风温，风温是一个外感病，外邪初期都应解表，所以银翘散的根据是“风淫于内，治以辛凉，佐以苦甘”，称为辛凉解表法。这样，它的组成就应该以豆豉、荆芥、薄荷的疏风解表为君；因系温邪，用银、翘、竹叶为臣；又因邪在于肺，再用牛蒡、桔梗开宣上焦；最后加生甘草清热解毒，以鲜芦根清热止渴煎汤。处方时依次排列，似乎比较恰当。既然以解表为主，为什么用清药作为方名？这是为纠正当时用辛温发汗法治疗温病的错误，不等于风温病只要清热不要解表。(《中医实用经典100方》)

白虎汤（《温病条辨》）

生石膏一两，知母五钱，生甘草三钱，白粳米二合。

水八杯，煮取三杯，分温三服，病退，减后服，不知，再作服。

方解

方中君药生石膏，味辛甘，性大寒，善能清热，以制阳明（气分）内盛之热，并能止渴除烦。臣药知母，味苦性寒质润，寒助石膏以清热，润助石膏以生津。石膏与知母相须为用，加强清热生津之功。佐以粳米、炙甘草和中益胃，并可防君臣药之大寒伤中之弊。炙甘草兼以调和诸药为使。诸药配伍，共成清热生津、止渴除烦之剂，使其热清烦除，津生渴止，由邪热内盛所致之诸证自解。

名家解读

（1）《伤寒明理论》：白虎，西方金神也。应秋而归肺。热甚于内者，以寒下之；热甚于外者，以凉解之；其有中外俱热，内不得泄，外不得发者，非此汤则不能解之也。夏热秋凉，暑热之气，得秋而止，秋之令曰处暑，是汤以白虎名之，谓能止热也。知母味苦寒，《内经》曰：热淫所胜，佐以苦甘；又曰：热淫于内，以苦发之。欲彻表热，必以苦为主，故以知母为君。石膏味甘微寒，热则伤气，寒以胜之，甘以缓之，热胜其气，必以甘寒为助，是以石膏甘寒为臣。甘草味甘平，粳米味甘平，脾欲缓，急食甘以缓之。热气内余，消燥津液，则脾气燥，必以甘平之物缓其中，故以甘草、粳米为之使。是太阳中暍，得此汤则顿除之，即热见白虎而尽矣。立秋后不可服，以秋则阴气平矣，白虎为大寒剂，秋王之时，若不能食，服之而为哕逆不能食，成虚羸者多矣。《医方考》："石膏大寒，用之以清胃。知母味厚，用之以生津。大寒之性行，恐伤胃气，故用甘草、粳米以养胃。是方也，惟伤寒内有实热者可用之。若血虚身热，证象白虎，误服白虎者，死无救，又东垣之所以垂戒矣。(《方剂学》)

(2)《医宗金鉴·删补名医方论》：阳明邪从热化，故不恶寒而恶热；热蒸外越，故热汗自出，热烁胃中，故渴欲饮水；邪盛而实，故脉滑，然犹在经，故兼浮也。盖阳明属胃，外主肌肉，虽有大热而未成实，终非苦寒之味所能治也。石膏辛寒，辛能解肌热，寒能胜胃火，寒性沉降，辛能走外，两擅内外之能，故以为君。知母苦润，苦以泻火，润以滋燥，故以为臣。用甘草、粳米调和于中宫，且能土中泻火，作甘稼穑，寒剂得之缓其寒，苦药得之平其苦，使沉降之性，皆得留连于味也，得二味为佐，庶大寒之品无伤损脾胃之虑也。煮汤入胃，输脾归肺，水精四布。大烦大渴可除矣。(《方剂学》)

(3)《伤寒论方解》：滑则里热，云浮滑则表里俱热矣。大热之气得辛凉而解，犹之暑暍之令得金风而爽，故清凉之剂以白虎名之。(《方剂学》)

(4)《温热经纬》：白虎者西方之金神，司秋之阴兽，虎啸谷风冷，凉风酷暑消，神于解热，莫如白虎。石膏、知母辛甘而寒，辛者金之味，寒者金之性，辛甘体寒，得白虎之体焉。甘草、粳米甘平而温，甘取其缓，温取其和，缓而且和，得伏虎之用焉。饮四物之成汤，来白虎之嗥啸。阳气者以天地之疾风名也。风行而虎啸者，同气相求也；虎啸而风生者，同声相应也；风生而热解者，物理必至也。(《方剂学》)

【原文4】 太阴温病，寸脉大，舌绛而干，法当渴，今反不渴者，热在营中也，清营汤去黄连主之。(《温病条辨》)

方解

方中水牛角苦咸性寒，清热凉血解毒，寒而不遏，且能散瘀，为君药。

生地黄专于凉血滋阴，麦冬清热养阴生津，玄参长于滋阴降火解毒，三药为热甚伤阴者设，且助君药清营凉血解毒，共以为臣。佐以金银花、连翘清热解毒，轻宣透邪，使营分之邪透出气分而解。此即叶天士所说“入营犹可透热转气”之理。竹叶用心，专清心热；黄连苦寒，清心泻火；丹参清心，而又凉血活血，不仅助君药以清热凉血，且可防热与血结。此三药皆入心经，兼有使药之用。全方以水牛角、生地黄、玄参清热凉血之品，配伍入气分养阴的麦冬，轻宣透热的银、翘，以及清心的竹叶心、丹参、黄连，共奏清营解毒，泄热养阴之效。

名家解读

（1）《历代名医良方注释》：本方为温邪传营而设，温邪乍入营分，虽烦躁不眠，时有谵语，舌绛而干，脉数，或斑疹隐隐，但仍可以透营泄热，转气分而解，本方立意，即在于此，方中犀角、丹参清营解毒，伍增液汤（生地、玄参、麦冬）养阴清热，再用竹叶、黄连、银花、连翘，清泄气分之邪，使在营之热，透营转气，仍从外解，合奏清营解毒，泄热护阴之效。（《方剂学》）

（2）叶天士：大凡看法，卫之后，方言气，营之后，方言血。在卫，汗之可也；到气，才可清气；入营，犹可透热转气；……入血，就恐耗血动血，直须凉血散血。（《新解集注叶天士温热论·辨证纲领》）

（3）吴鞠通《温病条辨》：阳明温病，舌黄燥，肉色绛，不渴者，邪在血分，清营汤主之。若滑者，不可与也，当于湿温中求之。温病传里，理当渴甚，今反不渴者，以邪气深入血分，格阴于外，上潮于口，故反不渴也。曾过气分，故苔黄而燥，邪居血分，故舌之肉色绛也。若舌苔白滑、灰滑、淡黄而滑，不渴者，乃湿气蒸腾之象，不得用清营柔以济柔也。（《中医实用经典100方》）

（4）张秉成《成方便读》：治暑温内心包，烦渴舌赤，身热谵语等证。夫暑为君火，其气通心，故暑必伤心，然心为君主，义不受邪，所受者皆包络代之。但心藏神，邪扰则神不宁，故谵语。心主血，热伤血分，故舌赤。金受火刑，故烦渴。暑为六淫之正邪，温乃时令之乘气，两邪相合，发为暑温，与春温、秋温等证，大抵相类，不过暑邪最易伤心。方中犀角、黄连，皆入心而清火。犀角有清温之正药。热犯心包，营阴受灼，故以生地、玄参滋肾水，麦冬养肺金，而以丹参领之入心，皆得遂其增液救焚之助。连翘、银花、竹叶三味，皆能内彻于心，外通于表，辛凉清解，自可神安热退，邪自不留耳。（《中医实用经典100方》）

第十六章
温毒（大头瘟、虾蟆瘟）

一、病因病机

【原文 1】 阳脉洪数，阴脉实大者，更遇温热，变为温毒。温毒为病最重也。(《伤寒论·伤寒例》)

释义

张仲景在原文中论述了温毒病因。如果寸脉洪数，尺脉实大，再感受温热，则为温毒。温毒是最严重的一种病。

名家解读

（1）此前热未已，又感温热者也。阳主表，阴主里，洪数、实大皆热也。两热相合，变为温毒。(《注解伤寒论》)

（2）冬有非节之暖，名曰冬温，此即时行之气也。若发斑者，又曰温毒，而亦时气发斑也。又伤寒坏病，阳脉洪数，阴脉实大，更遇温热，变为温毒，其病最重。此因前热多日不解，更感温热之气而为病，故曰重也。(《伤寒蕴要全书》)

【原文 2】 有病温者，乃天行之病耳，其冬月温暖之时，人感乖候之气，未遂发病，至春或被积寒所折，毒气不得泄，至天气暄热，温毒始发，则肌肉斑烂也。(《外台秘要卷第四·温病论病源一十首》)

释义

王焘在本条原文论述了温毒病因及流行特点。病因为冬月温暖之时，人感乖候之气，未遂发病，至春或被积寒所折，毒气不得泄，至天气暄热，温毒始发。同时提到本病为天行之病，具有流行性。

名家解读

陶节庵：温毒者，冬月感寒毒异气，至春始发也。表证未罢，毒气未散，故有发斑之候。(《伤寒六书》)

【原文 3】 温毒者，诸温挟毒，秽浊太甚也。(《温病条辨·上焦篇》)

释义

吴鞠通在本条原文论述了温毒的病因。即诸温夹毒，秽浊太甚。临床以突发寒战高热，头痛恶心，身骨酸痛，心烦，口渴，溺黄赤，脉洪数（或数大）苔黄、舌质红绛为常见，其后或见头面或颐部红肿，或咽喉肿痛起腐，或身发斑疹等为主要临床表现。

名家解读

吴鞠通：温毒者，秽浊也。凡地气之秽，未有不因少阳之气而自能上升者，春夏地气发泄，故多有是证；秋冬地气，间有不藏之时，亦或有是证；人身之少阴素虚，不能上济少阳，少阳升腾莫制，亦多成是证；小儿纯阳火多，阴未充长，亦多有是证。(《温病条辨》)

二、证候

【原文 1】 温毒咽痛喉肿，耳前耳后肿，颊肿，面正赤，或喉不痛，但外肿，甚则耳聋，俗名大头温、虾蟆温者，普济消毒饮去柴胡、升麻主之，初起一、二日，再去芩、连，三四日加之佳。(《温病条辨·上焦篇》)

释义

本条原文主要论述了温毒的主要临床表现，以咽痛喉肿、耳前耳后肿、颊肿、面红或者是咽喉不痛，但外肿，甚至有耳聋。吴鞠通将其称之为大头瘟，主要用普济消毒饮去柴胡、升麻治疗，病初起一两天时再去掉黄芩、黄连，三四天时可加黄芩、黄连，效果更好。

名家解读

吴鞠通：咽痛者，经谓“一阴一阳结，谓之喉痹”。盖少阴少阳之脉，皆循喉咙，少阴主君火，少阳主相火，相济为灾也。耳前耳后颊前肿者，皆少阳经脉所过之地，颊车不独为阳明经穴也。面赤者，火色也。甚则耳聋者，两少阳之脉，皆入耳中，火有余则清窍闭也。治法总不能出李东垣普济消毒饮之外。其方之妙，妙在以凉膈散为主，而加化清气之马勃、僵蚕、银花，得轻可去实之妙；再加元参、牛蒡、板蓝根，败毒而利肺气，补肾水以上济邪火；去柴胡、升麻者，以升腾飞越太过之病，不当再用升也。说者谓其引经，亦甚愚矣！凡药不能直至本经者，方用引经药作引，此方皆系轻药，总走上焦，开天气，肃肺气，岂须用升、柴直升经气耶？去黄芩、黄连者，芩连里药也，病初起未至中焦，不得先用里药，犯中焦故也。(《温病条辨》)

三、治则治法

【原文1】 温毒者，或冬令严寒，触冒寒邪，待天气暄热而发。或伤寒之热未已，再遇温热，变为温毒。温毒为病最重也，治宜寒凉大解其热。若邪热日深，毒气不泄，发为瘾疹斑烂，与时气发斑，其病尤重，或升麻葛根汤，或化斑汤治之。(《医效秘传》)

释义

本条论述了温毒的治疗方法，邪盛寒凉大解其热，病久则清热托邪为主，或清热凉血化斑。

名家解读

雷丰：温毒者，由于冬令过暖，人感乖戾之气，至春夏之交，更感温热，伏毒自内而出表里皆热。……晚发者，亦由冬受微寒，当时未发，发于来年清明之后，夏至以前，较之温病晚发一节也，故名晚发病也……此五者，皆由冬伤于寒，伏而不发，发于来春而成诸温病者，当辨别而分治之。(《时病论》)

四、名方节选

普济消毒饮去升麻柴胡黄芩黄连方(《东垣试效方》)

连翘一两，薄荷三钱，马勃四钱，牛蒡子六钱，芥穗三钱，僵蚕五钱，元参一两，银花一两，板蓝根五钱，苦梗一两，甘草五钱。

上共为粗末，每服六钱，重者八钱。鲜苇根汤煎，去渣服，约二时一服，重者一时许一服。

方解

方中重用酒黄连、酒黄芩清热泻火，祛上焦头面热毒为君。以牛蒡子、连翘、薄荷、僵蚕辛凉疏散头面风热为臣。玄参、马勃、板蓝根有加强清热解毒之功；配甘草、桔梗以清利咽喉；陈皮理气疏壅，以散邪热郁结，共为佐药。升麻、柴胡疏散风热，并引诸药上达头面，且寓“火郁发之”之意，功兼佐使之用。诸药配伍，共收清热解毒、疏散风热之功。

名家解读

阮时宝：普济消毒饮系金元四大家之一李东垣创制，方由酒炒黄芩、酒炒黄连、板蓝根、马勃、牛蒡子、薄荷、连翘、桔梗、白僵蚕、陈皮、玄参、柴胡、升麻、生甘草组成，主治大头瘟。据《东垣试效方》记载大头瘟之症状为“初觉憎寒壮热，此传头面肿盛，目不能开，上喘，咽喉不利，口渴舌燥”；该病系一急性传染温病，在当时死人无数，治疗棘手。然东垣老人自创立此方后，屡治屡验，活人无数，救治众人脱离疾苦，普济众生，故命名为普济消毒饮。(《阮时宝教授应用普济消毒饮的经验介绍》)

第十七章
春　温

一、病因病机

【原文 1】 其伤于四时之气，皆能为病，而以伤寒为毒者，以其最为杀厉之气焉。即病者为伤寒；不即病者为寒毒藏于肌骨中，至春变为温病。是以辛苦之人，春夏必有温病者，皆由其冬时触冒之所致也。(《诸病源候论》)

释义

巢元方在原文中论述了春温的病因和发病。即伤于冬时严寒即病者，为伤寒，不即病者，其寒毒藏于肌骨之中，至春变为温病。

名家解读

冬伤于寒，至春发者，谓之温；冬不伤寒，而春自感风寒温气而病者，亦谓之温……然春温冬寒之病乃由自感自致之病也。(《伤寒补亡论》)

【原文 2】 又有不因冬伤于寒，至春而病温者，此特感春温之气，可名春温。(《温疫论》)

释义

吴又可在论述了春温的病因病机。即为感春温之气。

名家解读

雷丰：初春尚有余寒，寒邪触之发为春温。(《时病论》)

二、证候

【原文 1】 头身皆痛，寒热无汗，咳嗽口渴，舌苔浮白，脉息举之有余，或弦或紧，寻之或滑或数。(《时病论·春温》)

释义

此条原文主要论述春季外感寒邪触动伏邪引发的春温初起的临床表现。

名家解读

（1）寒邪伏于经中，久则传化为热，至春分前后，乘阳气发动而病温，故必先头痛或恶寒，而后发热不已，此新邪引出旧邪来也。（《伤感合编·春温》）

（2）伏气之病，虽感于冬，然安保风之伤人，不在伏气将发未发之时乎，但兼外感者，必先头痛恶寒，而后热不已，此新邪引出旧邪来也。（《医述》）

三、治则治法

【原文1】 是病表无寒风……如初起无汗者，只宜清凉透邪法，有汗者，清热保津法；如脉象洪大而数，壮热谵妄，此邪在三焦也，宜以清凉荡热法；倘脉沉实，而有口渴谵语，舌苔干燥，此热在胃腑也，宜润下救津法。（《时病论》）

释义

本条论述了春温初起之时的治疗方法，不可采用辛温辛凉法。

名家解读

夫风温春温忌汗，初病投剂，宜用辛凉。（《续名医类案》）

【原文2】 伏气由内而发，治之者以清泄里热为主。（《温热逢源》）

释义

本条论述了春温伏气自内而发，治以清泄里热为主。

名家解读

（1）雷丰在讨论春温治法时，根据不同的证型分别提出“凉解里热法”“清热解毒法”“却热息风法”及“祛热宣窍法”，足见“清热”法在治疗春温过程中的重要地位。（参考《时病论》）

（2）叶天士：春温一证……寒邪深伏，已经化热，昔贤以黄芩汤为主方，苦寒直清里热，热伏于阴，苦味坚阴乃正治也。（《三时伏气外感篇》）

【原文3】 救阴不在血，而在津与汗。（《温热论》）

释义

本条论述了温伏邪发于营分出现各种营分证候，也就是热在营分，其治疗大法亦以养阴为主。

名家解读

（1）邪已化热，则邪热燎原，最易灼伤阴液，阴液一伤，变证蜂起，故治伏气温病，当步步顾其阴液。(《温热逢源》)

（2）吴鞠通：温病燥热，欲解燥者，先滋其干，不可纯用苦寒也，服之反燥甚。(《温病条辨》)

四、名方节选

清营汤方（《温病条辨》）

犀角（三钱），生地（五钱），元参（三钱），竹叶心（一钱），麦冬（三钱），丹参（二钱），黄连（一钱五分），银花（三钱），连翘（连心用），二钱。

水八杯，煮取三杯，日三服。

方解

方中主要以犀角清解营分热毒；因热伤阴津，故辅以玄参、生地黄、麦冬以清热养阴；因气分热邪未尽，故佐以黄连、竹叶、连翘、金银花以清热解毒，并透热于外，使邪热转出气分而解；使以丹参协助主药以清热凉血，并能活血散瘀，以防血与热结，且引诸药入心而清热。各药合用起清营解毒，透热养阴之效。

名家解读

吴鞠通：渴乃温之本病，今反不渴，滋人疑惑；而舌绛且干，两寸脉大，的系温病。盖邪热入营蒸腾，营气上升，故不渴，不可疑不渴非温病也，故以清营汤清营分之热，去黄连者，不欲其深入也。阳明温病，舌黄燥，肉色绛，不渴者，邪在血分，清营汤主之。若滑者，不可与也，当于湿温中求之。温病传里，理当渴甚，今反不渴者，以邪气深入血分，格阴于外，上潮于口，故反不渴也。曾过气分，故苔黄而燥。邪居血分，故舌之肉色绛也。若舌苔白滑、灰滑、淡黄而滑，不渴者，乃湿气蒸腾之象，不得用清营柔以济柔也。(《温病条辨》)

第十八章
暑温（伏暑）

一、病因病机

【原文 1】 凡病伤寒而成温者，先夏至日者为病温，后夏至日者为病暑，暑当与汗皆出，勿止。(《素问 · 热论篇》)

释义

凡伤于寒邪而转变为温热病的，病发于夏至日以前的称之为温病，病发于夏至日以后的称之为暑病。暑病汗出，可使暑邪与汗一同外散而出，所以暑病的汗出不要止。

名家解读

杨上善：冬伤于寒，轻者，夏至以前发于病温；冬伤于寒甚者，夏至以后发于病暑。暑病热气与汗俱出者，此为热去，勿止。(《黄帝内经太素》)

【原文 2】 暑邪久伏而发者，名曰伏暑。(《证治准绳》)

释义

暑邪伏藏过时而发病的，称为伏暑。

【原文 3】 长夏受暑，过夏而发者，名曰伏暑。(《温病条辨 · 上焦篇 · 伏暑篇》)

释义

长夏感受暑邪未发病，过了夏季才发病的，属于伏暑病。

【原文 4】 其伤于四时之气，皆能为病，以伤寒为毒者，以其最成杀厉之气也。中而即病者，名曰伤寒，不即病者，寒毒藏于肌肤，至春变为温病，至夏变为暑病。暑病者，热极重于温也。(《伤寒论 · 伤寒例第三》)

释义

四时之气皆可令人患病，所以以伤寒为最严重的病，因为寒邪最有杀厉之气。中（寒）邪立即生病的，称为伤寒。没有立即发病，寒邪藏在肌肤之中，到了春天发病的称为温病，到了夏天发病的属于暑病。暑病，热势比温病更重。

名家解读

赵国荣："中而即病者，名曰伤寒，不即病者，寒毒藏于肌肤，至春变为温病，至夏变为暑病"，他（王叔和）的解释从两个方面来看是经不起推敲的，其一，违背了《内经》的本意，舍弃了发病因素中的内因——人体正气和阴阳平衡，而将发病因素中的外因——寒邪，作为温病的直接病因。其二，不符合辨证求因的规定性，按照王叔和的理解，是冬寒直接导致了温病的发生。他猜测：第一，冬天感受的寒邪，到春天才发生温病，这段时间，寒邪到哪里去了？他认为"寒"潜伏在人体，即所谓"藏于肌肤"，伏邪的病因发病学概念就这样简单地提出来了；第二，寒邪直接导致温病不好解释，因为"寒"之因与"温"之性是矛盾的，故又猜测寒邪在体内经过了一个化温过程，即所谓"变"，以自圆其说，但这毕竟不符合中医辨证求因的规定性。于是王叔和竭力想借助联想来补充缺少的事实，用纯粹的思辨来填补理论的空白，使之与辨证求因的规定性不相抵触。本来《内经》论述的寒邪是一个间接发病因素，属于发病学内容，硬要说成是引起温病的直接病因，自然找不到寒邪化温这个中间环节存在的依据，因此争论一直延续至今，使这一矛盾始终没有解决。（《有关伏邪概念的逻辑思考》）

【原文 5】 夏伤于暑，被湿所遏而蕴伏，至深秋霜降及立冬前后，为外寒搏动而触发。（《通俗伤寒论·伏暑伤寒》）

释义

夏季受暑邪所伤（没有发病），暑邪被湿邪困遏而伏藏，到了深秋霜降节气以后，甚至立冬前后，外界寒邪引动伏藏的暑邪而导致发病。

名家解读

俞根初：春夏间伏气温热、秋冬间伏暑晚发，其因虽有伤寒伤暑之不同，而其蒸变为伏火则一。故其证候疗法，大致相同。要诀在先辨湿燥，次明虚实。辨得真，方可下手。（《重订通俗伤寒论》）

【原文 6】 夏暑发自阳明。（《三时伏气外感篇》）

释义

夏季的暑热病发于阳明经所属脏腑和经络。

名家解读

（1）黄礼明：“夏暑发自阳明”如解释为暑邪致病径直侵犯阳明，初发即见阳明气分热盛症状，岂非与前述叶氏对暑症的认识相矛盾？仔细复习叶氏《临证指南医案》之暑门病案以及所附《幼科发挥》，发现叶氏论暑多指伏暑而言，其暑门医案也多是伏暑病案。叶氏认为暑之为患，多与湿邪相兼，有感而即病者，也有感邪后伏于体内，过时而发者。他说：“盖暑湿之伤，骤者在当时为患，缓者于秋后为伏气之疾。”（《南案》335 页），徐灵胎也评曰：“所列诸案，皆平素伏暑之症为多，其率然受暑之病绝少。”（《南案》349 页）因而“夏暑发自阳明”似在论述伏暑。“夏暑”似指长夏吸受之暑邪。“阳明”则可能不是六经之阳明，而是时令之阳明。暑为长夏之主气，长夏吸受之暑邪称“夏暑”甚为恰当，至于“阳明”之时令概念，为运气学说所常用。（《夏暑发自阳明》）

（2）柴中元：①暑为六俘之一，其伤人为病，不外新感伏邪两种。新感者称暑温，伏邪者称伏暑，伏暑之发，医家并不以阳明一经局限之，而暑温一证，反好引“发自阳明”之说。殊不知此说不独与叶氏“温邪上受，首先犯肺”之说自相矛盾，且稽核治案，不切实际，故今予驳正之。②“中暑无问表里，通宜白虎”之说，本不足以为训，若吾人学而不思，拾前人糟粕而张大其言，误以为夏暑必发自阳明，一概袭用成方，“但清其内，不解其外”，会贻误病情的。（《“夏暑发自阳明”质疑》）

二、证候

【原文 1】 因于暑汗，烦则喘喝，静则多言，体若燔炭，汗出而散。（《素问·生气通天论》）

释义

暑邪为病，汗出，烦喘，昏迷谵语，身体如焚炭般灼热，腠理开，汗出阳气散失。

名家解读

陈立华：对此段经文，注家纷说，千载揆疑。考各家之注，颇相径庭。然实关乎暑病病机及其治法，因不揣浅陋，姑妄议之。暑为阳邪，多熬气伤津，暑易夹湿、阻滞三焦气机，此为诸家所共识。然暑之可汗与否，乃为各家纷争之的。……由此可见，虽系暑月，但感阴寒之气，有阳郁不伸之象而后方可汗解。薛之斋谓“舍时从证”。姚志庵、张景岳、马莳认为暑病可汗之义，至此可以获释矣。……总而言之，暑证属阳，叶天士所谓“夏暑发自阳明”，其治则如张凤逵谓“暑病首用辛凉”，即辛寒清解之法。后世临床医家对此，均有经验不赘。犹可一提者，阅读经典及注家之论，当明者有三：其一，古人命名之原则；其二，概念勿事混淆；其三，正确分析病机。姚志庵、张景岳、马莳所谓可汗，乃指得阴寒所遏之证，与朱丹溪，滑伯仁之论又同。经文之义，亦何尝有他。（《〈素问〉辨疑一则》）

【原文 2】 夏伤于大暑，其汗大出，腠理开发。（《素问·疟论》）

释义

夏季受暑热之邪伤害，病人大汗淋漓，腠理开泄。

【原文 3】 长夏湿令，暑必兼湿。（《三时伏气外感篇》）

释义

长夏湿邪盛行，此时暑邪多兼湿邪为患。

名家解读

王孟英：此言长夏湿旺之令，暑以蒸之，所谓土润溽暑，故暑湿易于兼病，犹之冬月风寒每相兼感。暑令湿盛，必多兼感，犹之寒邪挟食，湿证兼风，俱是二病相兼，非谓暑中必有湿也。故论暑者，须知为天上烈日之炎威，不可误以湿热二气并作一气始为暑也。而治暑者，须知其夹湿为多少焉。（《温热经纬》）

【原文 4】 夫暑温之初病也，右脉胜于左部，或洪或数，舌苔微白，或黄而润，身热有汗，或口渴，或咳嗽，此邪在上焦气分。（《时病论·卷之四·暑温》）

释义

暑温病初发病，右手脉比左手脉强，有的洪，有的数，舌苔微白，有的舌苔黄但是水润，身热出汗，有的口渴，有的咳嗽，这都是因为暑热之邪侵犯上焦气分。

【原文 5】 汗出恶寒，身热而渴，白虎加人参汤主之。（《金匮要略·痉湿暍病》）

释义

暑邪为病，出汗恶寒，身体发热口渴，白虎加人参汤为治疗首选方。

三、治则治法

【原文1】 暑病首用辛凉，继用甘寒，再用酸泄酸敛，不必用下。(《伤暑全书》)

释义

暑病初起选用辛凉方药治疗，病情深入则选用甘寒的方药治疗，病情再深入者，选用酸味的方药进行泄热与敛津，不必要用下法治疗。

名家解读

戴春福："暑病首用辛凉，继用甘寒，再用酸泄酸敛，不必用下"是根据暑病的病理特点而设。暑病多先发自阳明，暑伤气分，以阳明热盛为主，故治以辛凉，即吴鞠通《温病条辨》所指的"辛凉重剂白虎汤"，为辛寒清气泄热涤暑之义。"继用甘寒"指暑热易伤津液。出现津液亏虚时用甘寒清热养阴生津法治疗，方可选用王氏清暑益气汤。"再用酸泄酸敛"是因暑热后期阴伤明显，气随津耗，甚则津气外脱，所以治疗上用酸甘之法生津益气敛阴，选用生脉散等。如阴伤明显但暑热未除，则应配加苦寒清暑泄热之品，方选《温病条辨》连梅汤。暑温初发虽在阳明，但属无形热盛，尚无腑实热结，无需用苦寒攻下法，故云"不必用下"。(《暑病基本治法分析》)

【原文2】 形似伤寒，但右脉洪大而数，左脉反小于右，口渴甚，面赤，汗大出者，名曰暑温，在手太阴，白虎汤主之；脉芤甚者，白虎加人参汤主之。(《温病条辨·上焦篇·二十二》)

释义

证候表现类似伤寒，只是右手脉洪大而数，左手脉却弱于右手脉，口渴明显，面红，大量出汗的人，病名为暑温，病位在手太阴肺，选白虎汤为主方进行治疗；脉相兼芤脉的人，白虎加人参汤为主方进行治疗。

名家解读

吴塘：形似伤寒者，谓头痛、身痛、发热恶寒也。水火极不同性，各造其偏之极，反相同也。故《经》谓水极而似火也，火极而似水也。伤寒，伤于水气之寒，故先恶寒而后发热，寒郁人身卫阳之气而为热也，故仲景《伤寒论》中，有已发热或未发之文。若伤暑则先发热，热极而后恶寒，盖火盛必克金，肺性本寒，而复恶寒也。然则伤暑之发热恶寒虽与伤寒相似，其所以然之故实不同也，学者诚能究心于此，思过半矣。脉洪大而数，甚则芤，对伤寒之脉浮紧而言也。独见于右手者，对伤寒之左脉大而言也，右手主上焦气分，且火克金也，暑从上而下，不比伤寒从下而上，左手主下焦血分也，故伤暑之左脉，反小于右。口渴甚、面赤者，对伤寒太阳证面不赤、口不渴而言也；火烁津液，故口渴。火甚未有不烦者，面赤者，烦也，烦字从火后页，谓火现于面也。汗大出者，对伤寒汗不出而言也。首白虎例者，盖白虎乃秋金之气，所以退烦暑，白虎为暑温之正例也，其源出自《金匮》，守先圣之成法也。（《温病条辨》）

四、名方节选

白虎汤（《伤寒论》）

知母六两，石膏一斤（碎），甘草二两（炙），粳米六合。

上四味，以水一斗，煮米熟汤成，去渣，温服一升，日三服。

方解

方中生石膏辛寒，入肺胃二经，清泄胃热，达热出表；知母苦寒而性润，清热养阴，与石膏配伍，可增强清热止渴除烦之力；甘草泻火解毒，调和诸药，配粳米可保养胃气，祛邪而不伤正，配石膏则可甘寒生津。本方四药相配，共奏清热保津之功。

名家解读

魏睦新等：本方是用于阳明壮热的强有力的解热剂。用药虽只有四味，但清热、除烦、止渴的功用却很可靠。主治阳明、气分热盛证。因其病变为里热实证，故不可发汗；里热炽盛，尚未致脏腑的实便秘，又不宜攻下；热盛伤津，又不能苦寒直折，以免伤津化燥，愈伤其阴，因此本方以清热生津为法。（《实用经方》）

王氏清暑益气汤（《温热经纬》）

西洋参三钱，石斛三钱，麦冬二钱，黄连八分，竹叶三钱，荷梗三钱，知母三钱，甘草一钱，粳米三钱，西瓜翠衣四钱。

方解

本证为暑热仍盛而津气两伤，故治疗时清热涤暑与益气生津并施。方中西瓜翠衣、黄连、竹叶、知母、荷梗清涤暑热；西洋参、石斛、麦冬、甘草、粳米益气生津。

名家解读

卢祥之：清暑益气丸不单用于中暑，还能用于治疗另外两种夏天常见的病症，即慢性疲劳综合征和口腔溃疡。慢性疲劳综合征常出现心慌、自汗、白天嗜睡、晚上失眠等症状。清暑益气丸能益气健脾化湿、缓解疲劳。而对于口腔溃疡中医认为它多是由湿热蕴郁、循经上逆或火热上炎，发于口唇所致，热必伤阴。清暑益气丸一方面能养阴生津，另一方面能益气托疮，可以有效地促进口腔溃疡愈合。(《国医圣手董建华经验良方赏析》)

生脉散(《医学启源》)

人参三钱，麦冬（不去心）二钱，五味子一钱。

水三杯，煮取八分二杯，分二次服，渣再煎服，脉不敛，再作服，以脉敛为度。

方解

方中用人参补益气阴，麦冬与五味子酸甘化阴，守阴留阳，气阴内守则汗不外泄，气不外脱。全方有益气敛阴固脱之功，适用于气阴外脱之证。

名家解读

黄煌：古代的暑天保健用方，传统的补气养阴方。有促进机体耐缺氧、抗应激等作用，适用于以脉弱、多汗、气短、头昏、眼花为特征的疾病。(《黄煌经方使用手册第3版》)

新加香薷饮(《温病条辨》)

香薷二钱，金银花三钱，鲜扁豆花三钱，厚朴二钱，连翘二钱。

水五杯，煮取二杯。先服一杯，得汗，止后服；不汗，再服；服尽不汗，再作服。

方解

本方为香薷饮加金银花、连翘而成。方中香薷芳香可透在表之暑湿，辛温以解在表之寒，故李时珍称之为“夏月之用香薷，犹冬月之用麻黄”。虑其寒湿之性入里而难散，故用厚朴燥湿和中，再合金银花、扁豆花、连翘以辛凉清热涤暑。吴鞠通称此法为辛温复辛凉法。药仅五味，却合散寒、化湿、清暑于一方。

名家解读

吴银根等：新加香薷饮是清代温病学家吴鞠通之名方，具有祛暑解表、清热化湿的功效，主治暑温初起，复感于寒。以发热头痛，恶寒发热，口渴而赤，胸闷不舒，舌苔白腻，脉浮而数者。暑为火热之气，故夏月感受暑邪，则见发热头痛、口渴而赤、脉浮而数等症，甚者亦可有恶寒，所以《温病条辨》论暑温，有“形似伤寒”之说。但暑为阳热之邪，热则腠理开，津外泄，本应有汗，但因冒受风露，外感寒凉，腠理闭塞，所以恶寒发热，而胸闷、苔腻又皆为湿困之象。故治宜外解表寒，内清暑热，兼以化湿之法。方中首用辛温芳香之香薷发汗解表，祛暑化湿，以除寒热。配以鲜扁豆花、金银花、连翘之辛凉芳香，取其清透上焦气分之暑热，以除热解渴。“湿为阴邪，非温不解”，故又佐以辛温之厚朴，合香薷以化湿除满而解胸闷，去腻苔。本方之配伍是辛温与辛凉合用，使邪从外走，即原书所说“辛温复辛凉法”。新加香薷饮在现代临床中的应用是以治疗暑湿证为基础拓展其范围。如发生在夏季感受暑湿病邪引起的感冒、咳嗽、肺炎、急性胃肠炎、眩晕等疾病，均可按暑温证辨证治疗，新加香薷饮多有良效。(《温病汤证新解》)

安宫牛黄丸（《温病条辨》）

牛黄一两，郁金一两，犀角一两，黄连一两，朱砂一两，冰片二钱五分，麝香二钱五分，珍珠五钱，山栀一两，雄黄一两，黄芩一两。

上为极细末，炼老蜜为丸，每丸一钱，金箔为衣，蜡护。脉虚者人参汤下，脉实者银花、薄荷汤下，每服一丸。大人病重体实者，日再服，甚至日三服；小儿服丸，不知再服半丸。

名家解读

吴银根等：本方证为温热之邪内陷心包，痰热蒙蔽清窍。临床以神昏谵语，高热烦躁，舌红或绛，脉数为证治要点。根据《素问·至真要大论》“热者寒之，温者清之”与“开之发之”的原则，治以清解心包热毒、芳香开窍为主，豁痰安神为辅，使热毒清，闭窍开，痰浊化，心神宁。其配伍特点为寒凉清热解毒、清泻心火之品与芳香开窍辟浊之品相配伍，意在驱邪外出，“使邪火随诸香一齐俱散也”。安宫牛黄丸为热闭神昏而设，在临床上主要用于治疗属于痰热内闭的脑卒中、脑血管意外所致的昏迷、颅脑损伤、缺氧缺血性脑病、高血压脑出血、病毒性脑炎等疾病，但如伴有面白唇暗、四肢不温、舌苔白腻、脉沉滑缓的寒闭神志昏迷患者不能服用安宫牛黄丸，而应服用辛温开窍药物苏合香丸；若进一步出现手撒肢冷、额汗如珠、肢体瘫软、二便失禁、脉象细弱或脉微欲绝的症状时，就更不能使用安宫牛黄丸了，而应服用回阳固脱和益气扶正药物参附汤合生脉汤。另外，安宫牛黄丸的处方中含有朱砂、雄黄，肝、肾功能不全者应慎用，并且治疗时应该中病即止，不可长时间服用，否则会导致药物蓄积而产生中毒现象；方中所含的牛黄、犀角、黄连、黄芩、栀子等药属于寒凉之品，容易损伤人的脾胃，故经常腹泻的脾胃虚弱患者不宜服用安宫牛黄丸；由于安宫牛黄丸中含有麝香，孕妇服之容易导致堕胎，故孕妇也应慎用安宫牛黄丸。近年来，广大医药学工作者对安宫牛黄丸及其衍化方剂在药理活性、作用机制、剂型改革等方面做了大量的研究工作，尤其是在临床应用研究方面进行了些可喜的探索，并取得了满意的治疗效果。

但是，安宫牛黄丸及其演化方剂属于复方制剂，具有成分较复杂、作用多方面、易于受干扰等特点，因而要明确其具体的临床功效、药理活性及其作用机制，尚需在生化、药理、药效物质基础研究等方面进行更加深入的探讨。（《温病汤证新解》）

第十九章
湿　温

一、病因病机

【原文1】 常伤于湿，因而中暍，湿热相搏，则发湿温。(《脉经·病不可发汗证》)

释义

常被湿邪所伤，再中暍（一种热邪），湿邪和热邪搏结在一起致病则称为湿温。

名家解读

《王氏脉经》："伤寒湿温，其人常伤于湿，因而中暍，湿热相搏，则发湿温"（王氏引自《医律》），这里所说的"伤寒湿温"，系指《难经》所说"伤寒有五"中湿温而言。以上两则有关湿温的文献，为后世多数温病学家所宗。《医律》所论，实源于《金匮痉湿暍病脉证》篇。仲景所论湿与暍，实为湿温病在理论上、治法上奠定了基础。仲景在论太阳湿痹（《玉函》云中湿）及湿家诸篇章中，关于湿病的证候叙述甚详，还提到风湿、风湿相搏诸多见症。风为阳邪，风湿相搏，亦即湿热夹杂之意。接着是述太阳中暍。暑亦为阳邪，而暑多夹湿。故《医律》"其人常伤于湿，因而中暍，湿热相搏，则发湿温"之说，是渊源有自的。(《中国百年百名中医临床家丛书·王伯岳》)

【原文2】 太阴内伤，湿饮停聚，客邪再至，内外相引，故病湿热。(《湿热论》)

释义

太阴脾损伤不能运化湿邪，导致湿邪停聚在体内，外界邪热侵犯人体，湿邪与热邪搏结在一起引起湿温病。

名家解读

盛增秀：这种“内外相引”“标本同病”的观点，清楚地阐明了湿热病的发病是内外因联合作用的结果，而内因则往往起主导作用。证诸临床，脾胃内伤，素有伏湿者，确易罹患湿热病，尤其是夏秋季节，气候溽暑，人体脾胃功能多较呆滞，内湿易聚，在此情况下，外界湿热之邪往往乘虚侵入而发病，所以此时湿热病的发病较多，这也说明薛氏对本病发病因素的认识是符合临床实际的。(《温病学派四大家：学术精华、诊治经验》)

【原文3】 又有酒客里湿素盛，外邪入里，里湿为合。在阳旺之躯，胃湿恒多，在阴盛之体，脾湿亦不少，然其化热则一。(《温热论》)

释义

有好饮酒之人，素来体内湿邪较重，外邪感受入里，与体内湿邪混合。脾阳充足之人，胃中湿邪较重，脾阳不足之人，湿邪困脾。无论阳气充足与否，其感邪化热的过程一致。

名家解读

冯全生等：里湿的产生多因脾失健运所致，举“酒客里湿素盛”为例，说明凡恣食生冷、过食肥甘可损伤脾胃之气；或素体肥胖、痰湿过盛者，可影响脾胃运化功能；或过饥、过劳伤及脾气，脾胃失职，均可致水湿不运，湿邪蕴滞于里，成为里湿。里湿素盛一旦再感受外湿，则必然内外相合而为病。由于脾为湿土之脏，胃为水谷之海，湿土之气同类相召，故湿热病邪致病多以脾胃为病变中心，且随着人体体质的差异而有不同的病机变化：如在“阳旺之躯”脾气不虚，胃火较旺，水湿易从热化，归于阳明，见热重于湿之证候，即叶氏所谓“胃湿恒多”；“在阴盛之体”脾气亏虚，脾胃运化失职，水湿不化，湿滞太阴，多见湿重于热之证候，即叶氏所谓“脾湿亦不少”。可见，不同体质感受湿热病邪病位有所不同，湿热各有偏重，初起表现亦不相同，但随着病程的发展，湿邪逐渐化热化燥，则是其病机发展的共同趋势，故叶氏说“然其化热则一”。(《温病学》)

【原文4】 湿热之邪，由表伤者十之一二，由口鼻而入者，十之八九。(《湿热论》)

释义

湿热邪气，从人体肌表损伤人的十分之一二，从口鼻进入人体伤人的十分之八九。

【原文5】 湿温者，以夏令湿盛，或人禀体阳虚多湿，而感四时杂气，

遂成湿温。虽四时皆有，而夏秋为多。(《医门棒喝·湿温》)

释义

湿温病，是因为夏季湿邪重而伤人，或因为人体阳气亏虚，湿邪弥漫再感受四季不正之气而成。虽然四季都能有，但是夏秋季节多见。

【原文6】 内不能运水谷之湿，外复感时令之湿。(《温病条辨·中焦篇》)

释义

体内不能运化水谷精微与湿邪，体外感受时令的湿邪，内外合邪，则病湿温。

名家解读

张灿玾：恣食生冷，损伤中阳，或太阴运化无力，致令水湿之邪停滞不化，复感外邪而成。即吴鞠通所说的："内不能运水谷之湿，外复感时令之湿。"总之，本病的病因，主要是中阳不足，太阴运化无力，内湿不化，加以外感时令湿热之邪，内外合邪则发湿温。(《实用温病学》)

【原文7】 湿热病属阳明、太阴经者居多。中气实则病在阳明，中气虚则病属太阴。(《湿热论》)

释义

湿热病属于阳明胃和太阴脾经的居多。中气足的人则阳明经为病，中气不足的人则太阴经为病。

二、证候

【原文1】 常伤于湿，因而中暍，湿热相搏，则发湿温。病苦两胫逆冷，腹满叉胸，头目痛苦，妄言，治在足太阴，不可发汗。(《脉经·病不可发汗证》)

释义

常被湿邪所伤，再中热邪，湿邪和热邪搏结在一起致病则称为湿温。湿温病常见两小腿部冷，腹胀满手按于胸，头痛狂语，从足太阴治疗，不能发汗。

【原文2】 湿热证，始恶寒，后但热不寒，汗出胸痞，舌白，口渴不引饮。(《湿热论》)

释义

湿热病证，开始有恶寒，之后仅有发热没有恶寒，出汗胸闷，舌苔白，口渴但是不喜欢饮水。

名家解读

薛雪：此条乃湿热证之提纲也。湿热病属阳明、太阴经者居多。中气实则病在阳明，中气虚则病属太阴。病在二经之表者，多兼少阳三焦；病在二经之里者，每兼厥阴风木。以少阳、厥阴同司相火。阳明、太阴湿久郁生热，热甚则少火皆成壮火，而表里上下充斥肆逆。故是证最易耳聋干呕，发痉发厥。而提纲中不言及者，因以上诸症，皆湿热中兼见之变局，而非湿热病必见之正局也。始恶寒者，阳为湿遏而恶寒，终非若寒伤于表之恶寒。后但热不寒，则郁而成热，反恶热矣。热盛阳明则汗出，湿蔽清阳则胸痞，湿邪内盛则舌白，湿热交蒸则苔黄，热则液不升而口渴，湿则饮内留而不引饮。然所云表者，乃阳明、太阴之表，而非太阳之表。太阴之表四肢也，阳明也；阳明之表肌肉也，胸中也。故胸痞为湿热必有之证，四肢倦怠、肌肉烦疼，亦必并见。其所以不干太阳者，以太阳为寒水之腑，主一身之表，风寒必自表入，故属太阳。湿热不尽从表入，故不必由太阳。况风寒伤营卫，营卫乃太阳所司；湿热伤肌肉，肌肉为阳明所主。寒湿之属太阳者，以太阳为寒水，同气相求也；湿热之属阳明者，阳明为中土，火化从阳也。湿热之邪，从表伤者，十之一二，由口鼻入者，十之八九。阳明为水谷之海，太阴为湿土之脏，故多由阳明、太阴受病。膜原者，外近肌肉，内近胃腑，即三焦之门户，而实一身之半表半里也。邪由上受，直趋中道，故病亦多归膜原。要之，湿热之病不独与伤寒不同，且与温病大异。温病乃太阳、少阴同病；湿热乃阳明、太阴同病也。而提纲中反不及脉者，以湿热之证脉无定体，或洪或缓，或伏或细，各随证见，不拘一格，故难以一定之脉拘定后人眼目也。湿热之病，阳明必兼太阴者，人徒知脏腑相连，湿土同气，而不特此也，当与温病之必兼少阴比例。少阴不藏，木火内燔，风邪外袭，表里相煽，故为温病；太阴内伤，湿饮停聚，客邪再至，内外相引，故病湿热。此皆先有内伤，再感客邪，非由腑及脏之谓。若湿热之证，不挟内伤，中气实者，其病必微。或有先因于湿，再因饥饱劳役而病者，亦属内伤挟湿，标本同病。然劳倦伤脾为不足，湿饮停积为有余。所以内伤外感，孰多孰少，孰实孰虚，又在治病者之临证时权衡矣。（《中医经典必读丛书·湿热论》）

【原文3】 湿热二气胶黏，淹缠难愈。如从下受，则足肿体重；上受，则头目昏闷。胸满腹膨，乍寒乍热，胃不思食，渴不欲饮，大便溏泄，频而不爽，小便黄赤，短而不利，或变黄疸，或化疟痢，皆湿热二气合病

也。(《医门棒喝》)

释义

湿热两种邪气胶黏一起，致病迁延难愈。如湿热从下部侵害人体，则足肿身体困重；湿热从上部侵害人体，则头昏脑涨。胸满腹胀，时寒时热，不想进食，口渴不想饮水。大便溏泄，频而不畅快。小便色深黄，量少不畅快。有的进展为黄疸，有的变为疟疾上吐下泻。这都是湿和热两种邪气混合致病的原因。

三、治则治法

【原文1】 夫热为天之气，湿为地之气，热得湿而热愈炽，湿得热而湿愈横。湿热两分，其病轻而缓；湿热两合，其病重而速。(《湿热论》)

释义

热为天之气，湿为地之气，热邪得湿邪帮助更加炽热，湿邪得热邪帮助更加严重。湿和热分开，湿温病变得轻而缓和；湿和热复合，湿温病重而迅速。

名家解读

郑齐：基于这样一种对湿热病邪的认识，薛氏进一步提出了湿热病邪致病后，在病机演变上有“蒙”“流”“壅”“闭”“阻”的特点。他提出，“有湿无热，只能蒙蔽清阳，或阻于上，或阻于中，或阻于下。”“湿多热少，则蒙上流下，当三焦分治。”“湿热俱多，则下闭上壅，三焦俱困矣。”显然，湿热之邪，或阻、或蒙、或流、成闭、或壅，均阻碍三焦气机，影响人体正常气化功能。三焦总司人身气化，其气化、水行又皆以中焦脾胃为枢纽；中焦湿热不解，升降失职，影响上下两焦气化失畅，三焦俱困，则气阻水闭，邪火郁滞而变证蜂起。因此，以中焦脾胃为中心的三焦气化失常是湿热证的病理基础，治疗当抓住要害，以调理气机，恢复正常气化功能为主要宗旨，方能动中肯綮。如薛氏在医案中所云：“夏季之湿郁，必伤太阴脾，湿甚生热，热必窒于阳明胃脉，全以宣通气分，使气通湿走热清。”柳宝诒亦认为：“治湿热两感之病，必先通利气机，俾气水两畅，则湿从水化，热从气化，庶几湿热无所凝结。”(《中医历代名家学术研究丛书·薛雪》)

【原文2】 发表攻里，两不可施，误认伤寒，必转坏证，徒清热则湿不退，徒祛湿则热愈炽，黄芩滑石汤主之。(《温病条辨·中焦篇》)

释义

发表或者攻里，两种方法都不可实施，要是误认湿温是伤寒病去治疗，必定会转变为坏证，只清热则湿不能退，只祛湿则热愈发炽热，此时可选黄芩滑石汤为治疗主方。

【原文3】 渗湿于热下，不与热相搏，势必孤矣。(《温热论》)

释义

将湿邪从热邪之下渗去，这样让湿邪不能和热相互搏结，热邪必定势孤力薄。

名家解读

郑齐：清热利湿法是治疗泄利最为常用的治法。湿邪属于阴邪，但蕴结体内，日久化热，此时湿处热中，热伏湿内，湿热交织，羁久不愈。薛雪对湿热类温病有很深的研究，其代表性著作《湿热论》便是其诊治湿热类温病的诊治经验及理论提升。他指出："夫热为天之气，湿为地之气，热得湿而愈炽，湿得热而愈横。湿热两分，其病轻而缓；湿热两合，其病重而速"湿为阴邪，宜芳香温化；热为阳邪，宜苦寒清解。湿热相合，温化则恐助热，清解则碍湿化。正如吴鞠通所言，"徒清热则湿不退，徒祛湿则热愈炽"。治疗易左右牵制，难于速解。对于本证，仲景亦有葛根芩连汤、白头翁汤传世，河间的芍药汤亦为本证代表方剂。但是这些方剂偏于苦寒清热燥湿，如患者素体及证候表现无阳虚、气虚，尚可应用。一旦有虚实夹杂的情况，这类方剂并不很合适。温病学派医家认识到这一点，提出湿热证治疗的关键在于使湿热两分，叶天士在《温热论》中亦云："或渗湿于热下，不与热搏，势必孤矣。"湿祛则热孤，而无狼狈为奸之虞。从薛雪的医案中也可以看出，他在苦寒清热的同时，强调分利、淡渗。在使用芩、连、柏这些苦寒燥湿之品的同时，也配伍茯苓皮、滑石、淡竹叶、泽泻等渗利水湿之品，甚至还佐用厚朴这类温化之品，可见他对湿热证的治疗是颇有心得的。(《中医历代名家学术研究丛书·薛雪》)

四、名方节选

白虎加苍术汤(《类证活人书》)

石膏一斤，知母六两，甘草（炙）二两，粳米三两，苍术三两。

上剉如麻豆大，每服五钱，水一盏半，煎至八九分，去渣，取六分清汁，温服。

方解

本方由白虎汤加苍术而成。暑热夹湿为患，徒清热则湿不退，而湿祛则热易清，故治疗以清热为主，化湿为辅，清暑祛湿同施。方以白虎汤清阳明胃热，苍术燥太阴脾湿。

三仁汤（《温病条辨》）

杏仁五钱，飞滑石六钱，白通草二钱，白蔻仁二钱，竹叶二钱，厚朴二钱，生薏仁六钱，半夏五钱。

甘澜水八碗，煮取三碗，每服一碗，日三服。

方解

本方以苦杏仁轻宣肺气；白豆蔻、厚朴、半夏芳香化浊，燥湿理气；生薏苡仁、滑石、通草淡渗利湿；竹叶轻清宣透郁热。吴鞠通云："唯以三仁汤轻开上焦肺气，盖肺主一身之气，气化则湿亦化也。"石芾南也指出："治法总以轻开上焦肺气为主，肺主一身之气，气化则湿自化，即有兼邪，亦与之俱化。"

名家解读

朱良春：本方是治疗湿温初起的一张有效方剂。方用苦温肃肺的杏仁开上宣肺，芳香苦辛的白蔻仁宣中利气，用甘淡渗泄的滑石、竹叶、通草、薏苡仁渗下利湿、泄热，更用厚朴、半夏燥湿降逆。诸药合为芳香化浊、淡渗利湿剂，用于湿温初起或暑温兼湿，症见湿重热轻者，必获良效。但在临床运用时，要善于化裁，如热重者可加青蒿珠、黄芩、焦山栀、活水芦根，湿重者可加茅术、陈皮、茯苓等，都是常法。（《汤头歌诀详解修订版》）

达原饮（《温疫论》）

槟榔二钱，厚朴一钱，草果仁五分，知母一钱，白芍一钱，黄芩一钱，甘草五分。

上用水二盅，煎八分，午后温服。

方解

方中槟榔、厚朴、草果苦温燥湿，辛开气机，直达膜原，透达湿热秽浊；配知母滋阴清热，白芍敛阴和血，黄芩清湿中之热，甘草和中。全方共奏疏利、透达膜原湿浊之功。

名家解读

孙世发：达原饮，意为开达膜原。所谓"膜原"者，吴又可指出这是一个部位概念，即内不在脏腑，外不在经络，舍于伏脊之内，去表不远，附近于胃，表里分界之处。《温热经纬》也说：“膜原者，外通肌肉，内近胃腑，即三焦之门户，是一身之半表半里也。”吴氏认为入侵人体的疠气潜伏在膜原而发病：“疫者，感天地之疠气……邪从口鼻而人，则其所客，内不在脏腑，外不在经络，舍于夹脊之内，去表不远，附近于胃，乃表里之分界，是为半表半里。即《针经》所谓横连膜原是也。”《医学衷中参西录》指出治温病不能使用此方，确实是经验之谈。温病不同于瘟疫，这是必须区别清楚的。病情不同，方药也应该不同，上述诸家论述，已经从药物功效、方剂配伍等方面详细论证了各自的异同。而吴又可亦已明确说明了其中利害关系：“此邪不在经，汗之徒伤表气，热亦不减；又不可下，此邪不在里，下之徒伤胃气，其渴愈甚。”故临床应用，务必掌握本方辨证要点，即憎寒壮热，舌质红，苔垢腻如积粉。此外，患疟疾者，如见邪伏膜原证候，亦可本方治疗。(《名方配伍分析与应用》)

藿香正气散（《太平惠民和剂局方》）

藿香三两，苏叶、白芷、大腹皮、茯苓（去皮）各一两，白术（土炒）、半夏曲、陈皮（去白）、厚朴（去粗皮，姜制）、桔梗各二两，甘草（炙）二两半。

上为细末，每服二钱，姜三片，枣一枚，水煎服。如欲汗出，衣被盖取汗。

方解

方中以广藿香辛散风寒，芳化湿浊；半夏曲燥湿降气，和胃止呕；厚朴行气化湿，宽胸除满；苏叶、白芷疏散表邪，芳化湿邪；茯苓、白术健脾运湿；并用大腹皮、陈皮理气化湿宽中，桔梗宣肺利膈；以生姜、大枣、甘草调和脾胃。全方有发散表邪、芳化辟秽、理气和中之效。

名家解读

焦树德：本方主要用于治疗内伤湿冷，饮食停滞，又外感风寒，症见憎寒壮热、头痛呕逆、胸膈满闷、咳嗽气喘等。又治中暑、霍乱吐泻，感染岚瘴不正之气，舌苔白腻、脉象滑等症。方中以广藿香辛温散寒，理气和中，芳香祛秽，表里兼治，为主药；辅以紫苏、白芷、桔梗散寒发表、芳香化湿、宣畅肺气，半夏曲燥湿降气、和胃止呕厚朴行气化湿、消胀除满；佐以白术、茯苓、陈皮健脾化湿、理气除痰，大腹皮行气利湿，生姜、大枣辛宣和胃；使以甘草益中焦，和百药。本方在夏暑季节最常使用。如果表邪偏重，恶寒发热而无汗者，可加香薷以助解表之力；兼食滞者，加焦山楂、焦麦芽、焦神曲、焦槟榔、炒莱菔子以加强消导；湿盛腹泻者，可加炒扁豆、炒薏苡仁、车前子等以利湿止泻。本方以藿香命名，因藿香清芳微温，为醒脾快胃、振奋清阳之妙药。正如《本草正义》所说：其“芳香而不嫌其猛烈，温煦而不偏于燥热，能祛阴霾湿邪而助脾胃正气，为湿困脾阳，怠倦无力，饮食不甘，舌苔浊垢者最捷之药”。但本品温和力缓，还需配伍苍术、厚朴、佩兰、苏叶或白术、陈皮、茯苓等。王好古也曾赞扬本品：“人顺气乌药散则补肺，入黄芪四君子汤则补脾。”本方有发越脾气、调中焦升降之力，故名“正气散”。我常用此方治疗急性胃肠炎、胃肠型感冒，效果良好。例如李某，女，26岁，因八月天气炎热，吃冷饮水果太多，夜卧窗前，睡眠受寒，次日头痛发热，憎寒无汗，全身酸懒，脘胀腹痛，呕吐4次，水泄3次，舌苔白腻，脉象浮滑重按无力。据此脉症，知为暑夏季节，内伤湿冷，外感风寒，肠胃气乱，寒湿不化，而致吐泻，表证不解而致头痛寒热。四诊合参，诊为暑湿吐泻之证。治以温散化湿，佐以解暑。处方：藿香10g，紫苏9g，白芷9g，半夏10g，干姜6g，香薷9g，炒扁豆9g，茯苓20g，大腹皮12g，广木香6g，车前子（布包）12g，炒白术6g，伏龙肝（煎汤代水）60g。1剂显效，3剂痊愈。藿香正气散与六和汤（砂仁、藿香、厚朴、杏仁、半夏、扁豆、木瓜、人参、白术、茯苓、甘草、生姜、大枣）皆能治疗夏月饮食不调、外感暑气而致寒热吐泻等症。本方解表除湿之力大于六合汤，但正气虚弱之人应慎用；六合汤解表芳化之力虽小于本方，但益气匡邪之功却大于本方，并且还有和肝舒筋之作用，对吐泻转筋者有效。（《焦树德方药心得·下》）

王氏连朴饮（《霍乱论》）

制厚朴二钱，川连（姜汁炒）、石菖蒲、制半夏各一钱。香豉（炒）、焦栀各三钱，芦根二两。

水煎，温服。

方解

湿热交蒸于中焦脾胃，徒清热则碍湿，徒化湿则易助热，故治疗必须清热祛湿并举。方中黄连、山栀清热燥湿，厚朴、半夏理气燥湿，苦辛并进，顺其脾胃升降，分解中焦湿热。配以香豉助山栀清宣郁热，石菖蒲芳香化浊，芦根清利湿热，生津止渴，防湿去阴伤。

名家解读

周波：连朴饮出自王孟英《霍乱论》，由制厚朴、黄连、石菖蒲、制半夏、香豉、焦栀子、芦根组成，其中重用芦根，清热和胃，止呕除烦，黄连清热燥湿，厚朴理气祛湿，石菖蒲芳香化湿，半夏和胃燥湿，佐以栀子、豆豉清宣胸脘郁热。诸药相伍，寒温并用，辛开苦降，清利、宣透融为一法，使湿去热清，气机调和。本方原为湿热霍乱而设，症见吐泻烦闷，小便短赤，舌苔黄腻，脉滑数等，现代从湿热并重，郁阻中焦这一基本病机出发，将该方加减广泛应用于多种杂病。(《温病方论》)

甘露消毒丹(《温热经纬》)

飞滑石十五两，绵茵陈十一两，淡黄芩十两，石菖蒲六两，川贝母、木通各五两，藿香、射干、连翘、薄荷、白豆蔻各四两。

各药晒燥，生研极细（见火则药性变热），每服三钱，开水调服，日二次。或以神曲糊丸，如弹子大小，开水化服也可。

方解

方中黄芩、连翘、薄荷清热透邪；射干、川贝母解毒散结，利咽消肿；广藿香、石菖蒲、白豆蔻芳香化浊，宣气畅中；茵陈、滑石、木通利湿泄热。本方又名普济解毒丹，王孟英称其“此治湿温时疫之主方”。

名家解读

孙世发：本方是治疗湿温、暑温、时疫湿热并重，留连气分，蕴结不解之证的常用方。方中滑石清热利湿，兼能解暑，茵陈清利湿热，尤善退黄，黄芩泻火解毒，并可燥湿，三者相伍，清热除湿，两擅其长，均重用为君。湿邪碍脾，气机阻滞，故以石菖蒲、藿香、白豆蔻等芳香之品，辟秽化浊，行气悦脾，宣湿浊之壅滞。热毒上攻，咽颐肿痛，故以连翘、薄荷、射干、贝母解毒利咽，散结消肿。木通清利湿热，引邪下行。诸药同用，共成利湿化浊，清热解毒之剂本方的配伍特点，是集清热利湿、芳香化浊、解毒利咽之品于一方。与三仁汤相比，两者同为清热利湿之剂，均治湿温病证，但三仁汤偏于化湿，清热力弱，适用于湿重于热者；本方清热利湿并重，适用于湿热并重者。(《名方配伍分析与应用》)

升降散(《伤寒瘟疫条辨》)

白僵蚕（酒炒）二钱，全蝉蜕（去土）一钱，广姜黄（去皮）三分，生大黄四钱。

秤准，上为细末，合研匀。病轻者，分四次服，每服重一钱八分二厘五毫，黄酒一盅，蜜五钱，调匀冷服，中病即止。病重者，分三次服，每服重二钱四分三厘三毫，黄酒盅半，蜜七钱五分，调匀冷服。最重者，分二次服，每服重三钱六分五厘，黄酒二盅，蜜一两，调匀冷服。

方解

杨璇用本方治疗“表里三焦大热，其证治不可名状者”。方中以僵蚕为君，蝉蜕为臣，姜黄为佐，大黄为使，黄酒为引，蜂蜜为导，六法俱备。僵蚕味辛气薄，喜燥恶湿，得天地清化之气，轻浮而升阳中之阳；蝉蜕气寒无毒，味咸且甘，为清虚之品，能祛风涤热；姜黄气味辛苦，大寒无毒，行气散郁辟疫；大黄大寒无毒，上下通行，能泻火；黄酒性大热，味辛苦而甘，上行头面，下达足膝，外周毛孔，内通脏腑经络，驱逐邪气，无处不到；蜂蜜甘平无毒，能清热润燥。全方合用，僵蚕、蝉蜕升阳中之清阳，姜黄、大黄降阴中之浊阴，一升一降，内外通和，使疠气之流毒顿消。杨栗山推其为治温疫之总方。

名家解读

孙世发：本方所治证乃感受疫毒或温热之邪，充斥内外，痹阻气机所致。方中的僵蚕，味辛苦，气薄，得天地清化之气，轻浮而升阳中之阳，故能祛风解痉、化痰散结解郁，为君药；蝉蜕气寒无毒，味咸且甘，散风热、宣肺，透疹解痉为辅，主辅协调，以升清；姜黄气味辛苦，大寒无毒，行气破瘀，通经止痛；大黄味苦，大寒无毒，泻热毒，荡积滞，行瘀血，与姜黄共行降浊之效，均为佐药。药虽四味，配伍精当，一升一降，内外通和，既能清热解毒、解痉止惊，又能行气散瘀、祛风消痰。本方临床应用以头面肿大、咽喉肿痛、胸闷腹痛为辨证要点。现代临床可以以此方为基础酌情加减，治疗丹毒、腮腺炎、急性扁桃体炎等属风热毒邪为患者。(《名方配伍分析与应用》)

苏合香丸(《太平惠民和剂局方》)

白术、青木香、乌犀屑、香附子(炒，去毛)、朱砂(研，水飞)、诃黎勒(煨，去皮)、白檀香、安息香(别研为末，用无灰酒一升熬膏)、沉香、麝香(研)、丁香、荜茇(各二两)、龙脑(研)、苏合香油(入安息香膏内)、乳香(别研)各一两。

上为细末，入研药匀，用安息香膏并炼白蜜和剂，每服旋丸如梧桐子大。

方解

苏合香丸有芳香开闭、解郁化痰、通窍醒神之功，是救治寒湿痰浊或秽浊闭塞气机、蒙蔽清窍的常用方剂。方中苏合香、安息香透窍逐秽化浊，开闭醒神；麝香、龙脑开窍通闭，辟秽化浊，善通全身之窍，共为君药。香附、丁香、青木香、沉香、白檀香、乳香辛香行气，宣通脏腑，温通气血，通络定痛，共为臣药。荜茇温中散寒，犀角(水牛角代)清香透发，寒而不遏，清心解毒；朱砂镇心安神；白术健脾和中，燥湿化浊；诃黎勒温涩敛气，以防辛香走窜，耗散太过，共为佐药。

名家解读

孙世发：本方为开窍剂中温开的代表方，所治证属寒邪或痰浊闭阻气机所致，寒者宜温，闭者宜开，故以温开立法。方中以集合“十香”为主要组成部分，苏合香、安息香逐秽透气，能开痰浊气逆之闭；麝香、冰片能芳香开窍，行气宽胸，善通十二经脉；沉香、丁香、木香、檀香、乳香、荜茇、香附皆辛散温通之品，能散寒顺气，宣郁通闭，气得畅行则痰浊自消；且乳香行气兼能活血，气行血畅，则胸腹满痛可止；犀角（现水牛角）气质清香，寒而不遏，功专解毒而清心；朱砂气寒质重，镇心而安神。方中配有白术、诃子更有深意，盖白术性味甘苦而温，功能补气健脾，燥湿化浊；诃子苦酸而温，功专收涩敛气。两味与诸香药配伍，可以补气收敛，防止香窜太过，耗散正气。本方取用辛香辟秽之品，捷于温通气机，开窍启闭，寒凝、痰浊得温则化，气机阻滞得辛则通，故胸闷昏闭等症，用之则立起回生临床应用以胸闷气短，胸痛彻背，唇舌紫暗，脉微弱为辨证要点，常用于寒凝气滞、痰浊阻络的胸痹心痛证。对于时疫、霍乱见腹痛闷乱，上吐下泻，或欲吐不得吐，欲泻不得泻，甚至昏厥者，亦可使用。现代临床多用于脑血管意外、冠心病、癔病性昏厥、癫痫及突然精神刺激之昏厥属寒闭气滞，痰浊阻络者。本方对“脱证”“热闭证”以及孕妇均忌服。从本方衍化而来的冠心苏合丸（苏合香、冰片、乳香、檀香、青木香），对心绞痛具有良好的止痛效果，为临床常用。（《名方配伍分析与应用》）